하루 4분
타바타
TABATA training
트레이닝

하루 4분
타바타
TABATA training
트레이닝

초판 1쇄 발행 2013년 12월 27일
초판 3쇄 발행 2015년 3월 20일

지은이 한길

펴낸이 金浿民
펴낸곳 북로그컴퍼니
편집부 김옥자 태윤미 김현영
마케팅 김선규 김승지
디자인 김승은
경영기획 김형곤

모델 이현민
사진 이성우 (Studio G1 02-6405-1445)
헤어·메이크업 정서희 (010-8280-0502)
의상 데상트
동영상 정광욱 (CRECRAB STUDIO 010-9722-3798)
장소 Woori GYM (070-7792-8904)
종이 화인페이퍼
출력 스크린피앤피
인쇄 스크린그래픽

주소 서울시 마포구 월드컵북로1길 60 (서교동), 5층
전화 02-738-0214
팩스 02-738-1030
등록 제2010-000174호
ISBN 978-89-94197-55-5 13510

· 잘못된 책은 서점에서 바꿔드립니다.
· 이 책은 북로그컴퍼니가 저작권자와의 계약에 따라 발행한 책입니다. 저작권법에 의해 보호를 받는 저작물이므로, 출판사와 저자의 허락 없이는 어떠한 형태로도 이 책의 내용을 이용할 수 없습니다.

TABATA training

하루 4분 타바타 트레이닝

한길 지음

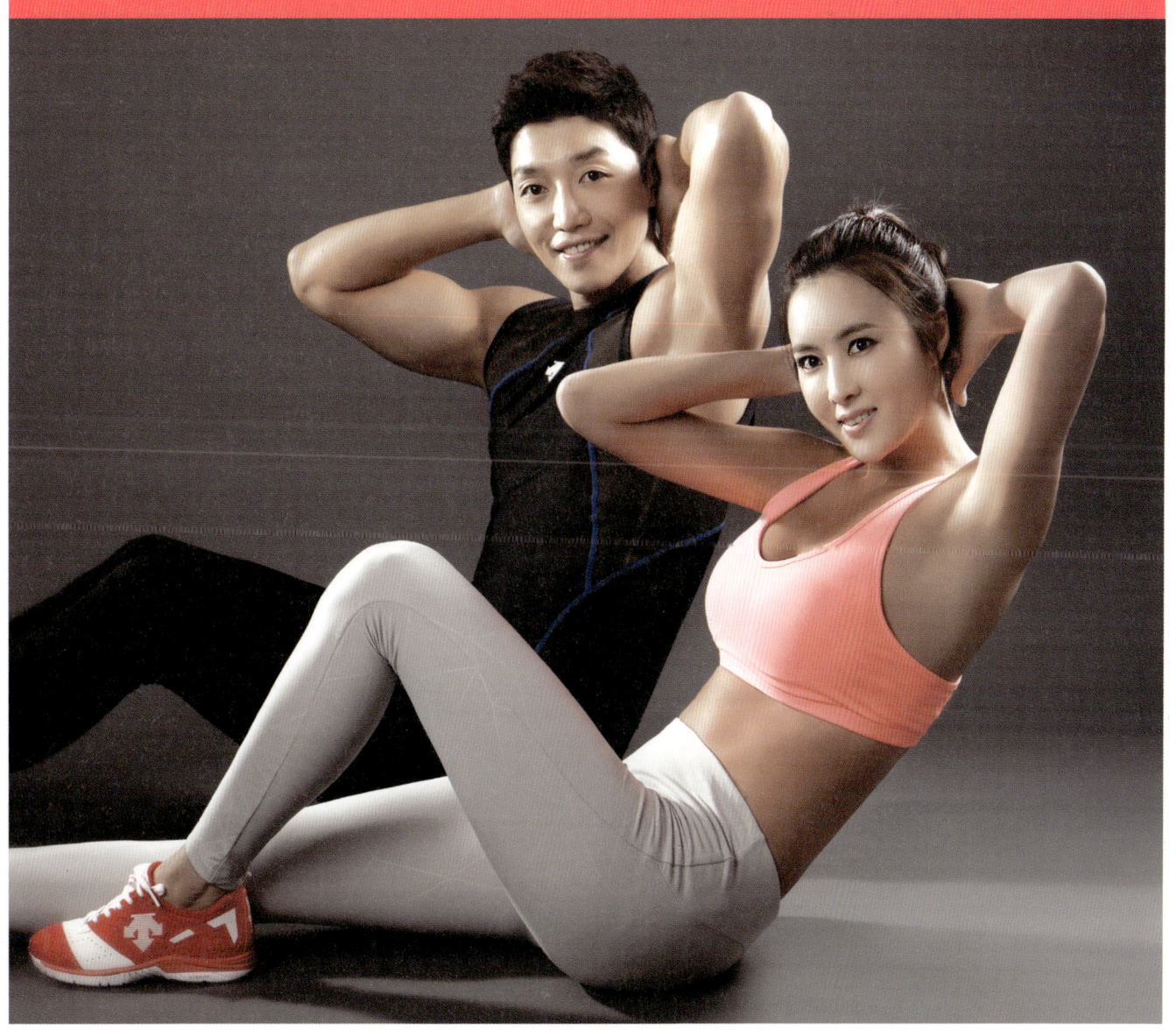

북로그컴퍼니

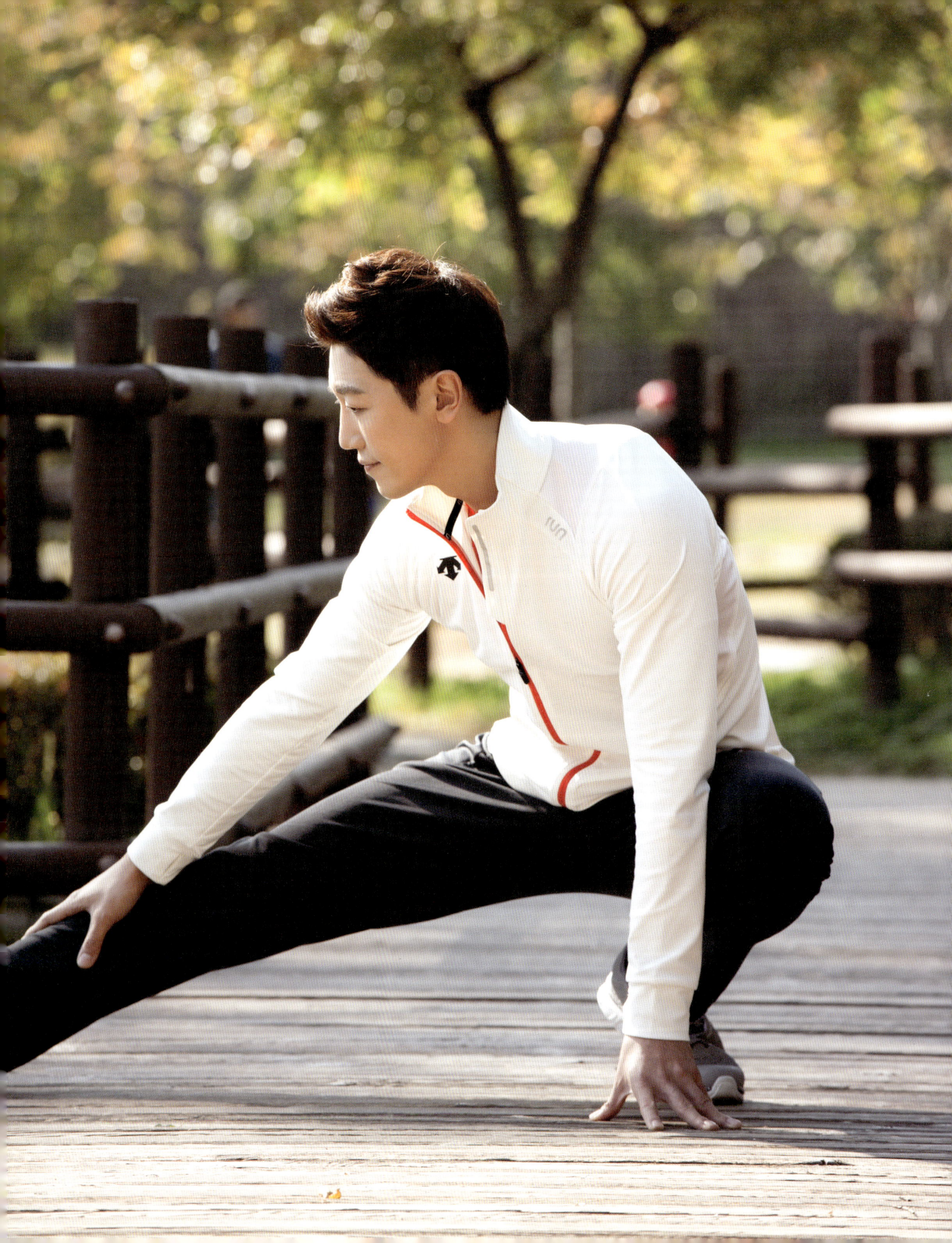

| 프롤로그 |

하루 4분의 운동으로

날씬하고 탄탄한 몸매 만들어주는

타바타 트레이닝!!

운동선수 출신의 현직 트레이너로서는 상상하기 어려운 일이지만, 나는 한때 체중 100kg을 넘어서는 심각한 비만에 빠진 적이 있다. 연세대를 거쳐 원주 TG삼보(현 원주 동부)의 프로 농구선수 생활을 하는 동안 괴롭혀온 잦은 부상이 결국 조기 은퇴를 불러온 탓이다. 한순간 삶의 목표를 잃어버린 나는 심한 스트레스를 폭식과 폭음으로 풀었고, 손 하나 까딱하기도 어려운 무기력에 빠져 운동 자체를 멀리했다. 매일 운동하던 몸이 그 리듬을 잃으면 보통 사람보다 쉽게 살이 찌기 마련인데, 나는 비만의 적인 폭음과 폭식까지 하고 있었으니 순식간에 몸이 불어났던 것이다.

프로 선수의 꿈을 제대로 펼쳐보기도 전에 맞은 조기 은퇴는 내 자존심에 너무 큰 상처를 입혔고, 엎친 데 덮친 격으로 심각한 비만에 빠지자 말로 표현할 수 없는 스트레스를 겪어야 했다. 선수 은퇴는 내가 되돌릴 수 없는 일이지만, 체중 감량은 나의 노력으로 극복할 수 있는 문제였다.

그때부터 치열한 살과의 전쟁이 시작되었다. 우선 매일 시간을 들여 운동을 했고, 꼼꼼하게 식단을 짜서 식이요법도 병행했다. 살이 찌는 건 순간이지만 그것을 빼는 건 하루아침에 이루어지지 않았다. 길고 긴 시간과 노력을 투자해 결국은 예전의 체중과 건강을 되찾았지만, 그 과정은 정말 너무나 힘들고 지난했다.

그래서 퍼스널 트레이너로서 매일 만나고 있는 고객들의 요구와 고충을 누구보다 잘 이해하고 있다. 살을 빼고 싶어하든 탄탄한 몸매를 가꾸고 싶어하든 체력을 기르고 싶어하든, 대부분은 '단기간'에 그것을 이루고 싶어한다. 하루 1시간씩 꾸준히 6개월 동안 운동하는 스케줄을 짜주면 많은 사람들이 중간에 포기를 한다. 하루에 1시간씩이나 운동에 투자하기엔 모두들 너무 바쁜 탓이다.

그즈음 타바타 운동을 알게 되었다. 4분의 운동으로 1시간 운동한 효과를 얻을 수 있는 획기적인 운동

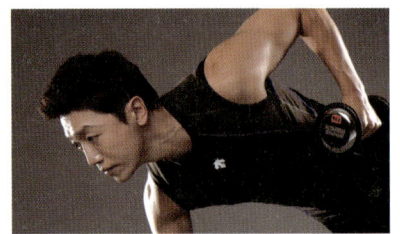 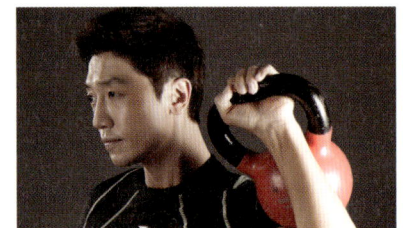

법! 그것을 보는 순간 만화처럼 내 머릿속에 반짝! 하며 불이 켜졌다. 당장 자료를 찾아보니 특별히 고안해낸 동작이 있는 것이 아니라, 어떤 운동이든 자신에게 맞는 것을 체력이 되는 선에서 초고강도로 운동하는 것이었다.

나는 오랜 세월 운동선수 생활과 트레이너 생활을 하며 익혔던 운동 동작을 바탕으로 나에게 맞는 세트를 설계해 타바타 트레이닝을 실행해보았다. 현직 트레이너이기 때문에 늘 운동을 하고 있었지만, 매일 몇십 분씩 하던 것과 비교했을 때 타바타 4분 운동법의 효과는 탁월했다.

그때부터 우리 짐에서 운동하는 고객들에게도 타바타 트레이닝을 적용시켰다. 운동이 익숙하지 않은 초보자들에게는 그에 맞는 쉬운 동작을, 운동을 몇 개월 꾸준히 해온 사람들에게는 강도가 좀더 높은 동작들을 이용해 1:1 맞춤 프로그램을 설계해본 결과 '짧은' 시간의 운동으로 '단시간'에 원하는 목표를 달성하는 걸 직접 지켜볼 수 있었다.

타바타 트레이닝의 장점은 굳이 짐을 찾지 않아도 집에서 혼자 충분히 할 수 있는 운동이라는 점이다. 또한 기본 동작들만 잘 숙지해놓으면 자신에게 맞게 스스로 프로그램을 설계해 직접 운동 방법과 운동량을 조절할 수 있다는 것도 매력적인 요소다.

모든 사람들이 운동을 해야 건강해진다는 사실은 잘 알고 있다. 하지만 대부분의 사람들이 "난 너무 바빠서 운동할 시간이 없어!!"라고 말한다. 물론 핑계일 수도 있고 정말 너무 바쁜 일정으로 운동할 시간이 없을 수도 있다. 바쁜 현대인들이 보다 효과적으로 빠른 시간에 원하는 목표를 이룰 수 있게 해주는 것이 바로 타바타 트레이닝이다.

앞에서 이야기한 것처럼 타바타 트레이닝은 짧은 시간의 고강도 운동으로 최대의 효과를 얻을 수 있

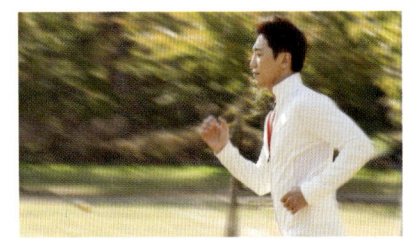 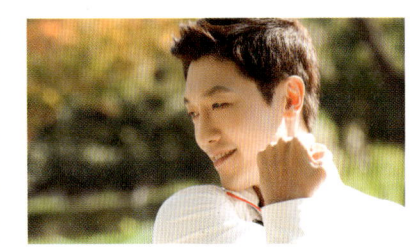 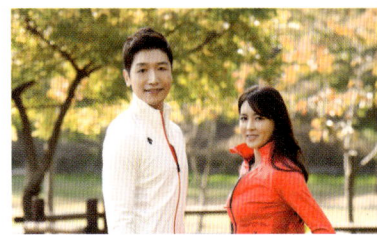

지만, 그러려면 반드시 '바르게' 배워야 한다. 고강도 운동이라는 것은 본인이 갖고 있는 능력의 최대치, 혹은 그것을 넘어설 때까지 운동한다는 뜻이기 때문에 반드시 본인의 몸 상태를 알고 그에 맞게 접근해야 부상 없이 원하는 효과를 얻게 된다는 뜻이다.

이 책은 운동 경험이 전혀 없는 초보자들도 쉽게 따라 할 수 있는 동작부터 중급, 고급 운동자들까지 고려해 만든 타바타 프로그램을 수록함으로써, 누구나 부상 위험 없이 보다 효과적으로 운동할 수 있게 배려했다. 또한 날씬하고 탄탄한 몸매를 원하는 여성과 균형 잡힌 근육을 가꾸고 싶어하는 남성의 요구를 모두 고려해 각각의 운동 프로그램을 만들었다. 따라서 온 마음을 다해 몸에 집중하고 이 운동을 이해하면서 책을 접한다면, 다른 어떤 운동보다도 확실한 효과를 보여줄 것이라 확신한다.

그리스어에 'Mens sana in corpore sano(건강한 신체에 건강한 정신)'라는 말이 있다. 이 말은 우리 모두의 삶에 통용될 수 있다. 바쁜 일상생활에서 모두가 건강한 신체를 얻기 위해 조금씩 노력한다면 건강한 신체와 덤으로 건강한 정신도 얻을 수 있을 것이라 생각한다. 독자 모두가 건강한 신체에 건강한 정신이 깃들 수 있기를, 한 걸음 내딛는 날이 바로 오늘이 될 수 있기를 저자는 늘 희망한다.

한 길

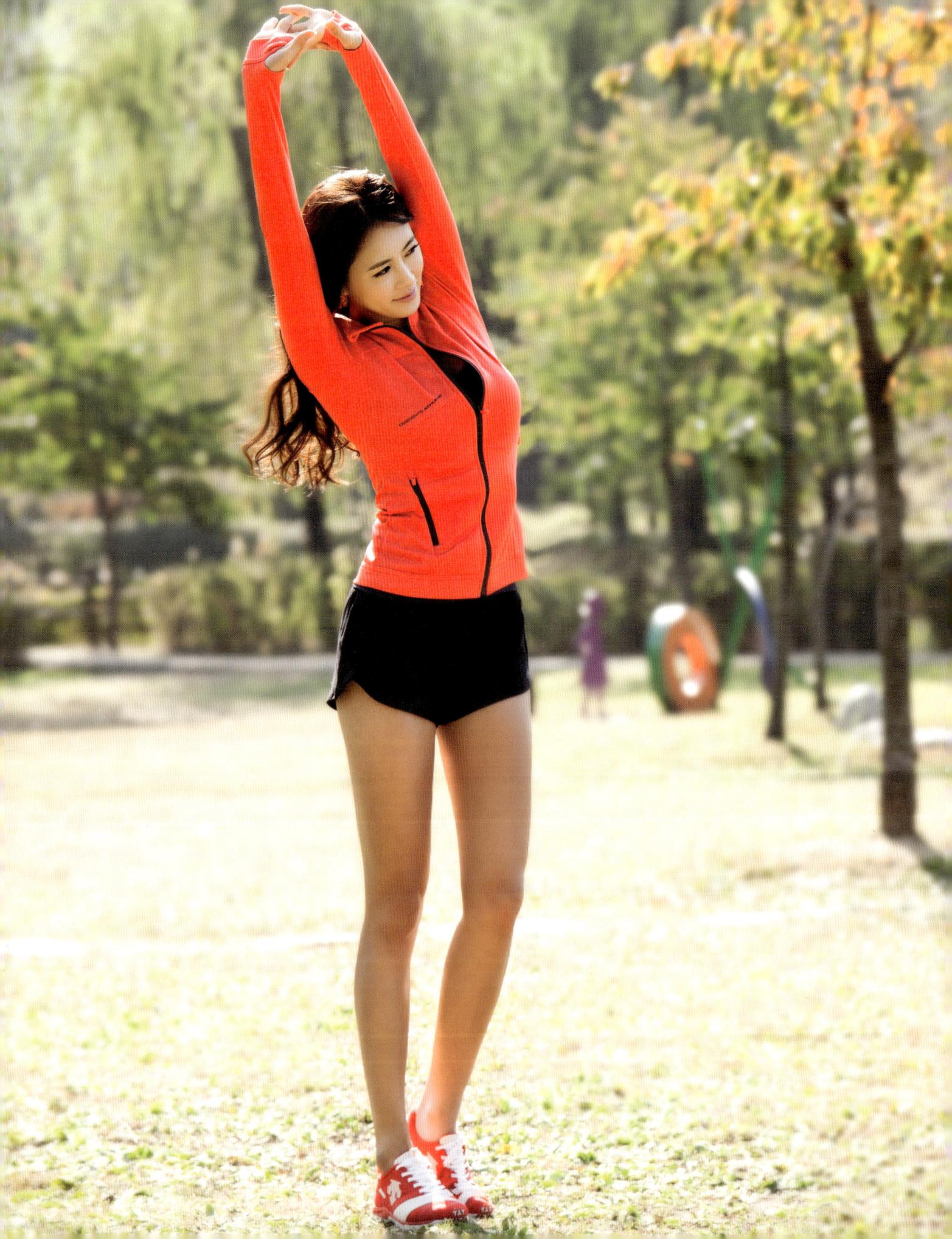

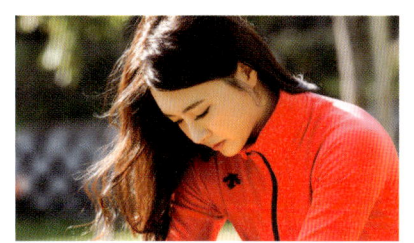 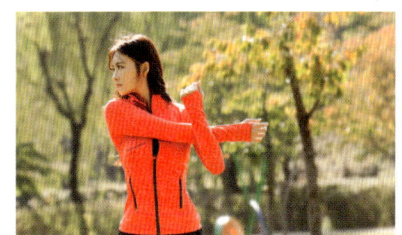 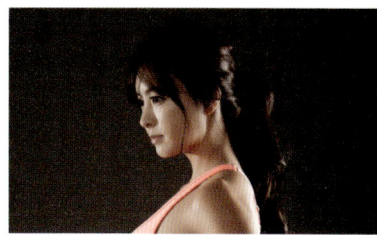

"군살은 빼고 볼륨은 살려야 하는 여성들의 다이어트 고민,
타바타 트레이닝이 답이에요."

살을 빼기 위해 지루한 러닝머신을 고집했다면,
같은 동작을 반복하는 근력운동에 지쳤다면,
이 책에서 소개하는 타바타 운동에 관심을 가져보세요.
전신 근력운동과 유산소운동이 결합되어 있어
짧은 시간에 효과적으로 살을 빼주고
몸매도 탄력 있게 가꿔주는 타바타 운동!
빠르고 효과적인 다이어트를 원하는 여자들의 욕구를
한꺼번에 충족시켜줄 수 있는 운동이라는 걸
저 또한 직접 체험했답니다.
단언컨대, 지금까지 해왔던 그 어떤 운동보다 빠르고 확실하게
여성들의 몸을 변화시킬 거예요.

이현민

contents

프롤로그 04

PART_01

꼭 알아두어야 할 타바타 트레이닝

타바타 트레이닝이란? 14
　　타바타 트레이닝의 장점 / 타바타 트레이닝의 단점
　　타바타 트레이닝, 효과적으로 하려면? / 준비할 것들
　　나에게 맞는 타바타 설계하기 / 타바타 트레이닝 시작하기 / 주의사항
궁금해요 Q&A 20
웜업&준비 스트레칭 24

PART_02

초급자를 위한 타바타 동작 10

손뼉 치며 다리 옆으로 올리기 32
다리 들어 손뼉 치기 34
다리 들어 상체 접기 36
누워서 다리와 상체 들어 손뼉 치기 38
다리 교차하며 런지하기 40
제자리 뛰기 42
양팔로 원 그리며 스쿼트하기 44
팔꿈치 무릎 교차하기 46
스쿼트 후 팔꿈치 무릎 옆으로 교차하기 48
다리 넓게 벌려 앉고 팔 들어 올리기 50

PART_03

중급자를 위한 타바타 동작 10

스쿼트 후 팔꿈치 무릎 교차하기 54
낮게 점프 스쿼트하기 56
크로스 레그 상체 비틀기 58
누워서 상체 일으켜 팔 뻗기 60
무릎 대고 팔굽혀펴기 62
상체 숙여 팔로 걷기 64
옆으로 뛰고 바닥 짚기 66
엎드려 한쪽 다리 안으로 뻗기 68
팔굽혀펴기 70
엎드려 무릎 가슴으로 당기며 내딛기 72

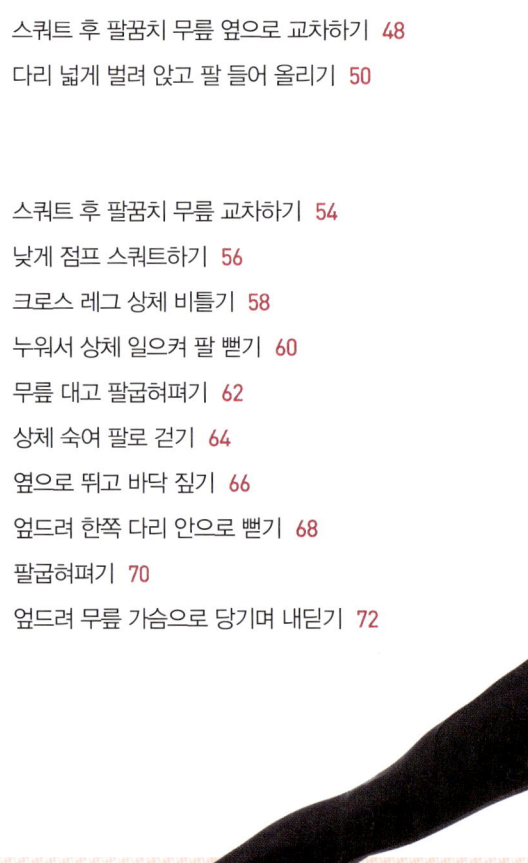

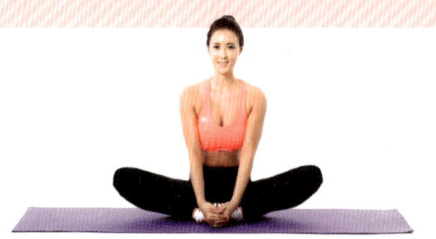

PART_04

숙련자를 위한 고급 타바타 동작 10

상체 일으키며 무릎 잡기 76
버피테스트하기 78
점프하며 런지하기 80
엎드려 팔로 걷고 팔굽혀펴기 82
엎드려 한 발씩 바깥쪽으로 내딛기 84
버피테스트 후 팔굽혀펴기 86
옆으로 점프하며 스케이팅하기 88
상체 일으켜 비틀며 팔꿈치 무릎 교차하기 90
높게 점프 스쿼트하기 92
버피테스트 후 무릎 가슴으로 당기고 점프하기 94
쿨링다운&마무리 스트레칭 96

PART_05

여성을 위한 타바타 프로그램 8

뱃살 쏙 빼주는 타바타 초급 102
뱃살 쏙 빼주는 타바타 초·중급 104
슬림하고 섹시한 팔 라인 만드는 상체 타바타 초급 106
슬림하고 섹시한 팔 라인 만드는 상체 타바타 초·중급 108
애플힙과 꿀벅지 가꾸는 하체 타바타 초·중급 110
애플힙과 꿀벅지 가꾸는 하체 타바타 중급 112
체지방 태워주는 전신 타바타 중급 114
체지방 태워주는 전신 타바타 고급 116

PART_06

남성을 위한 타바타 프로그램 7

초콜릿 복근을 가꾸는 타바타 초·중급 120
탄탄한 가슴 근육 만드는 타바타 중급 122
체지방 태워주는 전신 타바타 초급 124
체지방 태워주는 전신 타바타 중급 126
체지방 태워주는 전신 타바타 고급 128
하체의 힘을 키워주는 타바타 중급 130
하체의 힘을 키워주는 타바타 고급 132

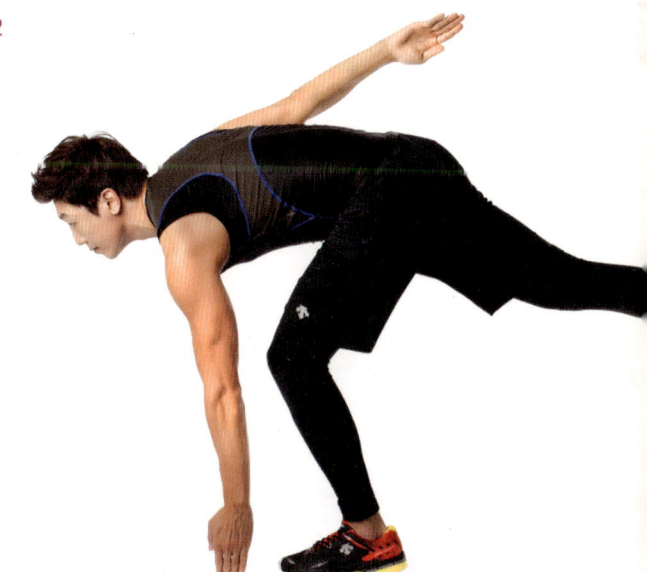

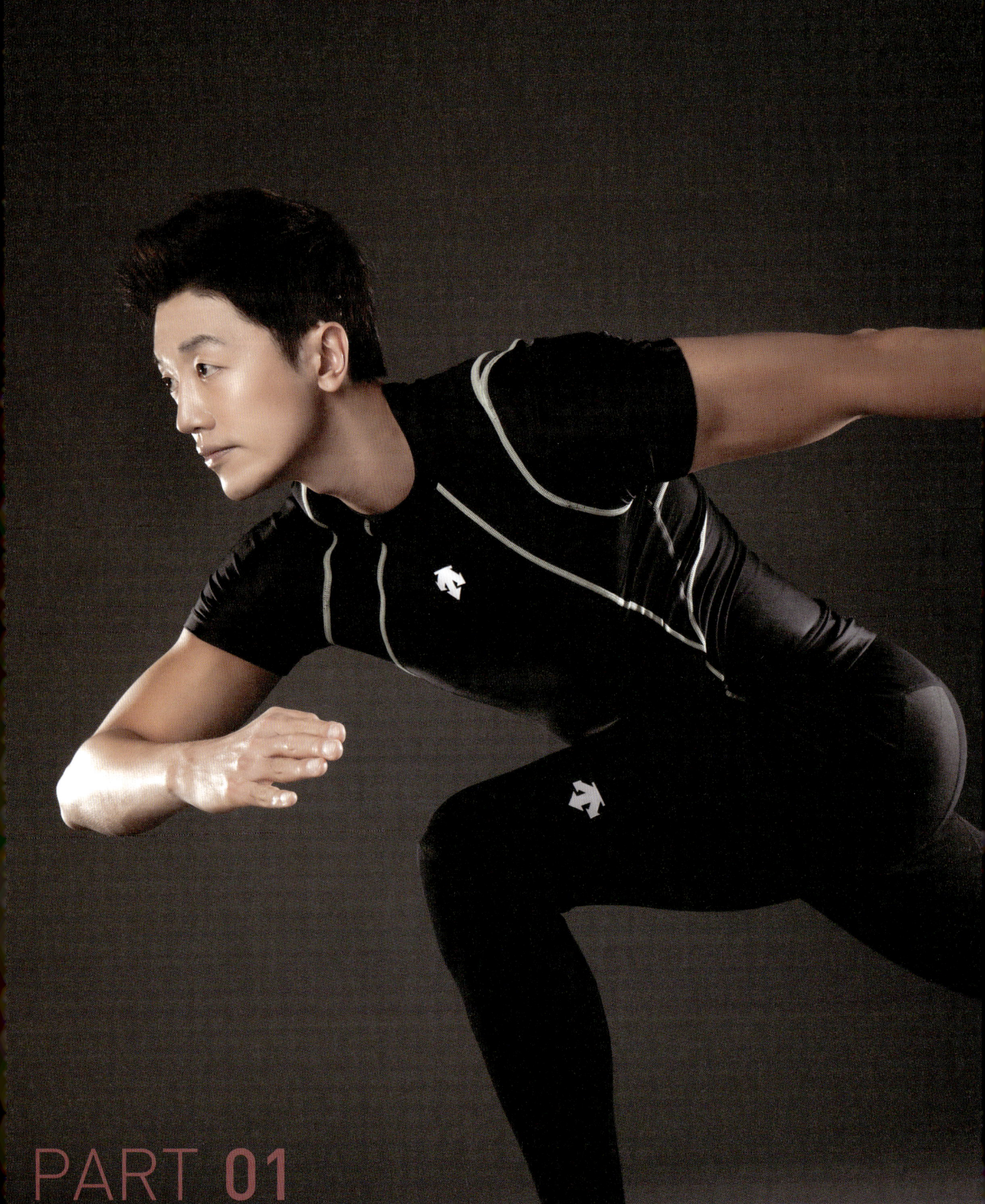

PART 01

꼭 알아두어야 할
타바타 트레이닝

TABATA training

타바타 트레이닝이란?
타바타 트레이닝의 장점
타바타 트레이닝의 단점
타바타 트레이닝, 효과적으로 하려면?
준비할 것들
나에게 맞는 타바타 설계하기
타바타 트레이닝 시작하기
주의사항
궁금해요 Q&A
웜업&준비 스트레칭

타바타 트레이닝이란?

새해가 되면 위시리스트에 꼭 오르는 것 중 하나가 바로 운동이다. 어떤 사람은 살을 빼기 위해서, 어떤 사람은 근육을 키우고 싶어서, 어떤 사람은 체력을 기르기 위해서 운동을 하자고 결심한다. 이유는 조금씩 다른 듯하지만 결국 운동의 궁극적인 목적은 '건강한 몸'을 만들고 유지하기 위함이다.

그러나 이 약속은 지켜지지 않거나, 한두 달 이어지다 포기하는 경우가 많다. 적어도 하루에 30분 이상, 일주일에 세 번은 운동을 해야 하는데 그것이 바쁘게 사는 현대인들에게는 너무나 어려운 숙제이기 때문이다. 게다가 유산소운동과 근력운동을 병행해야 운동 효과를 제대로 볼 수 있다고 하면 시작도 하기 전에 엄청난 부담을 느껴 포기해버리고 만다.

이토록 어렵고 멀게만 느껴졌던 운동 방법에 획기적인 변화가 찾아왔다. 바로 타바타 트레이닝이 알려지면서다. <mark>이 운동은 몇십 분, 길게는 몇 시간 동안 해야 하는 지금까지의 운동과는 달리 4분이면 끝낼 수 있다. 게다가 유산소운동과 근력운동이 결합된 전신운동이며 한 세트의 주기도 20초밖에 되지 않는다.</mark> 20초짜리 한 세트를 하고 10초 쉬는 방식으로 8세트 진행하면 총 4분이 되는데, 이 짧은 시간에 전력을 다해 운동하면 1시간 운동한 효과를 볼 수 있는 매력적인 운동법이다.

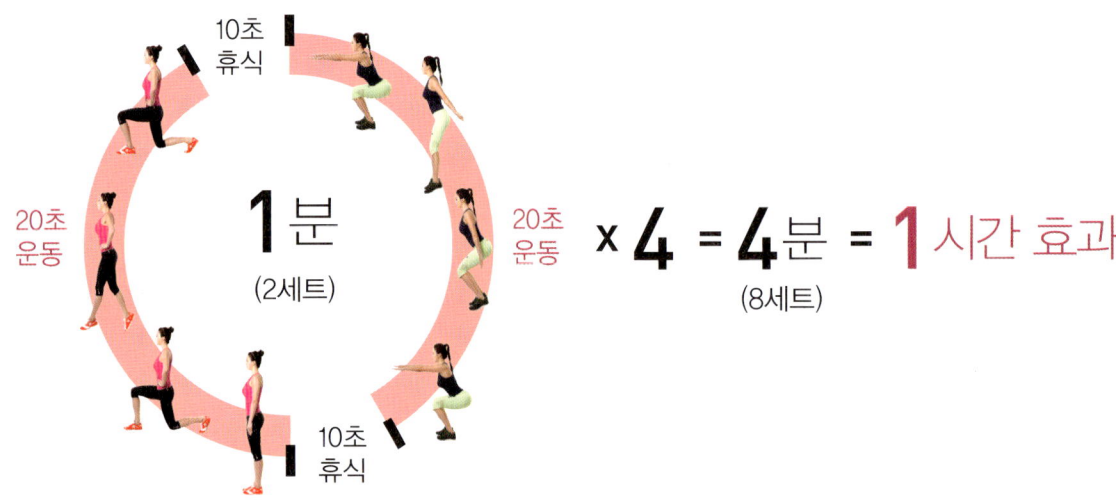

타바타 트레이닝은 1996년 일본의 과학자 이즈미 타바타 박사가 스피드스케이팅 대표팀의 실력 향상을 위해 개발한 운동법인 '타바타 프로토콜'을 변형한 것이다. 타바타 박사는 운동선수를 두 그룹으로 나누어 한 시간의 적정 강도 운동과 4분의 고강도 운동의 효과를 비교해보았다. A 그룹 선수들에게는 적정 강도의 운동을 한 시간씩 일주일에 5일, 총 6주간 진행하고 B 그룹 선수들에게는 고강도 운동을 4분씩 일주일에 4일, 총 6주간 진행한 것이다.

그 결과 A 그룹 선수들은 유산소 시스템(심폐 기능)이 크게 향상되었지만 무산소 시스템(근육)은 거의 변화가 없었다. 반면 B 그룹 선수들은 유산소 시스템이 A 그룹보다 더 많이 향상되었고, 무산소 시스템도 실험 전보다 28%나 향상되었다. 즉, 고강도로 짧은 시간 운동하는 것이 체지방 연소(유산소 운동의 효과)뿐 아니라 체력 단련(무산소 운동의 효과)에도 더욱 효과적이라는 것이 입증된 것이다.

이즈미 타바타 박사는 <mark>"이 운동법은 바쁜 사람들이 짧은 시간에 운동할 수 있도록 고안된 트레이닝이며, 전신의 모든 근육을 사용하기 때문에 운동 효과도 탁월하다."</mark>고 말한다. 그의 말대로 짧은 시간에 많은 근육을 사용하고 최대산소섭취량을 요구하는 이 운동법은 체지방 감소에 효과적인 것으로 알려져 2000년대 초반 미국에서 많은 트레이너가 이를 응용하였으며, 이제는 전 세계적으로 확산되는 추세이다.

==타바타 트레이닝이 짧은 시간의 운동으로 높은 효과를 나타내는 요인 중 하나는 운동이 끝난 후에도 몸이 계속 운동을 한다고 인식해 칼로리를 계속 소모하기 때문인데, 보통은 1시간에서 최대 12시간까지 그 효과가 지속된다고 알려졌다.== 하지만 이런 효과를 누리기 위해서는 4분 동안 자신을 한계점까지 몰아붙여야 한다. 타바타 운동법의 가장 큰 특징은 '개인 최대산소섭취량(VO2 max)의 170%'를 요구하는 초고강도 인터벌 운동법(강도 높은 운동 사이에 짧은 휴식을 끼워 넣는 운동법)이라는 점이다. 최대산소섭취량이란 2~5분의 짧은 시간에 자신이 할 수 있는 최대한의 운동을 하면서 섭취하는 최대한의 산소량을 말하는 것으로, 개인의 운동 능력과 나이, 체중 등에 따라 다를 수밖에 없다. 자신의 최대산소섭취량을 계산하는 방법이 있으나 공식이 복잡하므로, 타바타 운동을 진행하는 4분 동안 자신이 할 수 있는 한 전력을 다한다는 생각으로 해야 한다.

> ▶▶▶ **타바타 트레이닝의 핵심**
>
> 이 운동의 핵심은 운동할 때만 열량을 소모하는 것이 아니라 운동이 끝나고 잠을 자거나 휴식을 취할 때에도 '꾸준히' 지방을 연소한다는 점이다. 피트니스는 시간에 비례하는 것이 아니라 운동 강도에 비례한다. 타바타는 운동 강도가 높고 유산소와 무산소 지구력을 모두 사용하므로, 더욱 많은 체지방을 감량할 수 있으며 체력을 높일 수 있기 때문에 일반 유산소운동보다 더욱 효과적인 운동으로 증명되었다.
> 연구에 따르면 타바타와 같은 고강도 인터벌 훈련은 낮은 강도의 운동보다 50% 이상의 지방조직을 태울 수 있으며, 신진대사율을 높여 하루에 더욱 많은 열량을 소모할 수 있도록 도와준다.

타바타 트레이닝의 장점

ONLY 4분

4분이면 된다

'운동' 하면 대부분의 사람들이 러닝머신을 떠올린다. 실제 피트니스센터에 마련된 다양한 운동기구 중 가장 붐비는 기구가 바로 러닝머신이다. 자신의 운동 프로그램에 맞춰 러닝머신을 이용하는 사람도 있지만, 피트니스센터에 와서 하는 운동을 러닝머신 하나로만 끝내는 사람이 대다수다. 이들은 러닝머신 앞에 붙어 있는 TV를 보면서 적당히, 지속적으로, 느리게 달리거나 걷는 것으로 운동 '시간'만 채우고 간다.

하지만 운동 효과는 '시간'에 비례하는 것이 아니라 '강도'에 비례하는 것이다. 러닝머신이나 자전거 타기 같은 운동은 심장 박동수와 신진대사가 활발해지는 데 시간이 오래 걸리기 때문에 살을 빼거나 심근을 강화하려면 더 오랜 시간, 더 열심히 운동해야 한다. 하지만 타바타 트레이닝은 몇 초 안에 신진대사와 심장 박동수를 끌어올려주므로 4분만 해도 러닝머신 1시간 한 것보다 더 큰 효과를 볼 수 있다.

체지방 DOWN

체지방 감소 효과가 탁월하다

살을 빼는 지름길은 운동뿐이라는 말을 많이 들어왔을 것이다. 물론 그 말이 정답이다. 하지만 달리기나 자전거 타기 같은 유산소운동으로 체지방을 연소시키려면, 장시간 꾸준히 해야 효과를 볼 수 있다. 이런 운동은 적당한 강도의 운동이기 때문에 신진대사와 심장 박동수를 끌어올리는 데 오랜 시간이 걸린다. 따라서 몸이 체지방을 연소하기까지 30여 분 이상 꾸준히 지속해주어야 하는 것이다.

하지만 타바타 트레이닝은 고강도의 운동이기 때문에 다른 운동을 할 때보다 심장이 더 빨리 뛰고 신진대사도 빠른 시간 내에 끌어

올려 체지방 연소까지의 시간도 단축시켜준다. 또한 운동을 마친 뒤에도 고강도 운동으로 인해 늘어난 산소섭취량 때문에 몸은 계속 운동을 하고 있는 것과 똑같이 체지방을 연소시킨다. 이 효과가 1시간에서 최대 12시간까지 유지되기 때문에 타바타 트레이닝이 체지방을 연소시켜 살을 빼는 가장 빠르고 쉬운 방법으로 손꼽히는 것이다.

근력과 지구력까지 한 번에 키울 수 있다

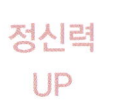

운동을 결심하는 사람 중 거의 대부분은 체중 감량을 목표로 하고 있다. 그런데 몸무게 줄이는 것에 집착해 체지방을 연소시키기 위한 유산소운동만 하고 근력운동을 멀리하면 운동을 중단했을 때 다시 살이 찌는 요요현상을 겪을 수 있다. 체지방은 빼고 근육은 키워야 기초대사량이 늘어나 똑같은 칼로리를 섭취해도 에너지로 소비되어 살이 찌지 않는 체질이 되기 때문이다.

하지만 유산소운동과 근력운동을 골고루 하는 사람은 많지 않다. 처음에는 프로그램에 따라 두 운동을 병행하다가도 시간이 흐르면 자신이 좋아하는 운동 하나만 하는 경우를 많이 보아왔다. 유산소운동과 근력운동은 사용하는 기구도 다르고 운동법도 다르기 때문에 두 가지를 균형 있게 하기가 귀찮고 어려운 게 사실이다.

타바타 트레이닝은 기구나 운동 방법을 바꿀 필요 없이 유산소운동과 근력운동을 한 번에 할 수 있으며 체지방 감소뿐 아니라 근력과 지구력까지 키우는 효과를 얻을 수 있는 유일한 운동법이다.

정신력도 강해진다

'4분 운동'이라는 말은 무척 달콤하게 들린다. 그것도 4분 내내 하는 것이 아니라, 20초 후에 10초의 휴식이 주어진다니 더욱 쉽게 다가오는 게 사실이다. 하지만 실제 해보면 20초가 20분만큼이나 길게 느껴진다. 4세트나 5세트에 다다르면 숨이 턱턱 막히고 속도도 떨어져 포기하고 싶은 맘이 굴뚝같다.

그런데 20초만 견디면 된다는 생각에 실제 중도에 포기하는 일은 거의 없다. 힘이 떨어져서 운동 속도가 줄어들더라도 4분은 채우겠다는 목표가 생기기 때문에 이것이 반복되면서 자연스럽게 정신적 강인함도 발전되는 걸 느낄 수 있다.

타바타 트레이닝의 단점

타바타는 장점이 무척 많은 운동이지만 약간의 단점도 있다. 그중 가장 대표적인 것이 짧은 시간에 최대 강도의 운동을 해야 하기 때문에 자칫 잘못하면 부상을 입을 수 있다는 점이다. 반드시 준비운동과 스트레칭을 해주고, 자신이 할 수 있는 한도 내에서 해주어야 한다.

또한 최단 시간에 최대심박수에 다다를 만큼 힘든 운동이기 때문에 만약 뇌졸중이나 심장마비에 걸릴 가능성이 높은 사람이라면 위험할 수 있다. 고혈압약을 먹고 있는 환자나, 뇌졸중 또는 심장마비에 걸린 경험이 있다면 타바타 운동을 하기 전에 의사와 상담해봐야 한다.

만약 운동 강도를 높이기 위해 아령 등을 이용할 경우, 세트 막바지 즈음에는 체력적인 한계로 도구를 놓쳐 부상을 당할 수 있으므로 이 점 또한 주의한다.

타바타 트레이닝, 효과적으로 하려면?

타바타는 고강도 운동이기 때문에 시작하기 전에 반드시 준비운동과 스트레칭으로 근육의 긴장을 풀어주어야 한다. 기본적으로는 도구 없이 맨몸으로, 자신의 체중을 이용해 하는 운동이지만 효과를 높이기 위해서는 자신에게 맞는 무게의 아령이나 생수병 등을 이용할 수는 있다.

타바타 트레이닝을 처음 접하는 초보자라면 이 책에서 소개하고 있는 단계별 동작을 익힌 다음, 자신에게 맞는 프로그램을 직접 설계하거나 부록에 실린 프로그램 중 선택할 수 있다.

전력을 다해 20초 운동한 뒤 10초 쉬는 방식으로 8회 운동하며, 시간을 정확히 지켜야 장시간 운동한 것과 같은 지방 연소 효과가 나타난다. '전력을 다한다'는 것이 무리인 사람은 할 수 있는 선에서 최선을 다해도 효과는 있으며, 차츰 속도와 횟수를 늘려가는 방식으로 운동하면 좋다.

준비할 것들

타이머 또는 타바타 어플리케이션
타바타 트레이닝에서 가장 중요한 것이 바로 시간이다. 20초 운동, 10초 휴식을 정확히 지켜야 효과가 좋아지기 때문이다. 하지만 고강도의 운동을 하는 틈틈이 시계를 확인하는 것은 불가능할 뿐 아니라 집중력도 떨어뜨리므로 타이머를 이용한다. 스마트폰 이용자라면 타바타 관련 무료 어플리케이션을 다운받으면 편리하게 이용할 수 있다.

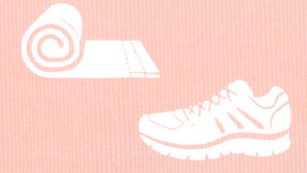

러닝화 & 요가 매트
타바타 트레이닝을 위해 별도의 운동 기구를 준비할 필요는 없다. 다만, 고강도의 격렬한 운동이기 때문에 무릎이나 관절 보호를 위해 쿠션감이 있는 러닝화를 신는 것이 좋다. 바닥에 눕거나 엎드리는 동작 때는 요가용 매트를 이용해야 하므로 이 두 가지는 기본적으로 준비한다.

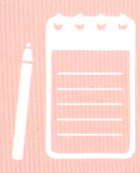

메모장
타바타 트레이닝을 처음 시작할 때는 무리하기보다는 자신이 할 수 있는 능력껏 해야 부상을 입지 않는다. 메모장을 준비해서 자신이 어떤 운동을 몇 번 했는지를 적어 보면, 처음에 비해 차츰 동작 횟수가 늘어나는 것을 확인할 수 있다. 이렇게 기록을 해나감으로써 며칠 운동하다 포기하는 것을 막을 수 있을 뿐 아니라, 스스로 강해지는 것을 확인할 수 있어 운동에 대한 동기 부여도 생겨난다.

나에게 맞는 타바타 설계하기

우선 타바타 트레이닝을 통해 이루고 싶은 목표를 정확히 설정한다. 전체적인 체중 감량이 목적인지, 뱃살을 빼고 싶은 것인지, 허벅지 또는 팔이 두꺼워서 고민인지 등을 생각한 다음 자신에게 필요한 동작으로 타바타 프로그램을 설계한다.

이때 또 하나 생각해야 하는 것이 자신의 운동 능력이다. 욕심을 부려 본인의 체력 이상의 고난이도 동작을 프로그램에 포함시키면 그 세션에서 체력이 고갈되어 다음 세션을 진행하지 못하게 되거나, 타바타 트레이닝 자체를 포기할 확률이 높아진다. 운동 동작들은 20초 동안 진행하면서 땀이 나고 숨이 찰 정도로 힘들어야 하지만, 8개의 세션을 모두 견딜 수 있을 정도로 쉬워야 한다. 이런 점을 고려해서 본인에게 맞는 프로그램을 설계하도록 한다.

타바타 설계의 예 》

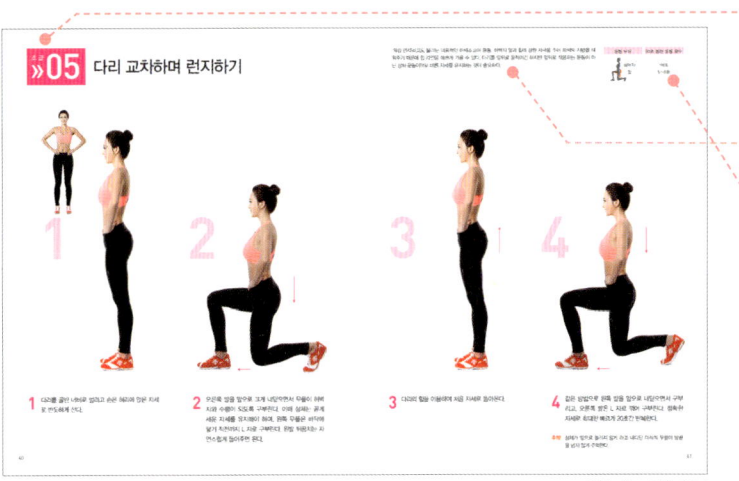

자신이 할 수 있는 운동 능력에 따라 초급, 중급, 고급을 선택한다.

운동이 되는 부위가 어디인지를 파악한 뒤 내게 필요한 동작을 선택한다.

운동 횟수는 체력에 따라 천차만별일 수 있다. 책에 표기된 횟수는 운동을 전혀 하지 않은 편집자와 매일 운동을 하는 트레이너가 같은 동작을 20초 동안 해본 뒤 표기해놓은 것으로, 이보다 적거나 더 많은 횟수를 해도 상관없다.

본문 40~41쪽 참고

이 책에 실린 부위별 타바타 프로그램을 따라 한다. 2~3가지 동작으로 이루어진 이 프로그램 중 본인에게 버거운 수준의 동작이 있다면, 본문에서 소개한 30개 동작에서 하나를 선택해 변경해도 된다.

※ 책에 소개된 30개 동작은 여성, 남성 모두 할 수 있는 것이다. 여성 모델의 동작은 여성, 남성 모델의 동작은 남성이라는 편견 없이 본인에게 맞는 동작을 선택해서 설계한다면 아주 다양한 프로그램을 자유롭게 만들 수 있다.

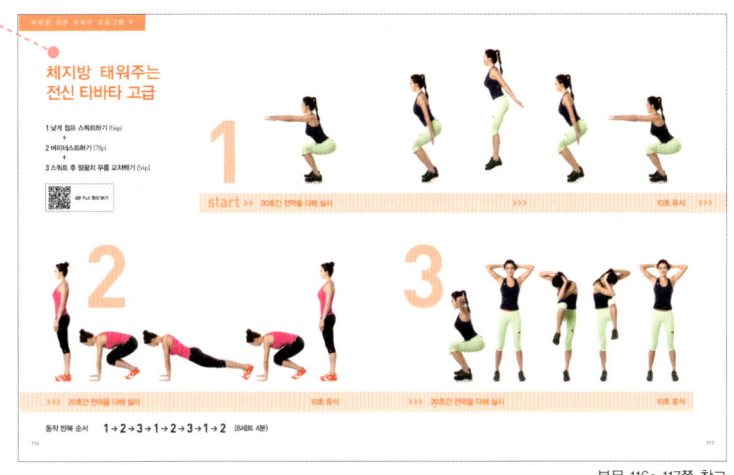

본문 116~117쪽 참고

타바타 트레이닝 시작하기

자신만의 타바타 프로그램을 설계했고 어떤 운동을 해야 할지 알고 있다면 시작할 준비가 다 된 것이다. 타이머와 러닝화, 요가 매트 등 필요한 준비물을 모두 갖춘 다음에는 세션 도중에 근육에 무리를 주지 않도록 반드시 준비 운동과 스트레칭으로 몸을 준비시킨다.

운동 세션 중 어떤 동작에서 심한 피로를 느껴 동작을 힘껏 할 수 없다고 느낀다면 그 세션에서 휴식을 취하고 다음 세션의 동작을 힘껏 하거나 적정한 강도로 해도 된다. 하지만 이런 일이 너무 자주 반복된다면 앞에서 말한 것처럼 프로그램을 다시 설계하도록 한다.

4분간의 타바타 트레이닝을 끝냈다면 아무리 힘들더라도 반드시 몸을 식혀주는 쿨링다운과 스트레칭을 해야 한다. 쿨링다운은 최고조에 올라 있는 심박 수와 체온을 서서히 내려주는 것이므로 제자리에서 가볍게 뛰다가 서서히 속도를 낮춰 걷는 정도로 해주면 된다. 스트레칭 역시 준비운동 때 했던 것을 반대 순서로 해주면서 근육의 유연성을 계속 유지하게 하는 과정이므로 지쳐 있더라도 빠뜨리지 않는 것이 중요하다.

또 하나, 타바타 트레이닝을 통해 원하는 목적을 달성하고 싶다면 반드시 충분한 영양 섭취와 휴식이 필요하다. 특히 체중 감량을 목표로 하고 있을 경우 어느 정도의 식이요법은 필요하지만 극단적인 저열량 식단을 고집한다면 목표를 달성하기 전에 포기할 확률이 높다.

주의사항

* 평소 체력이 약한 사람에게는 오히려 독이 될 수 있으므로, 자신의 몸 상태를 정확히 체크하고 나서 한다.
* 운동을 처음 하거나 비만인 사람은 쉬운 기본 동작을 낮은 강도로 하면서 체력을 쌓은 뒤 본격적인 프로그램을 시작하는 것이 좋다.
* 고강도 운동이므로 근골격계 환자나 심혈관계 환자는 반드시 의사와 상의 후 진행한다.
* 처음에는 주 2~3회만 하는 것이 좋다. 하루 4분은 매우 짧은 시간이지만 고강도 운동이므로 동작 중 방심하지 말아야 부상을 당하지 않는다.
* 처음부터 욕심을 부려 무리한 동작을 하거나 매일 하면 몸에 부담이 될 수 있다.
* 트레이닝 전후에 반드시 스트레칭을 해주어야 한다.

궁금해요 Q&A

Q 타바타 운동을 시작하려고 하는데 이 운동도 매일 하는 것이 좋을까요?

타바타 운동은 고강도 전신운동이므로 처음 접하시는 분들은 매일 하는 것이 힘들 수 있습니다. 처음에는 일주일에 1~2회 정도만 하면서 차츰 체력과 기술을 쌓은 다음 횟수를 늘려가는 것이 효과적입니다.

Q 타바타 운동은 하루 중 어느 시간대에 하는 것이 가장 효과적인가요?

공복에 하는 유산소운동은 지방을 태우는 데 효과적이라는 연구 결과가 있습니다. 다만 고강도 운동인 타바타 운동을 체내 에너지가 없는 심한 공복 상태에서 할 경우 근 손실, 현기증 등의 부작용이 나타날 수 있으므로 주의해야 합니다.
보통은 식사 후 1시간, 식사 전 1시간 정도에 하는 것이 좋지만 본인 컨디션에 맞춰서 조절해도 됩니다.

Q 과체중, 특히 하반신 비만인데 체중 감량을 목적으로 타바타 운동을 해도 괜찮을까요? 아니면 일단 전체 체중을 뺀 다음에 하반신 집중 운동을 해야 할까요?

타바타 운동은 목적에 따라 하체 상체로 나뉘어 있긴 하지만, 전신운동에 해당됩니다. 과체중의 경우엔 관절에 부담이 가지 않는 동작 위주로 처음에는 가벼운 강도로 시작했다가 세트 수를 늘려가며 하는 것이 좋습니다. 하체만 비만일 경우에는 타바타 전신운동으로 충분히 효과를 볼 수 있습니다.

Q 러닝머신에서 빨리 달리기만 하거나 자전거타기만 4분 8세트로 해도 타바타 운동 효과가 있을까요?

단순히 빨리 달리거나 4분 동안 자전거만 8세트로 진행한다고 타바타 운동은 아닙니다. 어떤 강도로 운동하느냐에 따라 효과가 다르게 나타납니다. 예를 들면 러닝머신은 속도, 그리고 자전거 타기는 RPM(분당회전수)을 정해서 운동하는 것이 좋습니다.
예를 들어 4분 동안 러닝머신을 이용해 타바타 운동을 할 경우 20초 동안 시속 10km 속도로 달리고, 10초 휴식 시간에는 6km 속도로 걷습니다. 더 천천히 쿨링다운을 해도 괜찮습니다. 그러고 나서 다시 20초 동안 10km의 속도로 달리는 것을 4분 동안 반복합니다. 일종의 인터벌 훈련인데 이렇게 속도를 달리해주면 4분 동안 최대의 효과를 낼 수 있습니다.
자전거도 마찬가지입니다. 20초 동안 85RPM 이상으로 페달을 밟고, 10초 휴식 시간에는 60RPM 이하로 속도를 줄입니다. 그리고 다시 20초 동안 85RPM의 속도로 페달 밟기를 4분 동안 반복합니다.
타바타 트레이닝에서는 이렇게 한 가지 운동을 여러 가지 방법으로 하는 것이 러닝머신과 자전거 타기를 번갈아하는 것보다 더 효과적입니다.

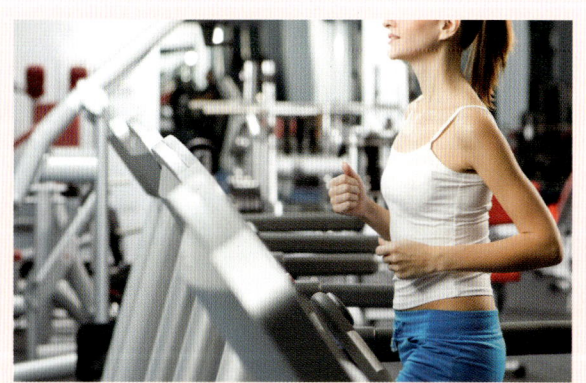

TABATA Q&A

Q 타바타 실제로 해보니 다음 날 온몸에 근육통이 느껴지는데, 그래도 같은 강도로 계속 해야 할까요? 근육이 적응할 때까지 살살 해야 할까요?

근육통은 근력 운동 후 겪는 일반적인 과정입니다. 통증이 심해 몸을 가누지 못할 정도가 아니라면 가벼운 강도의 타바타 운동이나 일반적인 유산소 운동을 해주어야 체내에 쌓인 젖산이 제거되어 근육통도 빨리 사라지게 됩니다.

Q 타바타는 유산소운동과 근력운동이 결합된 것이라고 하는데, 팔굽혀펴기 같은 것은 근력운동만 되는 것 아닌가요?

타바타 동작에 팔굽혀펴기와 같은 근력운동이 있지만, 이런 동작을 빠르게 진행할 경우 유산소운동으로 전환이 됩니다. 또한 근력운동을 긴 시간 해도 유산소운동이 됩니다. 예를 들어 팔굽혀펴기를 10회만 하면 근력운동에서 멈추지만, 100회를 하게 되면 근력운동에 유산소운동까지 같이 진행되는 것이라고 보시면 됩니다. 타바타 트레이닝의 경우 4분 동안 팔굽혀펴기만 해도 20초마다 빠르게 진행하는 것이기 때문에 충분히 유산소운동 효과를 볼 수 있습니다.

Q 먹을 것 다 먹으면서 하루 4분 운동으로 체중 감량 가능할까요?

타바타 운동은 단시간에 많은 열량을 소모하는 효과적인 운동이기 때문에 다른 운동에 비해 다이어트 효과도 큰 편입니다. 하지만 식이조절을 병행하지 않는다면 효과는 줄어들 수밖에 없습니다. 따라서 평상시의 운동량에 타바타 운동과 적절한 식이요법을 더한다면 체중 감량에 더 큰 효과를 볼 수 있습니다.

식이요법은 사람에 따라, 운동의 목적에 따라 달라지기 때문에 단순화시켜 설명하기 어렵지만, 가장 기본적인 것을 꼽자면 고단백과 저염식을 들 수 있습니다. 또한 지방질의 배출을 위해 적절한 식이섬유질(채소)의 섭취도 아주 중요합니다. 이런 원칙을 지킨다면 배부르게 먹으면서도 얼마든지 살을 뺄 수 있습니다.

또 한 가지 중요한 것이 지방질과 탄수화물인데, 식이요법을 할 때 이 두 가지는 꼭 피해야 한다는 인식이 많지만 좋은 지방질과 탄수화물을 섭취하면 괜찮습니다. 예를 들어 고구마, 단호박, 현미밥 등은 좋은 탄수화물이므로 이 음식 위주로 식단을 짜고 아몬드, 호두 등의 견과류에 포함된 지방질은 불포화지방으로 몸에 흡수되지 않고 배출되므로 간식으로 먹으면 좋습니다. 그리고 연어나 등푸른 생선에 포함된 지방질도 체중 감량을 도와주는 좋은 지방질이므로 고기 대신 생선 위주의 식단을 짜보세요.

Q 보통은 운동 전후와 운동 중에 물을 수시로 마시라는 사람도 있고, 물은 되도록 마시지 말라는 의견도 있는데, 타바타 운동은 휴식시간이 짧으니 도중에 마시기는 어려울 것 같습니다. 언제 물을 마셔야 효과적일까요?

많은 양의 땀을 흘리게 되면 전해질의 균형이 깨지기 때문에 운동 시작 전과 운동 후, 그리고 운동 중의 수분 섭취는 매우 중요합니다. 하지만 타바타 운동 중간, 즉 10초의 짧은 휴식시간에 수분을 섭취하기란 사실 불가능에 가깝습니다. 정말 갈증이 심할 경우에는 섭취해야 하지만 보통 단시간에 마무리 되는 운동이기 때문에 운동 후 그리고 운동 전 수분 섭취를 권해드립니다.

Q 물, 이온음료, 커피나 녹차 같은 카페인 음료 중 어떤 것이 운동 효과를 더 높여주나요?

생수는 미네랄이 풍부하기 때문에 운동 중에 틈틈이 마시면 수분 보충에 아주 좋습니다. 타바타 운동을 할 때는 운동 전후 상관없이 충분히 마실 것을 권합니다.

이온음료는 물보다 흡수가 빨라 체내 전해질을 보충해주는 음료입니다. 이런 음료는 운동 전에 섭취해주면 운동을 장시간, 보다 효과적으로 할 수 있게 만들어줍니다.

커피나 녹차에 들어 있는 카페인도 운동 전에 섭취하면 장시간 효과적으로 운동할 수 있는 몸 상태를 만들어주기 때문에 운동 전에 마시는 것이 좋습니다. 또한 카페인이 체지방 연소에 도움이 된다는 연구 결과도 있으므로, 운동 전에 적정량의 카페인 음료를 섭취하는 것은 좋습니다.

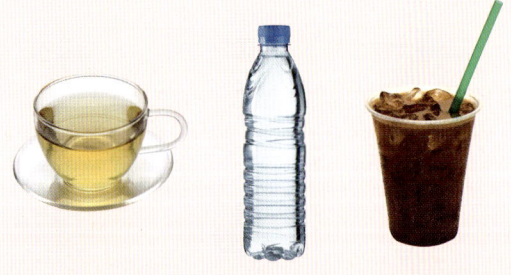

Q 운동을 할 때 땀을 흘릴 정도로 해야 효과가 좋다고 하는데, 추운 날엔 같은 양의 운동을 해도 땀이 잘 안 납니다. 이럴 때 옷을 두껍게 입어서라도 땀을 흘리는 것이 더 효과적일까요?

운동을 통해 흘리는 땀은 체내 노폐물을 배출시키는 효과가 있지만, 옷을 두껍게 입어서 흘리는 땀은 몸의 수분과 미네랄만 빠져나가게 합니다. 따라서 무조건 땀을 흘리는 것을 목표로 하는 건 옳지 않습니다. 하지만 추운 겨울에 옷을 두껍게 입어서 땀을 조금 나게 하면 관절과 근육의 온도가 올라가 부상의 위험이 줄어들고, 심박수를 높여 본격적인 운동에 들어갔을 때 대사량을 증진시켜주는 효과가 있습니다.

Q 인바디를 측정해보니 근육도 많은 편에 속하던데, 이런 여성이 타바타를 통해 근육이 늘어나면 울퉁불퉁한 몸매가 될까 두려워요.

근육을 키우는 것은 남성호르몬의 영향을 받기 때문에 여성의 경우 아무리 심하게 운동을 해도 남성처럼 근육 성장이 이루어지지 않습니다. 일부러 남성호르몬 주사를 맞지 않는 이상 울퉁불퉁한 근육질 몸매가 될 일은 없으니, 마음껏 타바타 운동을 해도 됩니다.

Q 살을 빼면 가슴도 작아지는 것이 고민인데, 가슴살은 되도록 안 빠지게 하고 오히려 업시키거나 탄력 있게 가꾸려면 어떤 타바타 운동을 해야 할까요?

여성의 가슴은 대부분 지방으로 이루어져 있기 때문에 체중과 체지방이 급격히 빠지면 당연히 가슴의 지방이 빠지면서 가슴 사이즈도 작아질 수 있습니다. 살을 빼면서도 가슴의 볼륨은 지키고 싶다면 타바타 동작 중 상체의 힘을 이용한 전신운동을 하는 것이 효과적입니다. 상체 숙여 팔로 걷기(64쪽)나 무릎 대고 팔굽혀펴기(62쪽) 등의 동작으로 자신에게 맞는 타바타 프로그램을 설계해보세요.

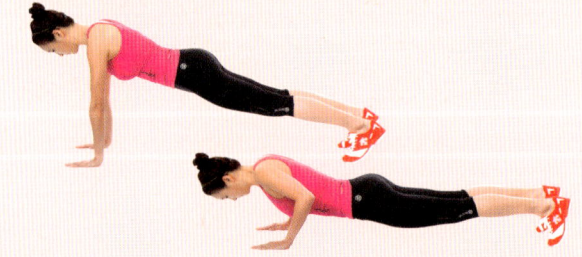

TABATA Q&A

Q 집에서 타바타 운동을 할 때 준비해야 할 것들이 있을까요?

짐이 아닌 집 안에서 운동을 할 때는 보통 맨바닥에서 하게 되는데, 무릎이나 다리에 무리가 갈 수도 있으므로 충격을 흡수할 수 있는 러닝화를 신는 것이 좋습니다. 요가매트 같은 것을 깔고 하는 것도 좋은 방법입니다. 그 외 상체 운동을 할 때 500㎖ 생수병을 들거나 자신에게 맞는 무게의 아령을 준비해서 이용하는 것도 좋습니다.

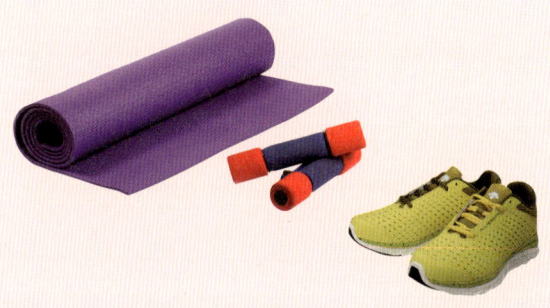

Q 타바타 운동을 하다보면 5세트 이후부터는 힘이 빠지고 속도도 현저히 떨어집니다. 1세트 때의 강도를 유지하는 게 불가능한 체력이라면 힘이 빠지는 시점부터는 저강도로 해도 효과가 있을까요?

낮은 강도로 끝까지 실시하셔도 운동 효과는 있습니다. 타바타는 전신 고강도 트레이닝이므로 속도와 근력을 끝까지 유지한다면 좋겠지만, 그것이 힘들다면 본인의 체력과 능력을 고려해 프로그램을 다시 설계하면 됩니다. 5세트 이후 급격한 체력 저하로 운동을 계속 하기 어렵다면 초급 프로그램 위주로 단계를 낮추어 설계한 뒤, 여러 번 숙달 훈련을 통해 심폐지구력을 기르고 다음 단계로 넘어가는 것이 좋습니다.

Q 여성의 경우 생리 기간에 고강도 운동인 타바타를 해도 괜찮을까요? 보통 생리 기간에는 허리 통증도 있고, 생리통도 있는데 그것을 운동으로 풀어주는 게 좋은가요?

적당한 강도의 유산소운동이나 가벼운 운동은 몸에 엔도르핀이라는 호르몬을 분비시켜 통증을 잊게 해주는 효과가 있습니다. 그 외에도 생리통이 심하지 않은 경우라면 보통 가벼운 강도로 운동을 하셔도 크게 무리는 없습니다.

Q 운동을 해서 근력을 키우고 싶긴 한데, 살이 빠지는 건 원치 않는 사람에게도 타바타 운동이 효과가 있을까요? 이런 목적으로 하려면 어떤 프로그램을 하는 게 좋을지 간단한 타바타 운동을 알려주세요.

단시간에 많은 양의 칼로리를 소모하는 타바타 운동은 다이어트에 효과적이지만, 전신 근력을 키우는 데에도 효과적입니다. 따라서 근력운동이 많이 포함된 타바타 운동으로 조합해서 실행하면, 근육의 양과 질을 모두 늘려주는 효과를 볼 수 있습니다

예를 들어 여성의 경우 무릎 대고 팔굽혀펴기(62쪽)+다리 교차하며 런지하기(40쪽)+누워서 상체 일으켜 팔 뻗기(60쪽)의 3개 동작을 8세트로 4분 하면 좋습니다.

남성의 경우 팔굽혀펴기(70쪽)+양팔로 원 그리며 스쿼트하기(44쪽)+상체 일으켜 비틀며 팔꿈치 무릎 교차하기(90쪽)의 3개 동작을 8세트로 4분 운동하길 권합니다.

웜업 &
준비 스트레칭

아무리 간단한 동작이라도 운동을 하기 전에는 반드시 웜업과 스트레칭을 해주어야 한다. 아무런 준비 없이 급작스레 운동을 하게 되면 심박수가 뛰면서 혈압이 증가하고 호흡 순환계, 자율신경계에 급격한 변화가 와서 위험할 수 있다. 특히 타바타 트레이닝은 짧은 시간에 많은 근육을 사용하는 고강도 운동이기 때문에 웜업과 스트레칭이 꼭 필요하다.

웜업(Warm up, 준비운동)은 말 그대로 운동 전에 체온을 1도 정도 높여주어 관절이나 근육을 부드럽게 만들어주며, 스트레칭은 근육을 평상시보다 10% 정도 늘여서 운동 동작 중 관절의 움직임을 원활하게 해주고 유연성을 유지할 수 있게 해 부상을 막아준다.

웜업을 하게 되면 근육의 온도가 상승하는데, 이렇게 온도가 올라간 근육은 더욱 강하게 수축하고 이완하기 때문에 운동 중 속도와 힘을 상승시키는 역할을 한다. 또한 본격적인 운동에 들어갔을 때 대사량을 높여 칼로리 소모량을 늘려주는 효과도 있다.

즉, 웜업으로 근육의 온도를 높여준 뒤 스트레칭으로 근육을 충분히 늘여주고 운동을 해야 부상도 막고, 운동 효과도 훨씬 높일 수 있다. 스트레칭만으로는 체온 상승이 원활하지 않고 신진대사 증가량도 측정할 수 없기 때문에 체온을 올려줄 웜업 동작이 필요한 것이다. 따라서 ==웜업이 거창할 필요는 없으며, 제자리 뛰기 동작을 가볍게 5분 정도 해주거나 누워서 자전거 타기 등을 통해 몸에 열을 내주면 된다.==

웜업 이후에 하는 스트레칭 동작은 심장과 먼 부위부터 시작해 점점 심장 가까운 곳으로 진행해야 하며, 강도가 낮은 동작부터 강한 동작으로 옮겨가면서 곧 사용할 근육을 활성화시켜야 한다. 각 동작별로 약 20초 동안, 총 5분 내외면 충분하다.

웜업 & 준비 스트레칭의 효과

* 관절의 가동 범위를 넓게 만들어준다

관절의 가동 범위가 늘어나면 주변 근육이 이완되면서 다양한 동작을 무리 없이 소화시킬 수 있을 뿐 아니라 부상 위험에서도 벗어날 수 있다.

* 운동의 효과를 극대화해준다

준비운동을 통해 혈액의 온도가 상승하면 더 많은 양의 산소가 근육으로 공급된다. 그리고 산소를 공급받은 근육은 더 많은 힘을 쓸 수 있기 때문에 똑같은 운동을 해도 훨씬 큰 효과를 얻을 수 있다.

준비 스트레칭 » 01   손목 & 발목 돌리기

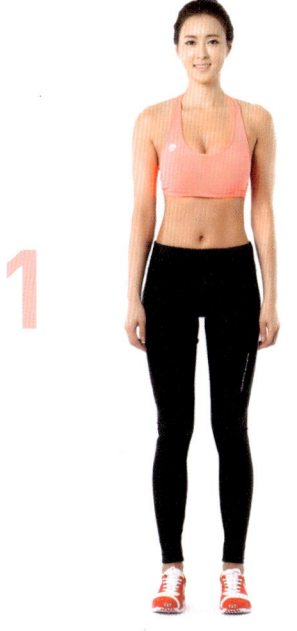
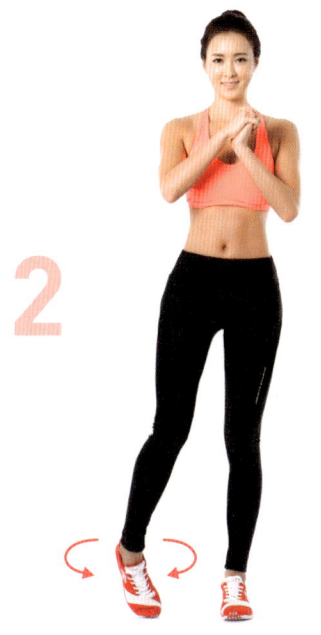
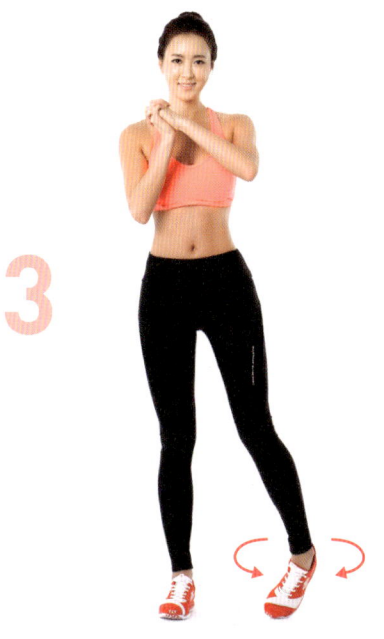

1 다리를 골반 너비로 벌리고 바르게 선다.

2 깍지 낀 손을 물결 치듯 동작하며 풀어준다. 동시에 오른쪽 발목을 안쪽 방향으로 돌린다. 약 10초 동안 한 뒤 반대 방향으로 10초 동안 돌린다.

3 손목 풀기를 계속하면서 왼쪽 발목도 동일한 방법으로 약 10초 동안 돌린다. 반대방향으로 10초 동안 돌린다.

준비 스트레칭 » 02   무릎 돌리기

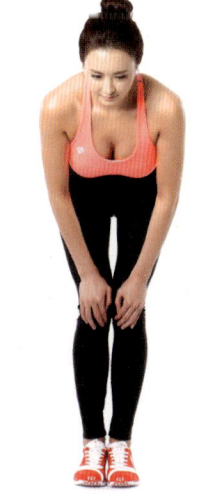
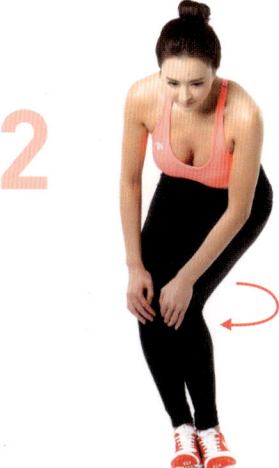
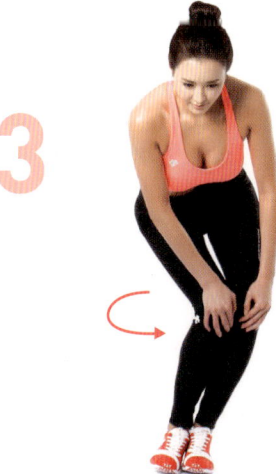

1 양발을 모으고 상체를 살짝 숙인 자세에서 양손을 무릎에 얹는다.

2 오른쪽 방향으로 원을 그리듯 약 10초간 무릎을 돌려준다.

3 왼쪽 방향도 같은 방법으로 약 10초간 부드럽게 돌려준다.

준비 스트레칭 » 03　골반 돌리기

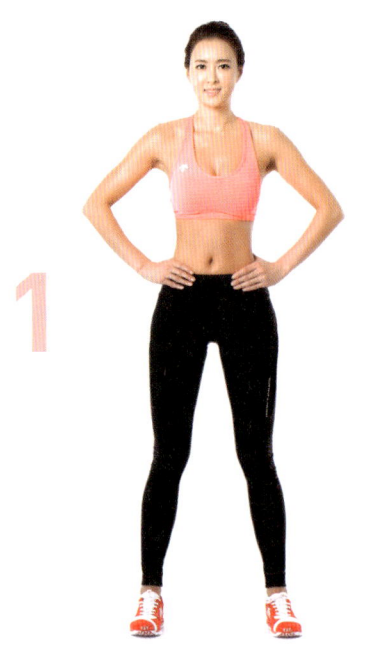
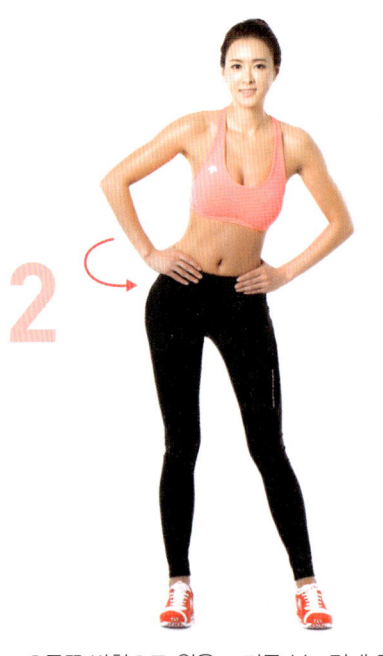
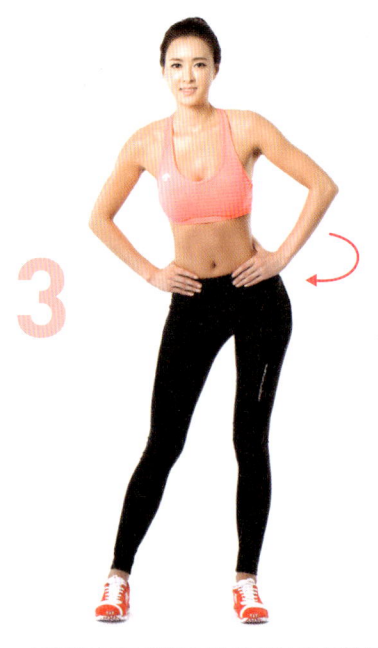

1 다리를 어깨너비로 벌리고 양손은 허리에 가볍게 얹는다.

2 오른쪽 방향으로 원을 그리듯 부드럽게 골반을 돌린다. 약 10초 동안 한다.

3 방향을 바꿔 왼쪽으로 약 10초간 골반을 부드럽게 돌려준다.

준비 스트레칭 » 04　다리 벌려 앉아 상체 틀기

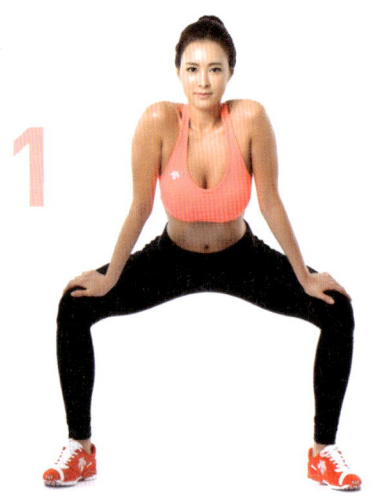
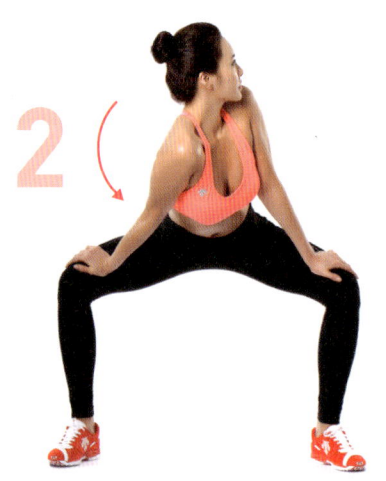
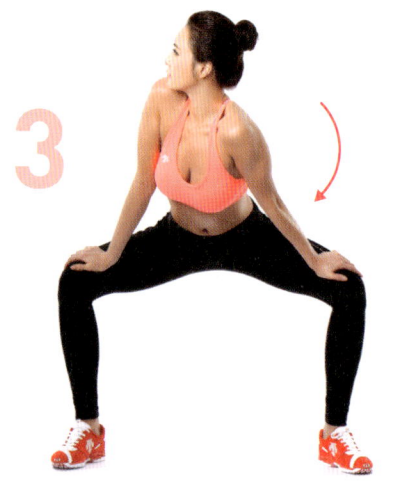

1 다리를 어깨너비의 두 배 간격으로 벌리고, 양손은 상체를 지탱하듯이 무릎 위 허벅지 안쪽을 잡은 뒤 앉는다.

2 상체를 오른쪽으로 틀며 왼쪽 허벅지가 늘어나는 느낌이 들 때까지 10초간 스트레칭 한다.

3 같은 방법으로 왼쪽으로 틀어 10초간 스트레칭 한다. 번갈아가며 약 20초 동안 한다.

| 준비 스트레칭 » 05 | 상체 숙여 바닥 닿기 |

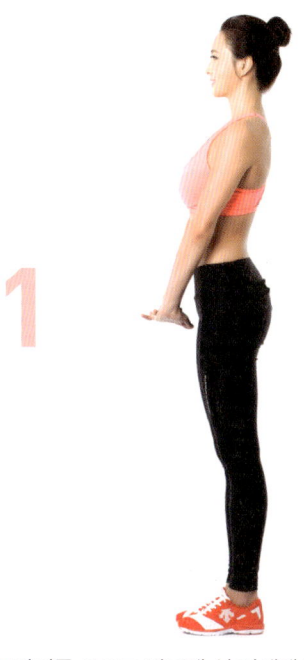

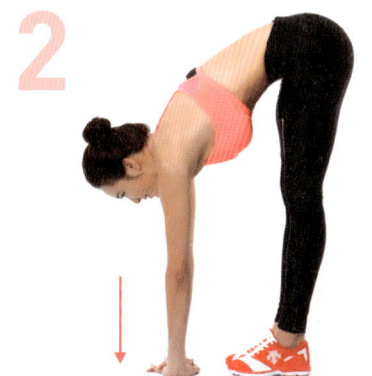

1 다리를 모으고 바르게 선 자세에서 양손을 깍지 껴 가운데 모은다.

2 상체를 천천히 접으며 손바닥이 바닥을 향하도록 숙인다. 약 10~20초간 유지한다.

| 준비 스트레칭 » 06 | 상체 뒤로 젖히기 |

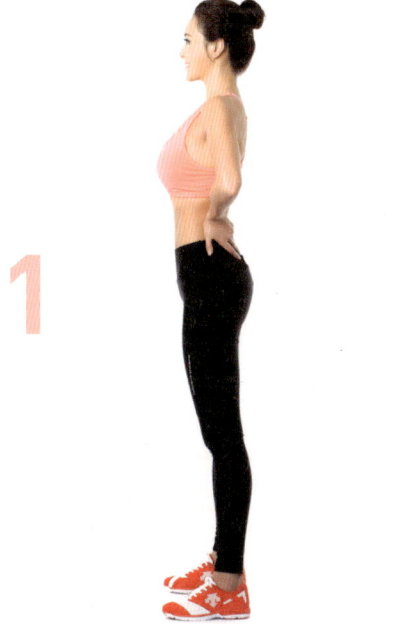

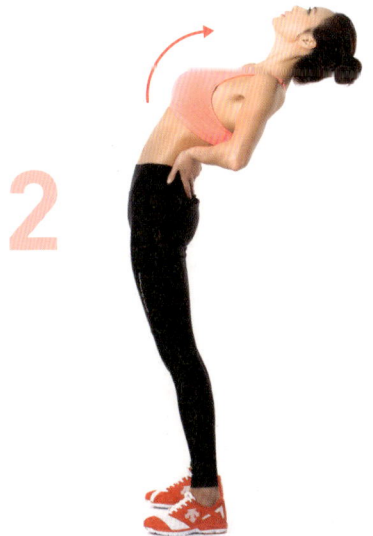

1 다리를 어깨너비 정도로 벌리고 서서 두 손으로 허리를 받친다.

2 양손으로 허리를 지탱하며 상체를 천천히 뒤로 젖힌다. 이 자세를 약 10초간 유지한다.

| 준비 스트레칭 » 07 | 상체 숙여 손발 터치하기 |

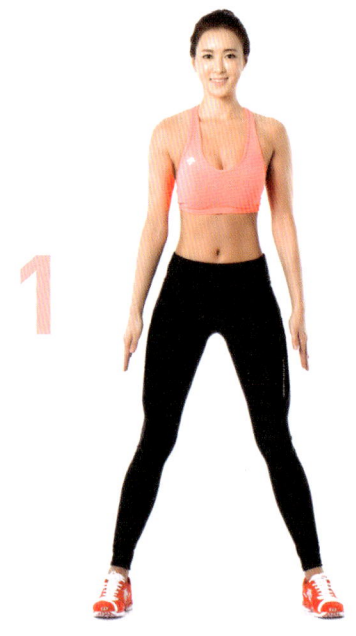
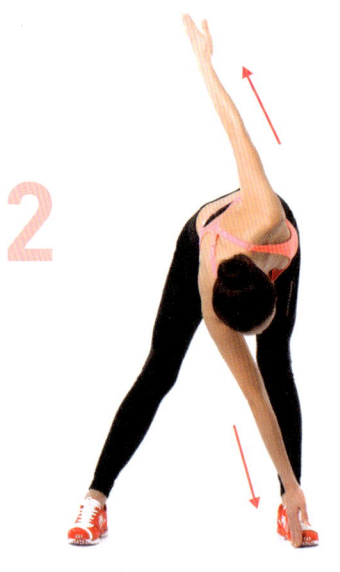
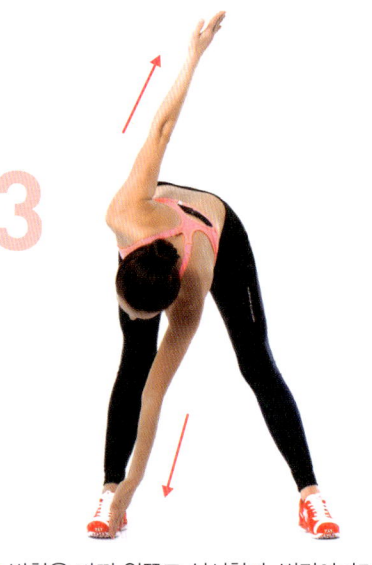

1 다리를 어깨너비의 두 배 정도 되게 벌리고 팔은 허벅지 바깥쪽으로 곧게 편다.

2 상체를 접어 오른손 끝이 왼쪽 발끝을 향하게 하고, 왼팔은 뒤쪽을 향해 위로 뻗는다.

3 방향을 바꿔 왼쪽도 실시한다. 번갈아가며 약 10~20초 동안 한다.

| 준비 스트레칭 » 08 | 팔꿈치 당기기 |

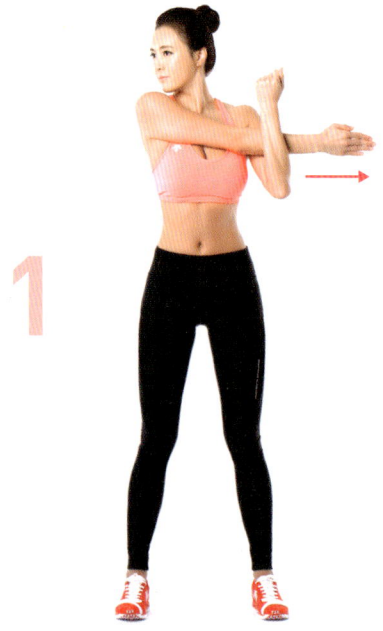
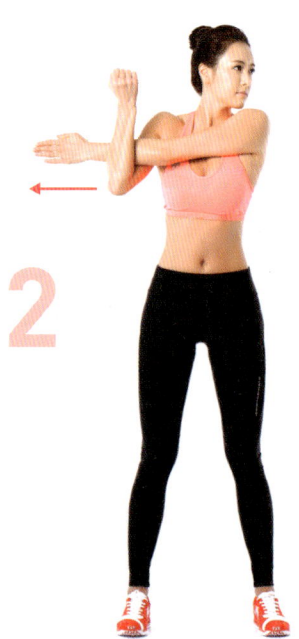

1 다리를 어깨너비로 벌리고 선 자세에서 왼쪽 팔로 오른쪽 팔을 잡아 안쪽으로 약 10초간 당겨준다.

2 방향을 바꿔 오른쪽 팔로 왼쪽 팔을 잡아 안쪽으로 약 10초간 당겨준다.

| 준비 스트레칭 » 09 | 어깨 돌리기 |

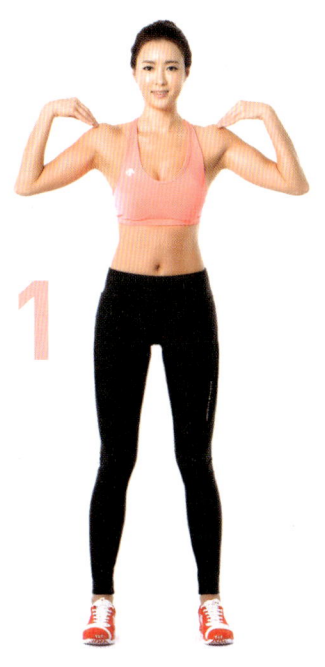 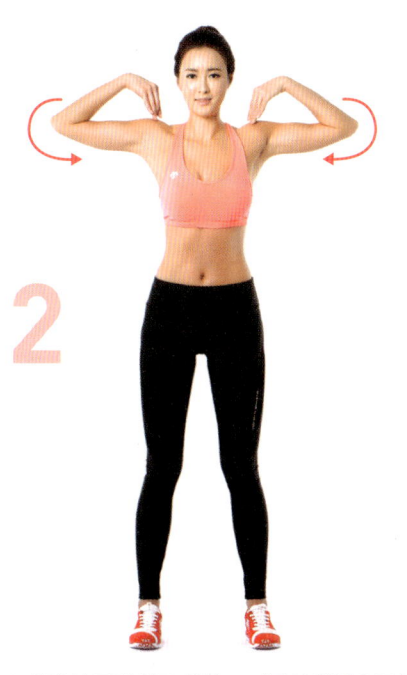 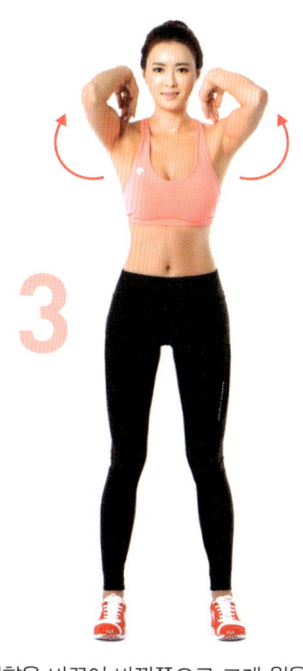

1 다리를 어깨너비로 벌리고 서서 양손을 어깨 위에 가볍게 얹는다.

2 양쪽의 팔꿈치로 원을 그리듯이 안쪽으로 천천히 돌려 약 10초간 어깨를 풀어준다.

3 방향을 바꾸어 바깥쪽으로 크게 원을 그리듯 팔꿈치를 돌려 약 10초간 어깨를 풀어준다.

| 준비 스트레칭 » 10 | 목 늘이기 |

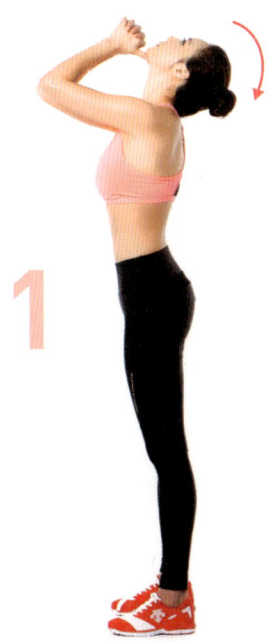 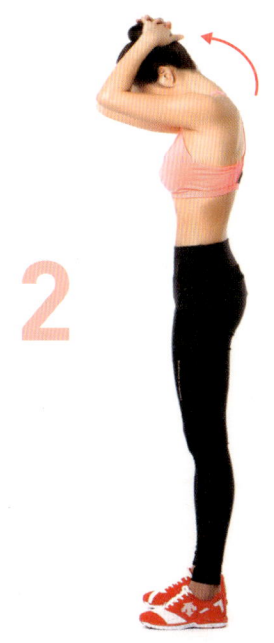 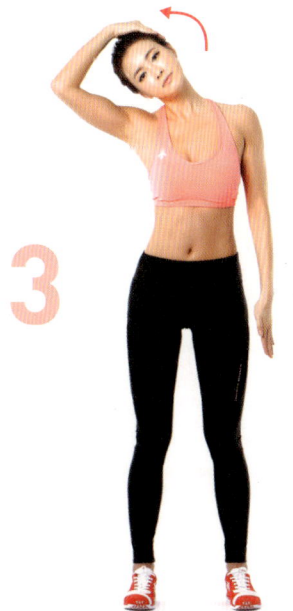 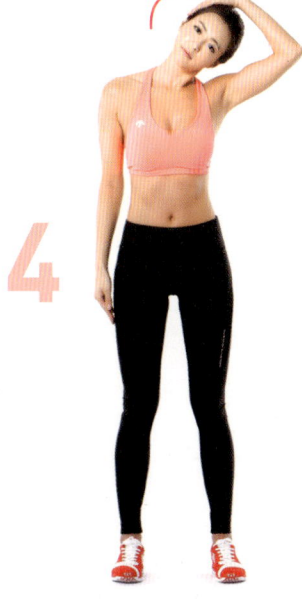

1 바르게 선 자세에서 깍지 낀 손을 턱 아래에 고정시킨 후 목을 뒤로 천천히 젖힌다. 이 자세를 약 10초간 유지한다.

2 깍지 낀 손으로 뒤통수를 잡은 뒤 목 뒷덜미가 늘어나는 느낌으로 턱이 가슴 쪽을 향하게 약 10초간 지긋이 당긴다.

3 오른손으로 왼쪽 귀 위쪽을 감싼 뒤 머리를 오른쪽으로 약 10초간 지긋이 당긴다.

4 방향을 바꾸어 왼쪽으로 약 10초간 당긴다.

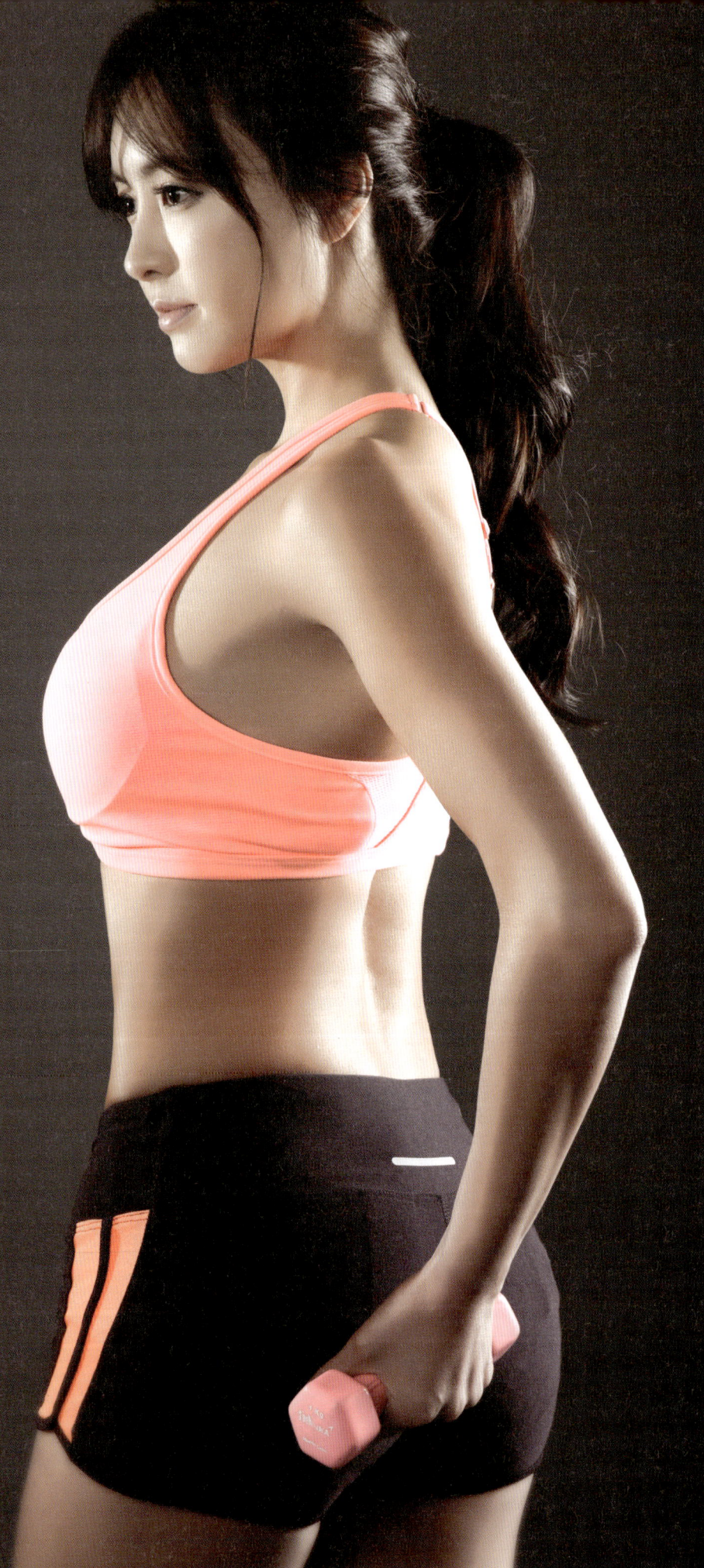

PART 02

초급자를 위한
타바타 동작 10

TABATA training

손뼉 치며 다리 옆으로 올리기

다리 들어 손뼉 치기

다리 들어 상체 접기

누워서 다리와 상체 들어 손뼉 치기

다리 교차하며 런지하기

제자리 뛰기

양팔로 원 그리며 스쿼트하기

팔꿈치 무릎 교차하기

스쿼트 후 팔꿈치 무릎 옆으로 교차하기

다리 넓게 벌려 앉고 팔 들어 올리기

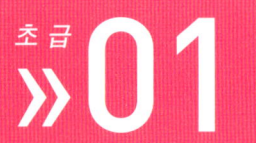 ## 손뼉 치며 다리 옆으로 올리기

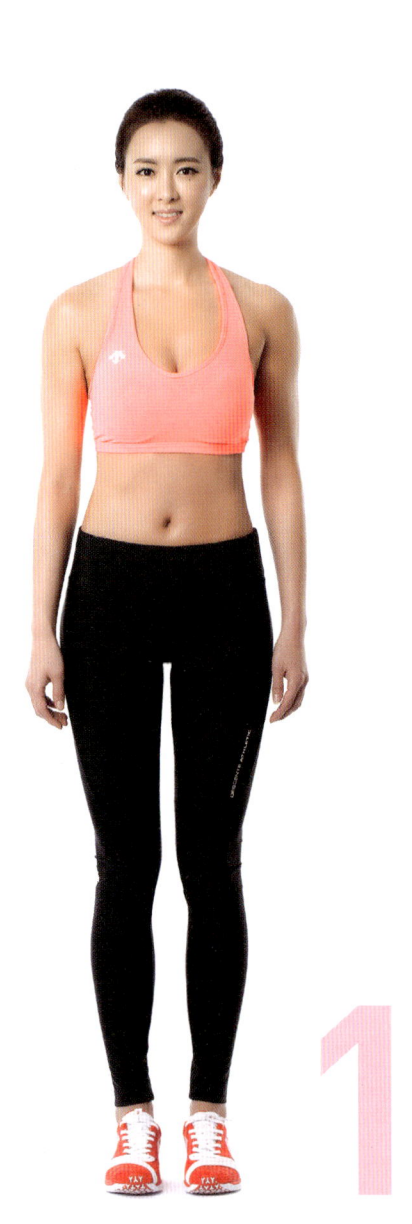

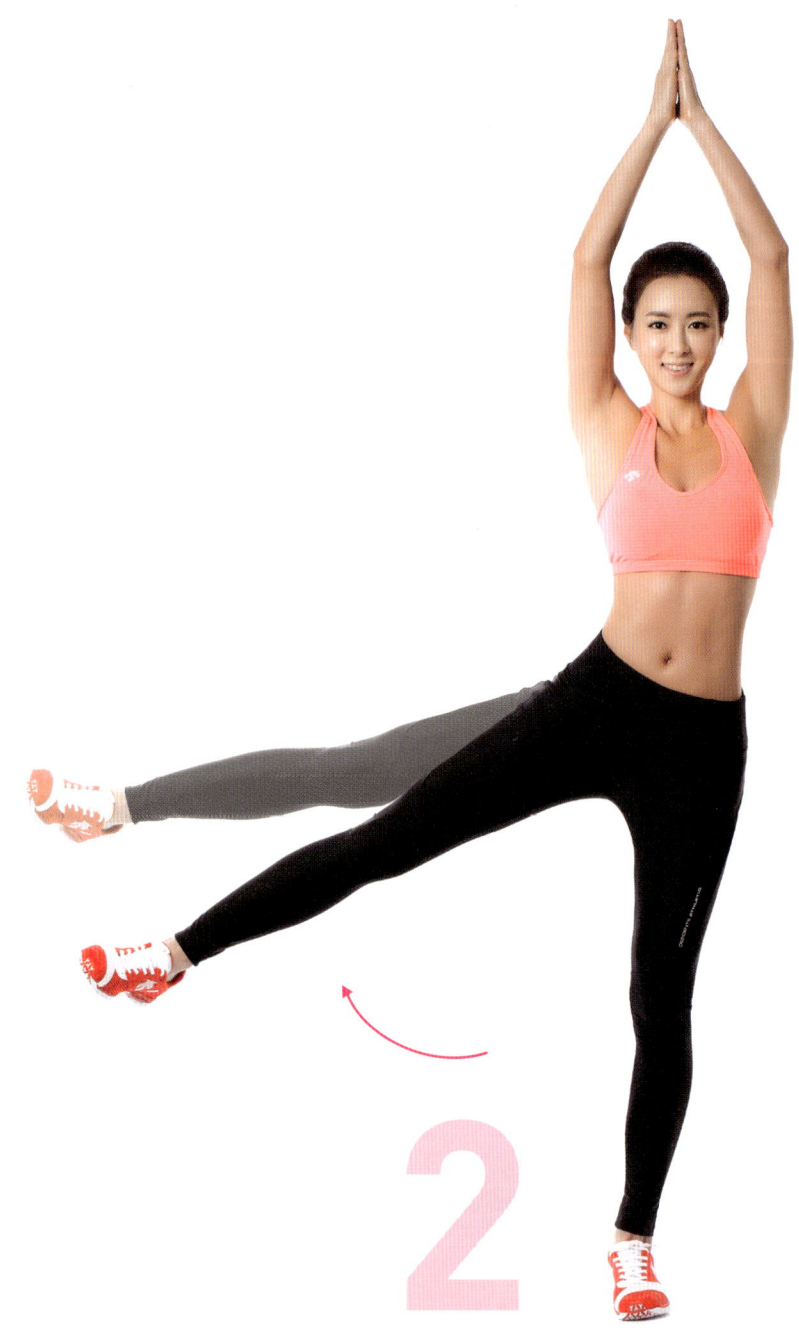

1 차려 자세로 곧게 선다. 양발을 살짝 벌리고 두 팔은 허벅지 바깥쪽에 닿도록 자연스럽게 내리며, 허리를 곧게 펴야 바른 자세가 된다.

2 머리 위로 팔을 쭉 뻗어 양손을 맞닿게 하는 동시에 오른쪽 다리를 옆으로 최대한 높이 뻗는다. 팔, 허벅지 안쪽과 바깥쪽 근육에 긴장이 느껴지도록 하는 것이 포인트.

차려 자세에서 머리 위로 팔을 쭉 뻗어 손뼉을 치는 동시에 양쪽 다리를 번갈아 바깥쪽으로 쭉 뻗어주는 단순한 동작이지만, 늘어지기 쉬운 팔 근육과 허벅지 근육을 동시에 단련할 수 있는 운동이다. 자세가 흐트러지지 않도록 주의하면서 최대한 빠르게 20초 동안 반복한다.

운동 부위	20초 동안 운동 횟수
팔	1세트
허벅지	9~10회

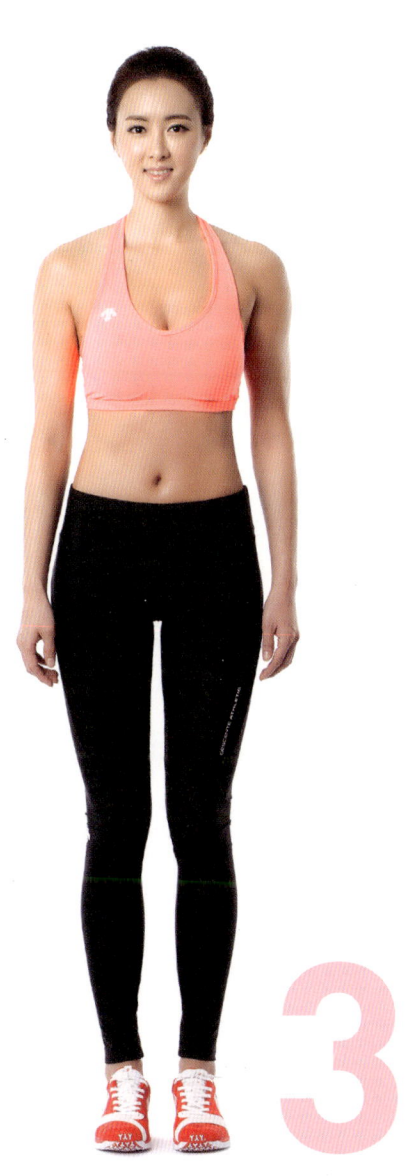

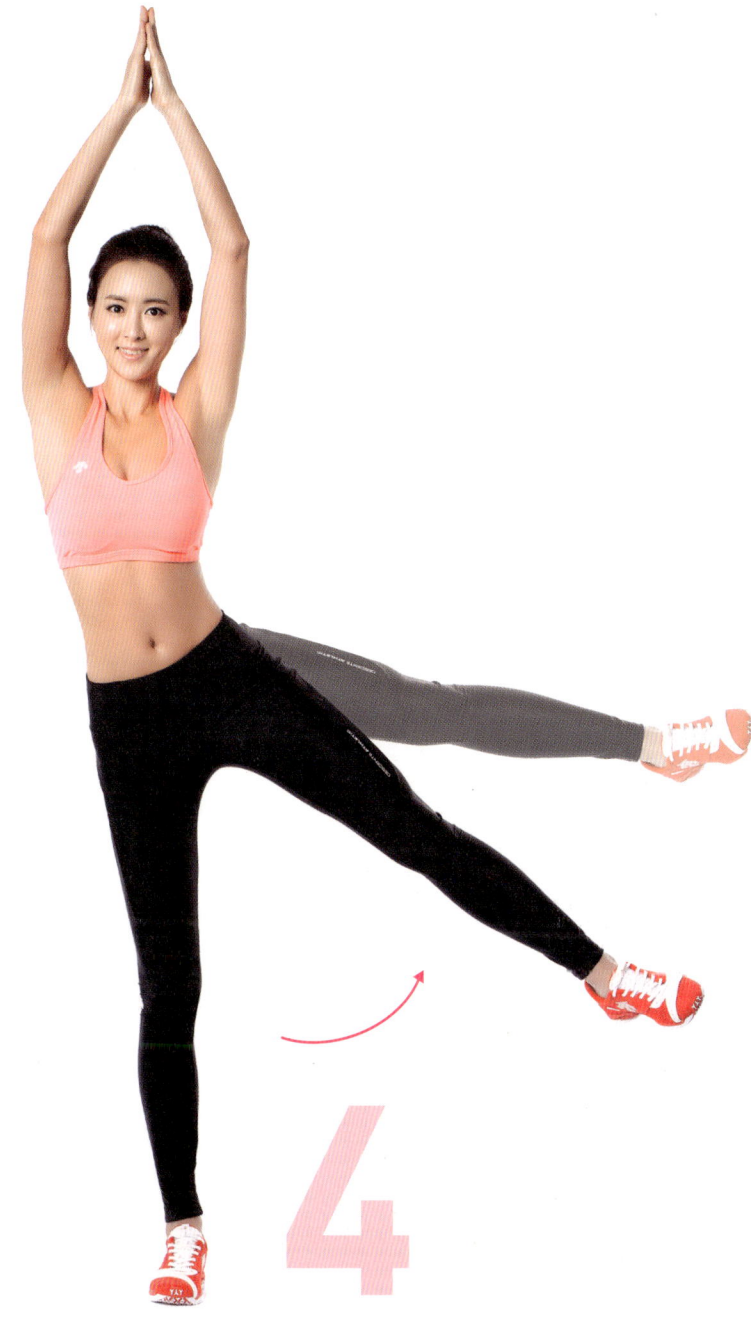

3 두 팔과 오른쪽 다리를 내려 처음의 자세로 돌아온다.

4 다시 양팔을 머리 위로 뻗어 손뼉을 치면서 왼쪽 다리를 옆으로 최대한 높이 뻗는다. 정확한 자세로 최대한 빠르게 20초간 반복한다.

초급 »02 다리 들어 손뼉 치기

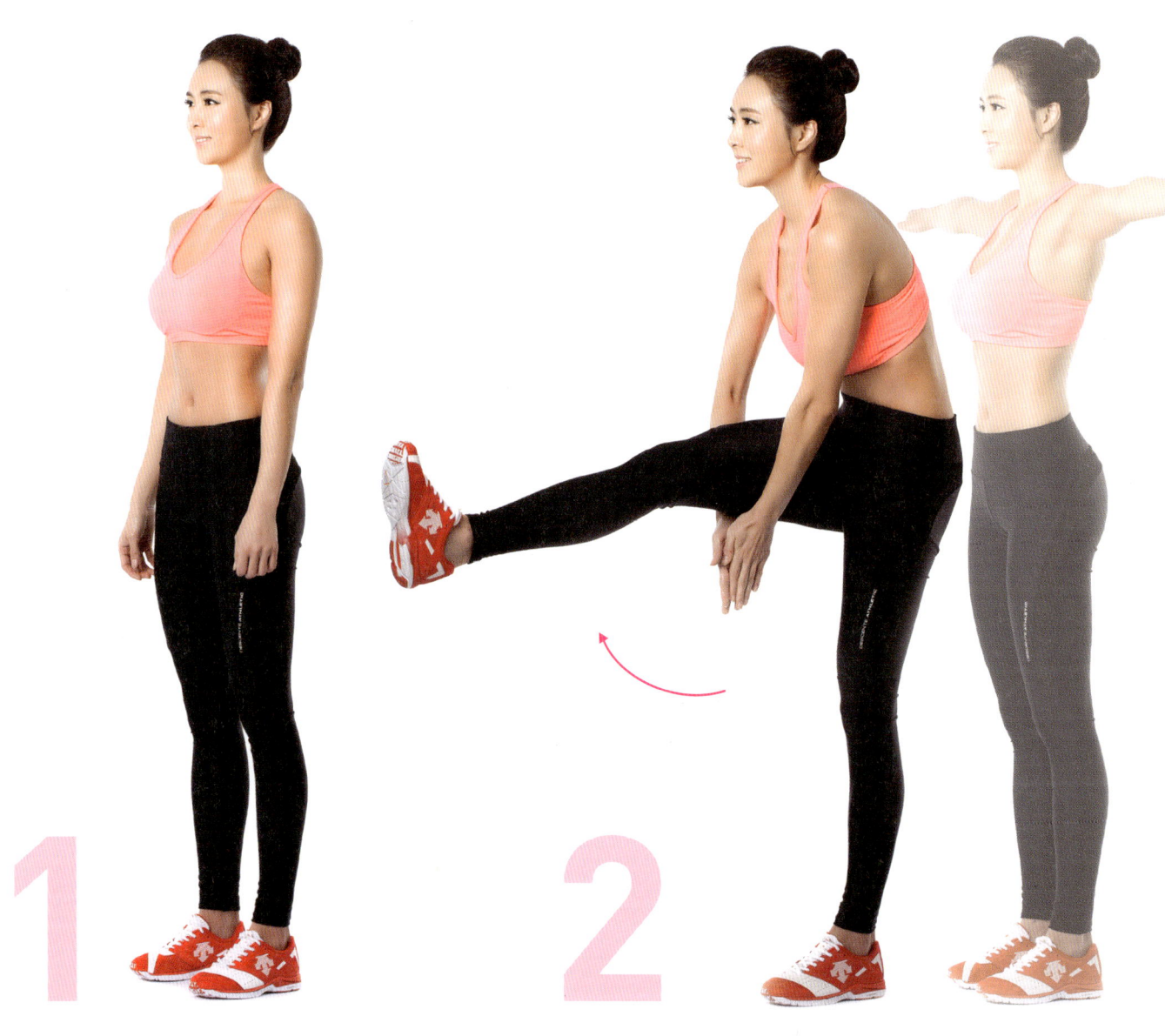

1 등이 굽지 않게 허리를 곧게 편 자세에서 양발은 골반 너비의 절반 정도로 벌려 선다.

2 차려 자세에서 두 팔을 어깨 높이로 올렸다가 오른쪽 다리를 앞으로 쭉 뻗으며 두 팔을 허벅지 아래로 내려 손뼉 치듯 맞붙게 한다. 이때 다리를 최대한 높이 올린다.

양팔과 양다리를 동시에 사용하는 전신 운동으로, 상·하체의 근력과 유연성을 필요로 한다. 다리를 들어 올릴 때 상체를 과도하게 숙이지 않게 주의해야 하며, 다리의 높이는 높을수록 좋지만 너무 무리하는 것보다는 본인의 유연성에 따라 조절하는 것이 좋다.

운동 부위	20초 동안 운동 횟수
팔 허벅지 배	1세트 9~10회

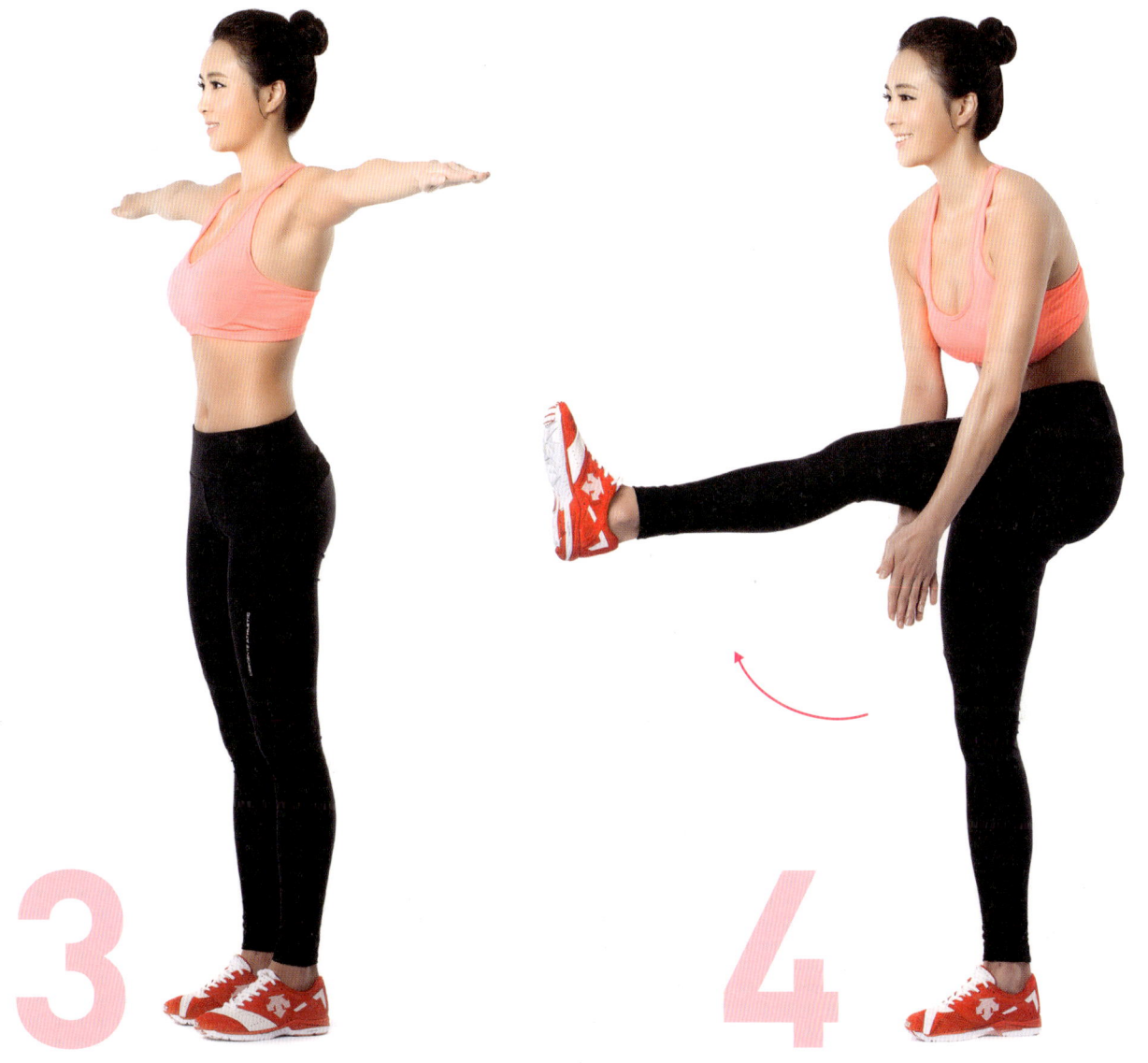

3 앞으로 뻗었던 다리는 처음 자세대로 내려주고, 양 팔은 들어 올려 어깨와 수평이 되게 양쪽으로 벌려 준다.

4 왼쪽 다리를 올리면서 손뼉을 마주친다. 정확한 자세로 최대한 빠르게 20초간 반복한다.

주의! 동작을 할 때 다리를 최대한 올려서 뻗지 않으면 상체가 숙여지기 때문에 원하는 운동 효과를 얻을 수 없다. 무릎이 구부러지지 않도록, 상체가 숙여지지 않도록 주의한다.

초급 03 다리 들어 상체 접기

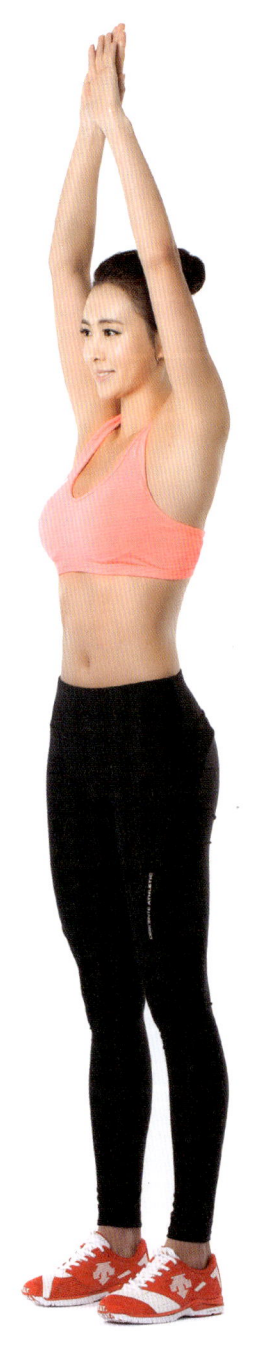

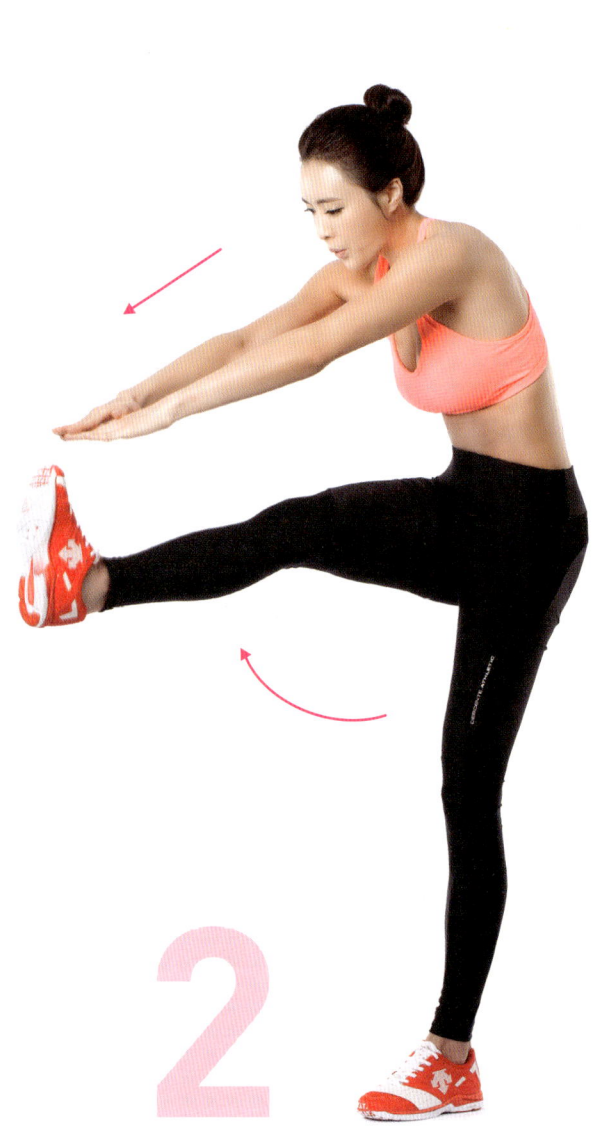

1 발은 골반 너비로 벌리고 팔은 머리 위로 뻗어 양손을 포갠다. 양쪽 팔이 귀에 닿는 기분으로 쭉 뻗어주면 등과 허리도 곧게 편 자세가 된다.

2 오른쪽 다리를 90도 정도 각도로 쭉 뻗어주고, 동시에 상체를 숙이면서 손끝을 내려 발끝에 닿게 한다. 다리를 최대한 높이 차올리는 것이 포인트.

몸의 균형 감각과 코어 근육(몸을 바로 세우는 중심 부위인 골반부에 위치하는 근육으로, 척추를 둘러싼 크고 작은 허리 근육과 복부·엉덩이·골반·허벅지 근육 등)을 쓰는 전신 운동이다. 상체와 하체를 모아줄 때 허리와 복근, 즉 코어에 힘을 주면서 하면 더 효과적이다. 각자 유연성에 따라 손끝이 발끝에 닿지 않을 수도 있지만, 닿는다는 느낌으로 운동하는 것이 포인트!

운동 부위	20초 동안 운동 횟수
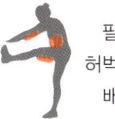 팔 허벅지 배	1세트 8~10회

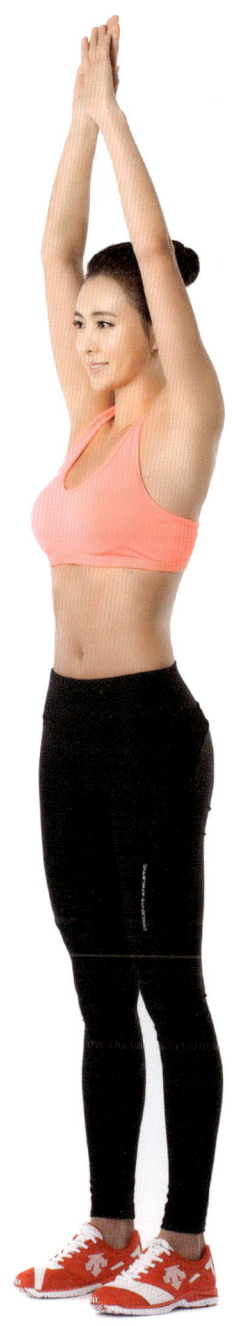

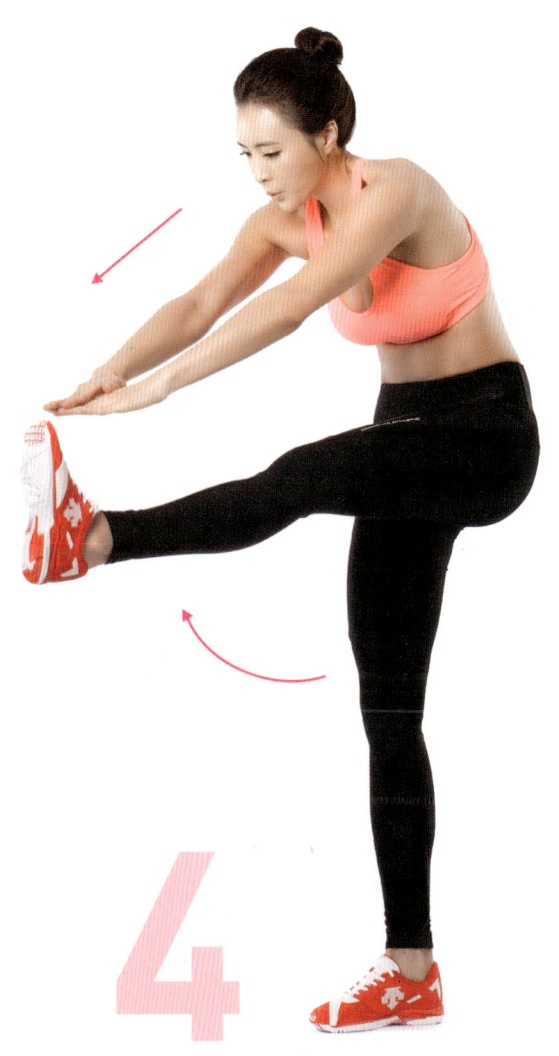

3 처음 자세로 돌아온다.

4 왼쪽 다리를 차올리며 손끝으로 터치한다. 정확한 자세로 최대한 빠르게 20초간 반복한다.

주의! 다리를 뻗을 때는 무릎을 최대한 반듯하게 펴야 하며, 배에 힘을 주어 긴장을 유지한다.

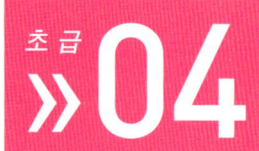

누워서 다리와 상체 들어 손뼉 치기

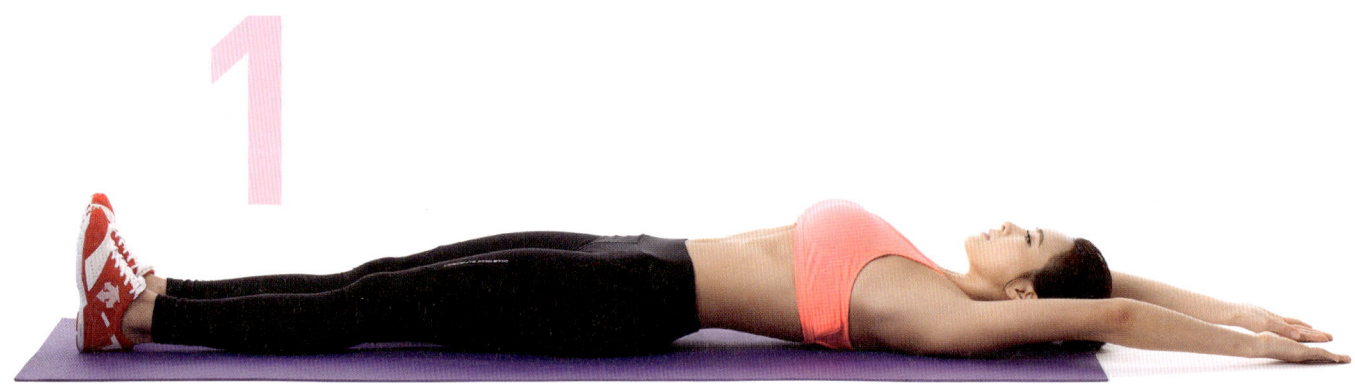

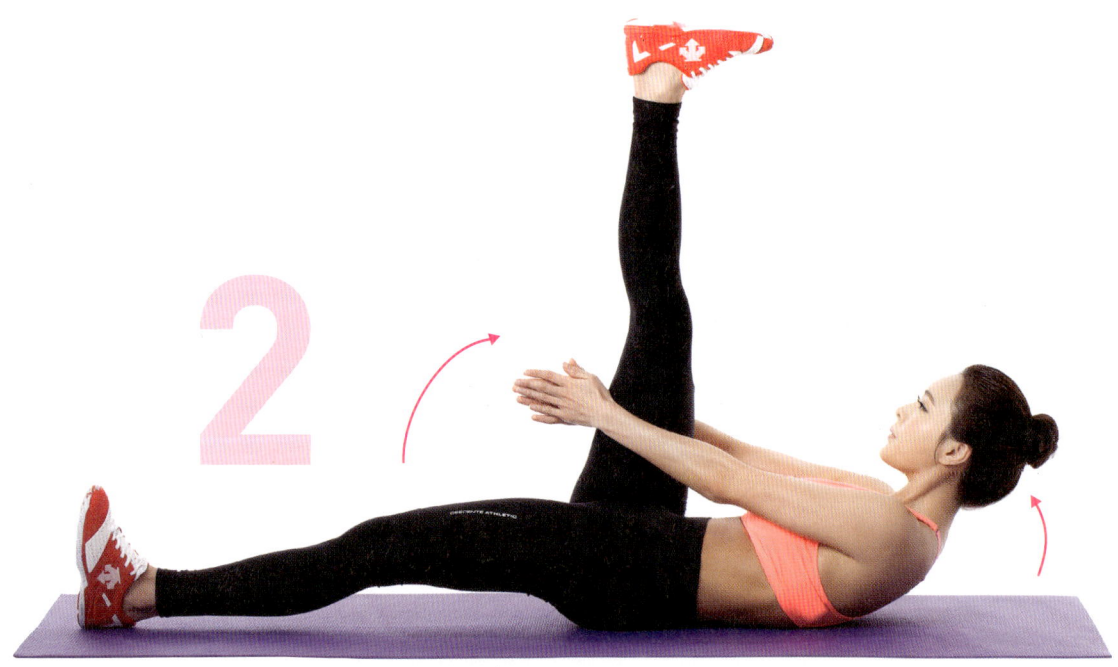

1 등을 곧게 펴고 바닥에 눕는다. 두 발은 가지런히 모으고 양팔은 머리 위로 수평이 되게 뻗는다.

2 다리를 최대한 위로 들어 올리면서 그 반동으로 상체를 살짝 들어 허벅지 밑으로 두 손바닥이 마주 닿도록 한다.

코어와 허벅지 근육을 강화할 수 있는 운동으로, 동작을 빠르게 하기보다는 다리를 들어 올려 박수를 치는 동작에서 코어에 힘을 충분히 준 다음 천천히 내려주는 것이 좋다. 상체를 들 때에 목 부분에 힘이 들어가지 않도록 신경 쓴다.

운동 부위	20초 동안 운동 횟수
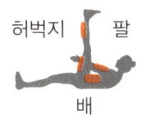 허벅지 / 팔 / 배	1세트 6~10회

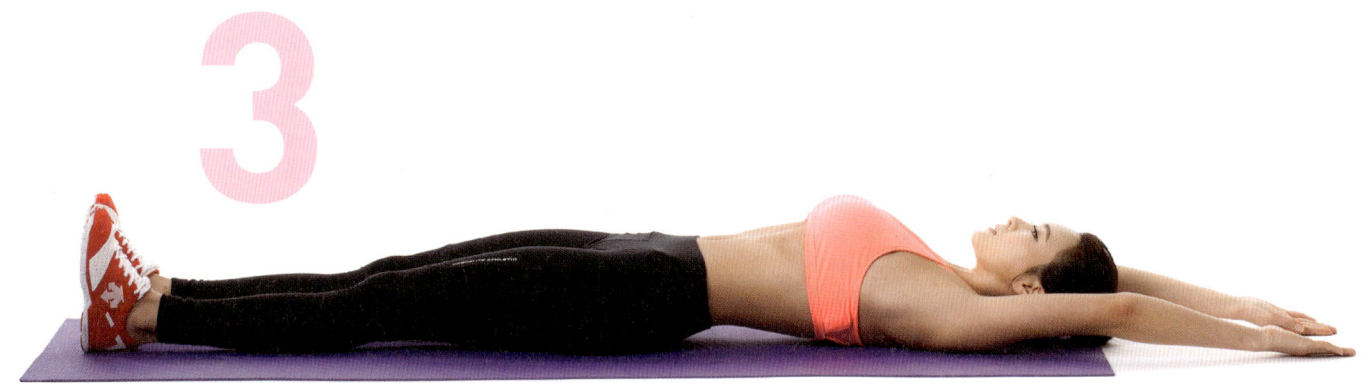

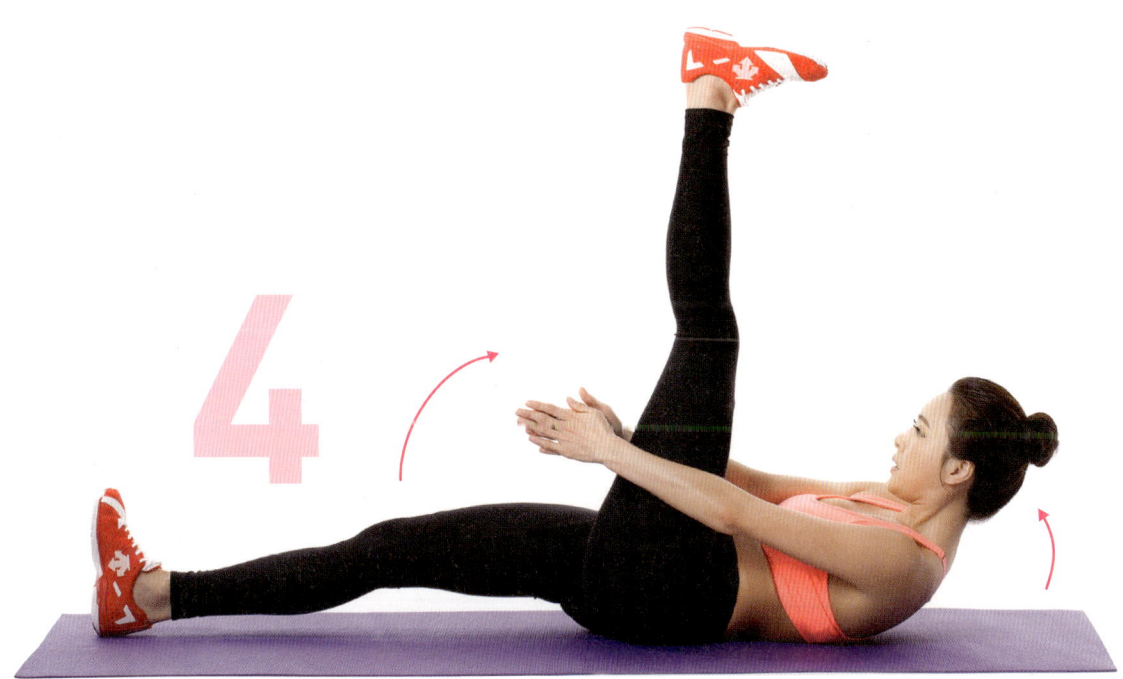

3 다시 처음의 자세로 돌아온다.

4 같은 방법으로 왼쪽 다리를 뻗는다. 정확한 자세로 최대한 빠르게 20초간 반복한다.

주의! 다리를 뻗을 때 무릎이 너무 구부러지지 않게 주의한다. 상체를 들 때는 근육의 긴장이 느껴지도록 배에 힘을 주어야 한다.

초급 05 다리 교차하며 런지하기

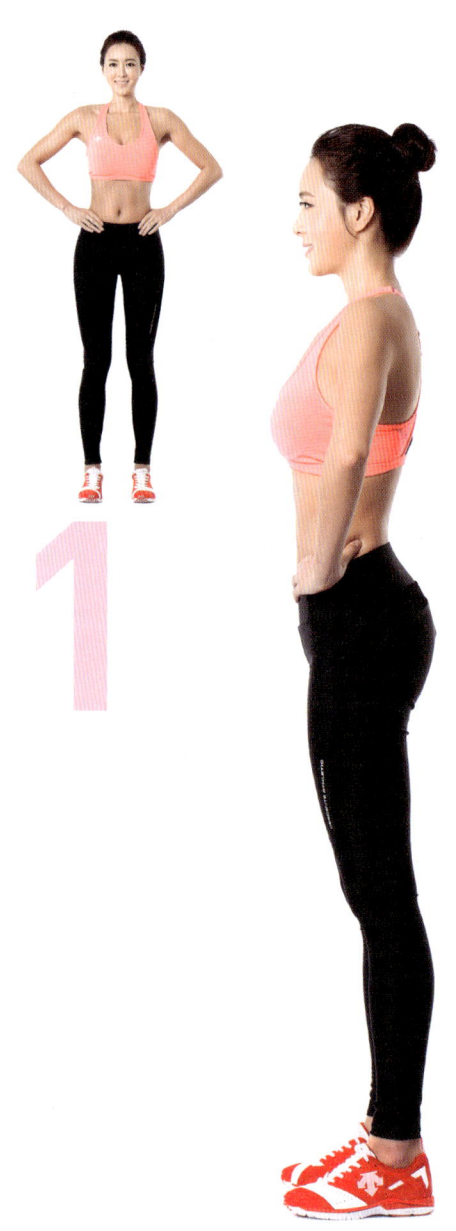
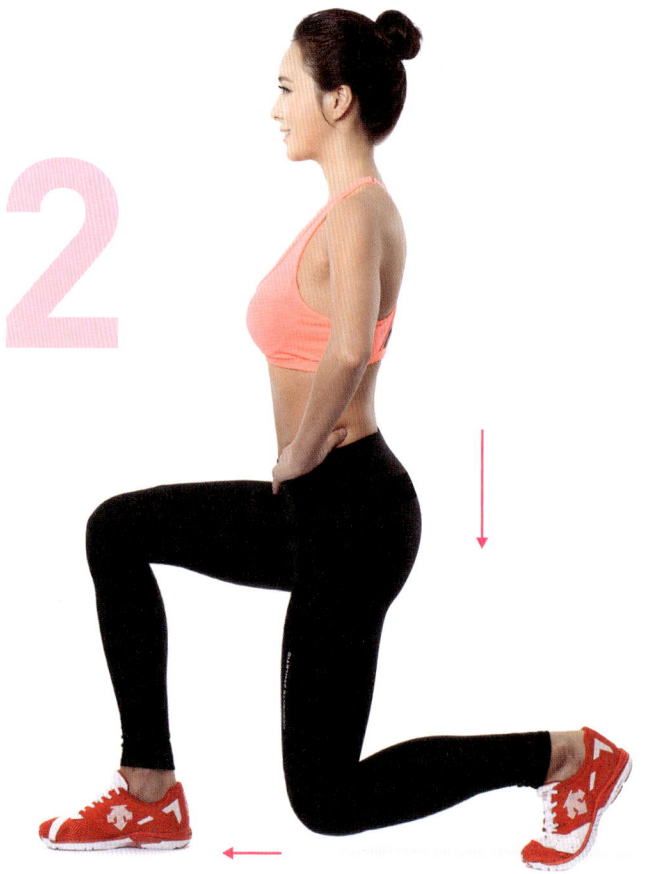

1 다리를 골반 너비로 벌리고 손은 허리에 얹은 자세로 반듯하게 선다.

2 오른쪽 발을 앞으로 크게 내딛으면서 무릎이 허벅지와 수평이 되도록 구부린다. 이때 상체는 곧게 세운 자세를 유지해야 하며, 왼쪽 무릎은 바닥에 닿기 직전까지 L자로 구부린다. 왼발 뒤꿈치는 자연스럽게 들어주면 된다.

'워킹 런지'라고도 불리는 대표적인 하체&코어 운동. 허벅지 앞과 힙에 강한 자극을 주어 하체의 지방을 태워주기 때문에 힙 라인을 예쁘게 가꿀 수 있다. 다리를 앞뒤로 움직이긴 하지만 앞뒤로 작용하는 운동이 아닌 상하 운동이므로 바른 자세를 유지하는 것이 중요하다.

운동 부위	20초 동안 운동 횟수
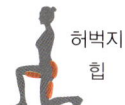 허벅지 힙	1세트 5~8회

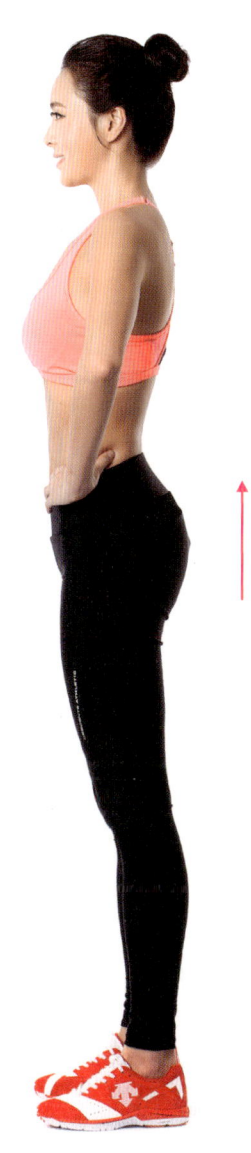

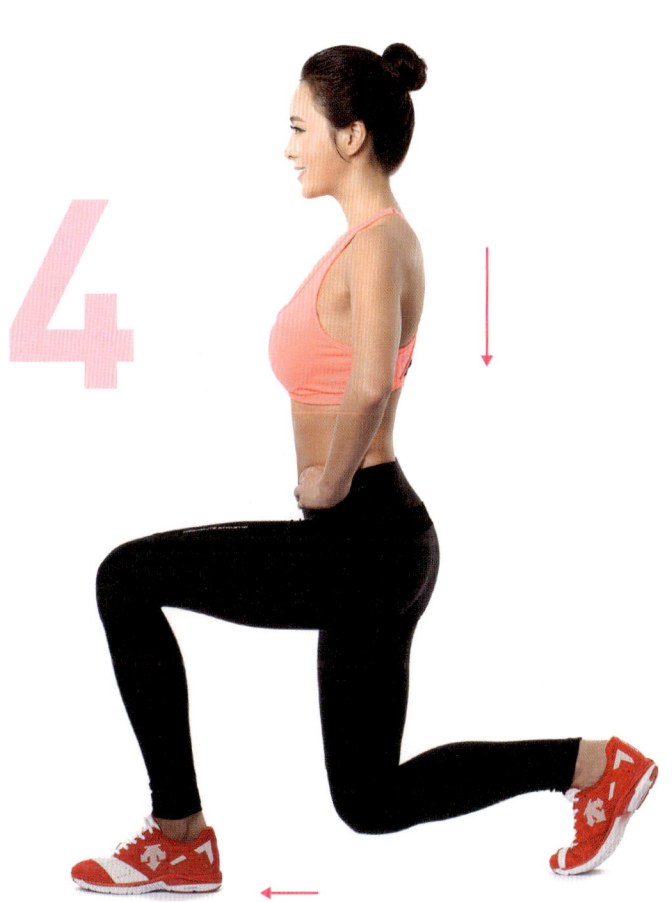

3 다리의 힘을 이용하여 처음 자세로 돌아온다.

4 같은 방법으로 왼쪽 발을 앞으로 내딛으면서 구부리고, 오른쪽 발은 L자로 꺾어 구부린다. 정확한 자세로 최대한 빠르게 20초간 반복한다.

주의! 상체가 앞으로 쏠리지 않게 하고 내디딘 다리의 무릎이 발끝을 넘지 않게 주의한다.

초급 06 제자리 뛰기

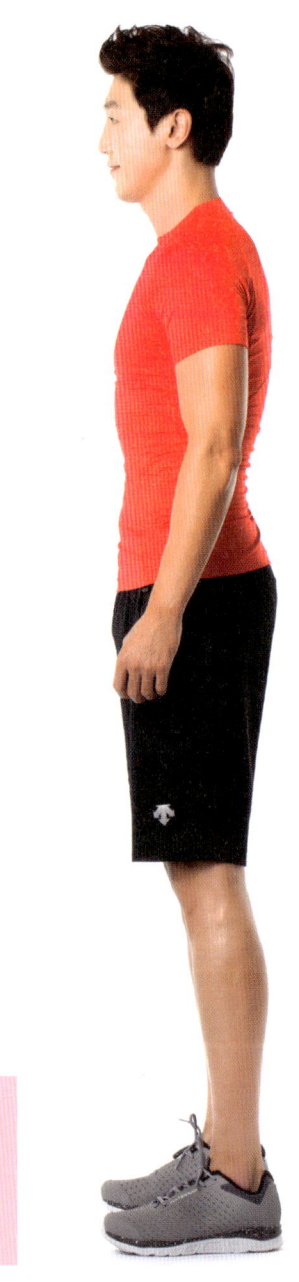

1 편안한 자세로 허리를 곧게 펴고 선다.

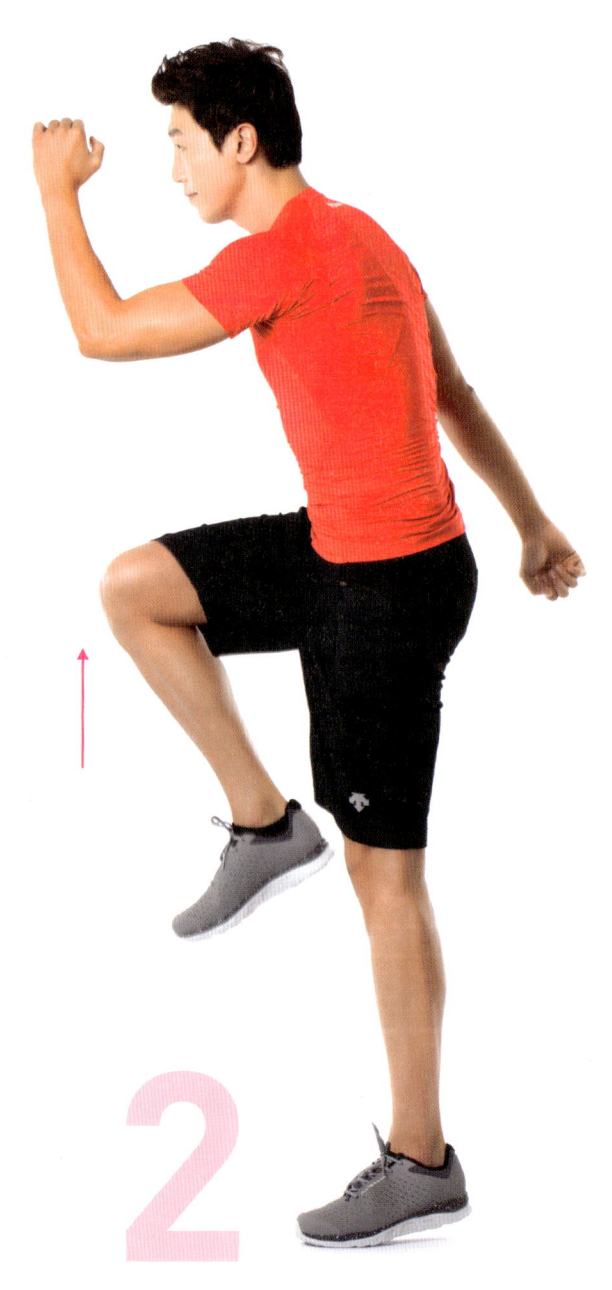

2 제자리에서 최대한 빨리 뛴다. 이때 무릎이 최대한 높이 올라오도록 해야 하며 팔도 앞뒤로 힘차게 저어준다.

육상선수나 운동선수들이 많이 사용하는 운동법으로 달리기 자세 교정이 가능하며, 하체뿐 아니라 복근과 상체까지도 훈련할 수 있는 대표적인 전신 운동이다. 발꿈치를 가볍게 든 자세에서 무릎은 높이, 팔꿈치는 뒤로 뻗어준다는 기분으로 제자리에서 뛰어주되 어깨와 목에 힘이 들어가지 않도록 주의한다.

운동 부위	20초 동안 운동 횟수
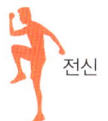 전신	최대한 많이

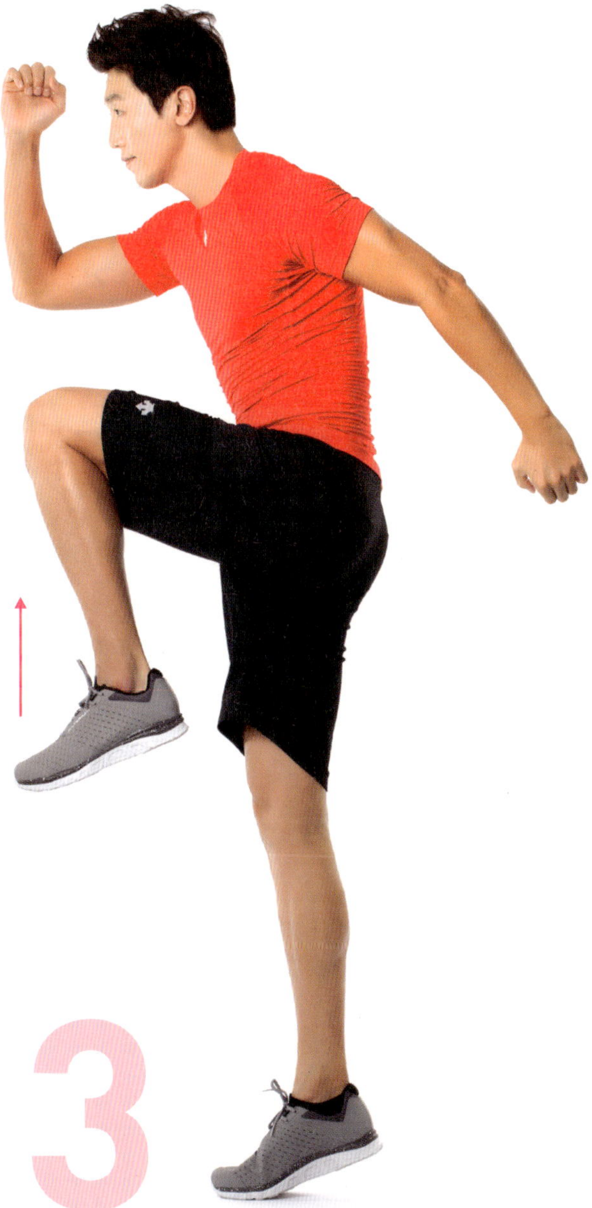

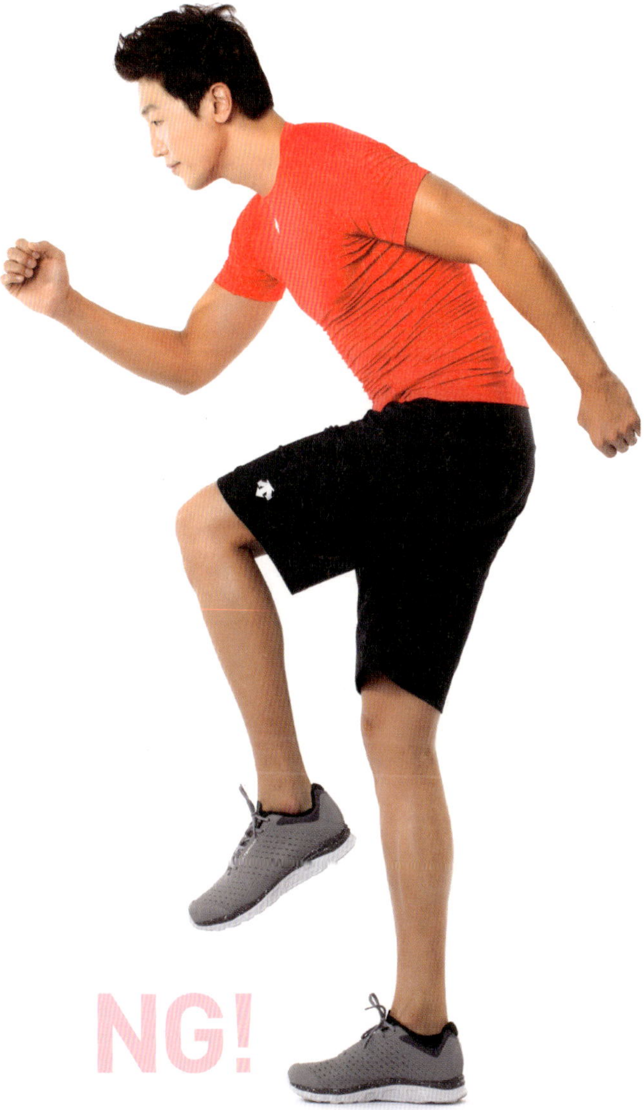

3 자세가 흐트러지지 않게 주의하면서 20초간 전력으로 뛴다.

tip! 제자리에서 뛰는 것이지만 배에 긴장을 풀지 않는다.

NG 상체는 되도록 반듯하게 편 상태에서 제자리 뛰기 동작을 해야 팔다리뿐 아니라 복부 운동 효과도 있다. 상체가 앞으로 기울어지지 않도록 주의하고, 다리 높이가 떨어지지 않도록 신경 쓴다.

초급 07 양팔로 원 그리며 스쿼트하기

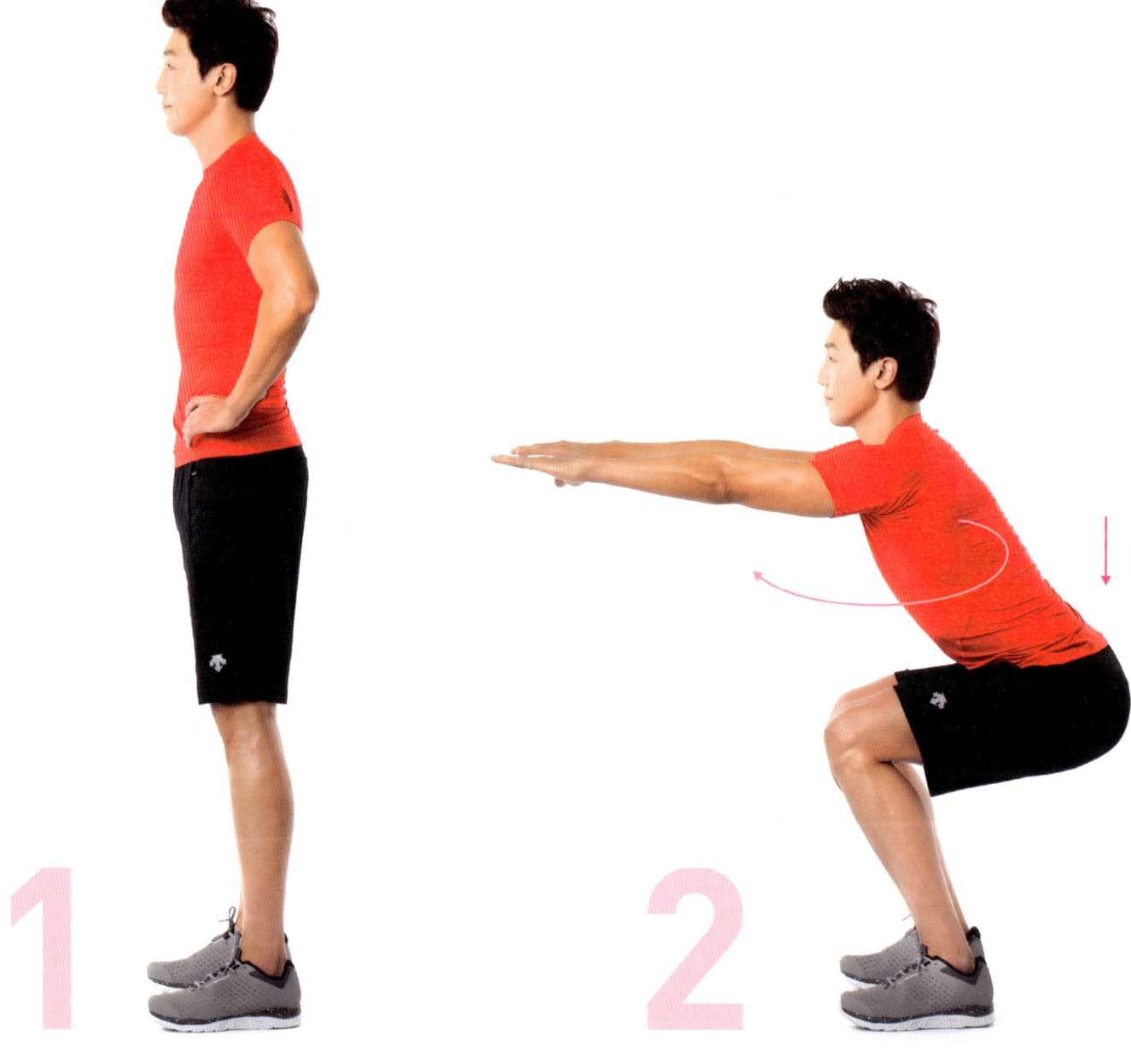

1 다리를 어깨너비로 벌리고 가슴을 곧게 편 자세에서 손을 허리에 얹는다.

2 팔은 바깥쪽으로 크게 원을 그리며 앞으로 뻗어주고, 엉덩이와 무릎이 수평이 되도록 깊숙이 앉는다. 이때 무릎이 발끝보다 앞으로 나와서는 안 된다.

대표적 하체 운동인 스쿼트에 팔을 휘젓는 동작이 더해진 상·하체 전신 운동이다. 다중 관절 운동, 즉 여러 관절을 굽혔다 펴는 동작이므로 허리와 하체에 긴장을 유지하면서 항상 허벅지 근육이 쓰이게끔 신경 써야 한다.

운동 부위	20초 동안 운동 횟수
허벅지 배 팔 힙	1세트 15~24회

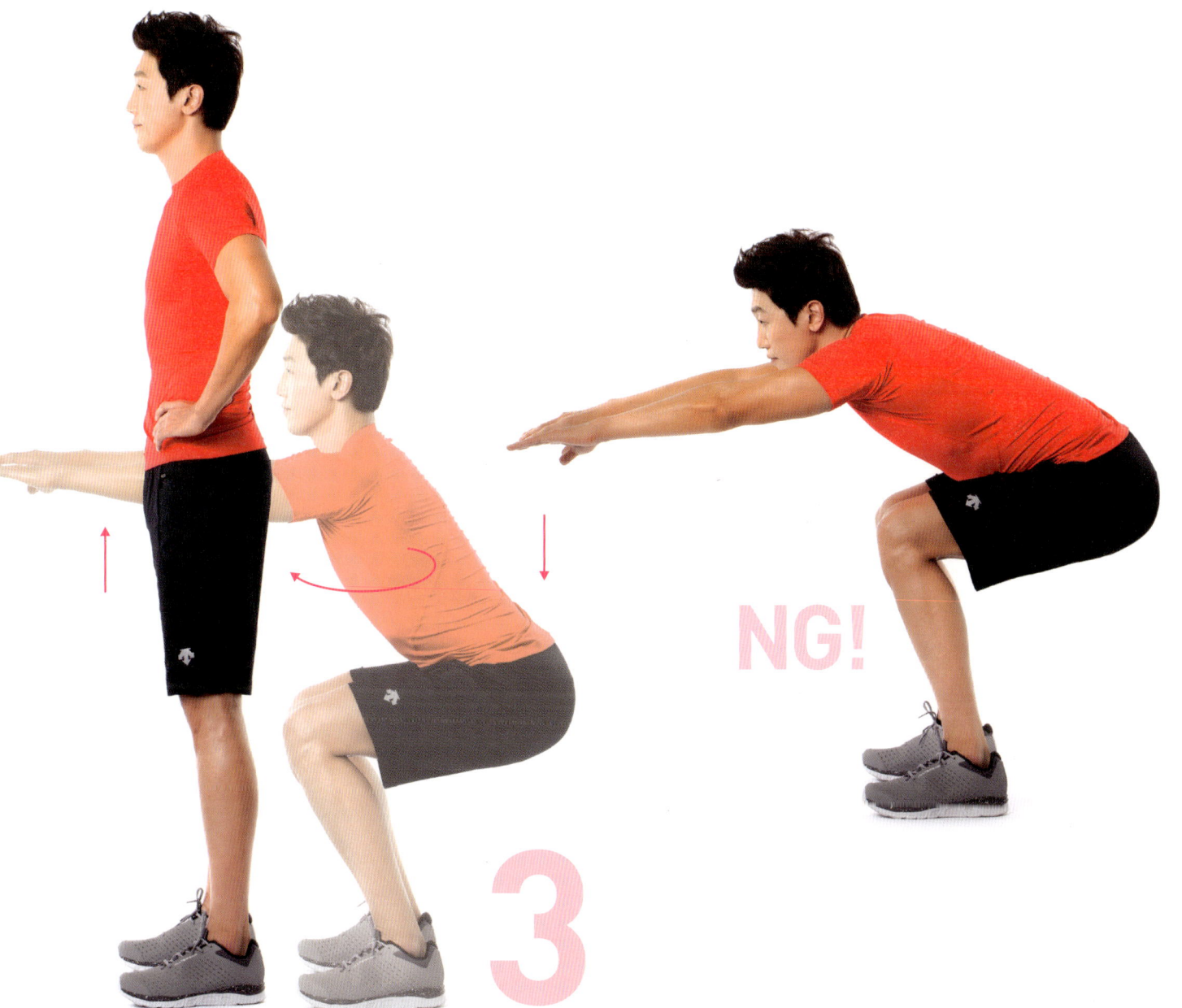

3 무릎에 무리가 가지 않도록 허벅지의 힘으로 처음 자세로 돌아온 뒤 최대한 빠르게 20초간 정확한 자세로 반복한다.

NG 상체가 앞으로 기울어지면 허리에 무리가 가므로 상체가 쏠리지 않도록 주의한다.

초급 08 팔꿈치 무릎 교차하기

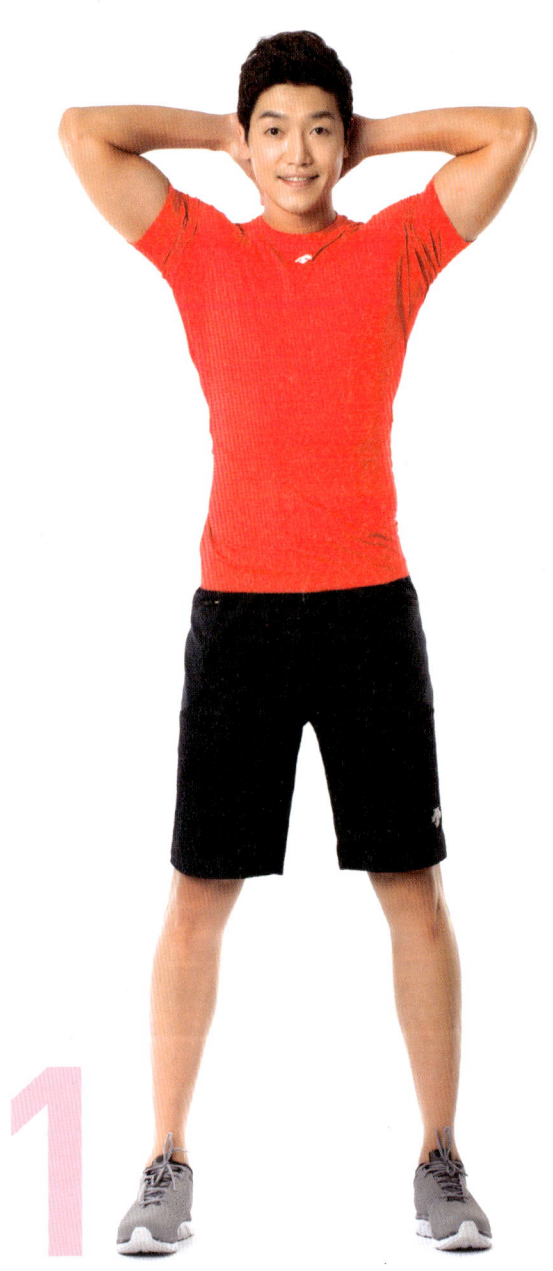

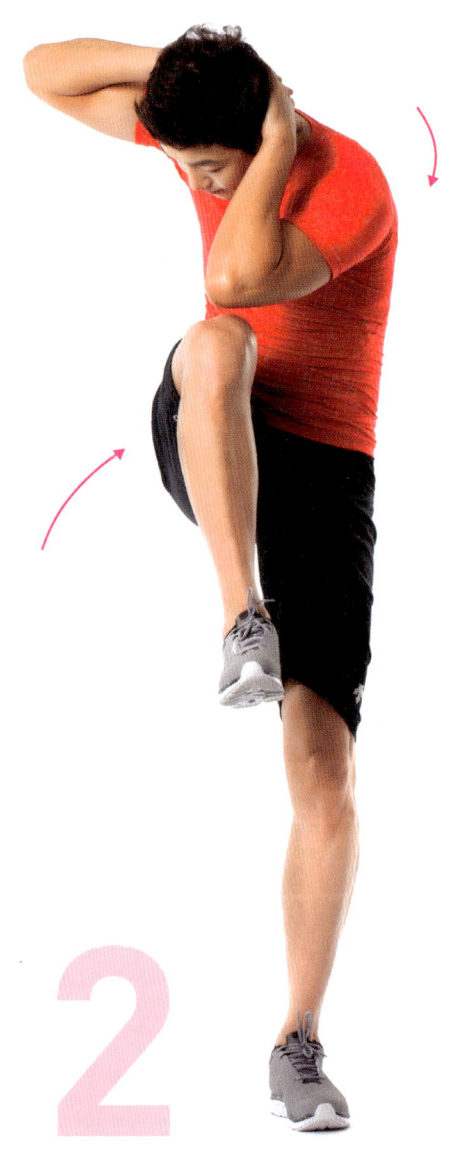

1 다리를 어깨너비로 벌리고 가슴을 쭉 편 상태에서 깍지 낀 양손으로 목 뒤를 가볍게 잡는다.

2 오른쪽 무릎을 가슴 쪽으로 당기듯 올려 왼쪽 팔꿈치와 교차시킨다.

서서 진행하는 대표적인 코어 운동이다. 상체를 비틀면서 반대편 무릎과 번갈아 교차함으로써 옆구리에 자극을 주고, 몸통을 비틀기 때문에 허리 근육 강화에도 도움을 준다. 무릎 교차 동작에서 허리를 지나치게 숙이면 허리에 부담이 가므로 팔꿈치와 무릎이 닿는다는 기분으로 배에 힘을 주면서 운동한다.

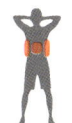

운동 부위	20초 동안 운동 횟수
허리 배 옆구리	1세트 9~10회

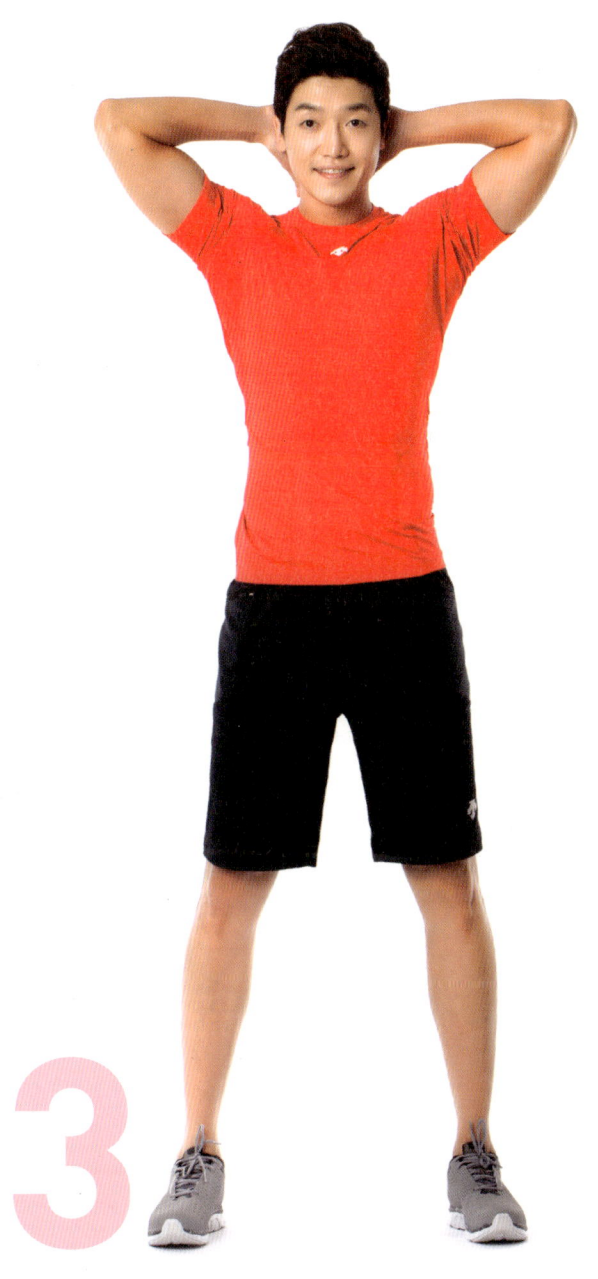

3

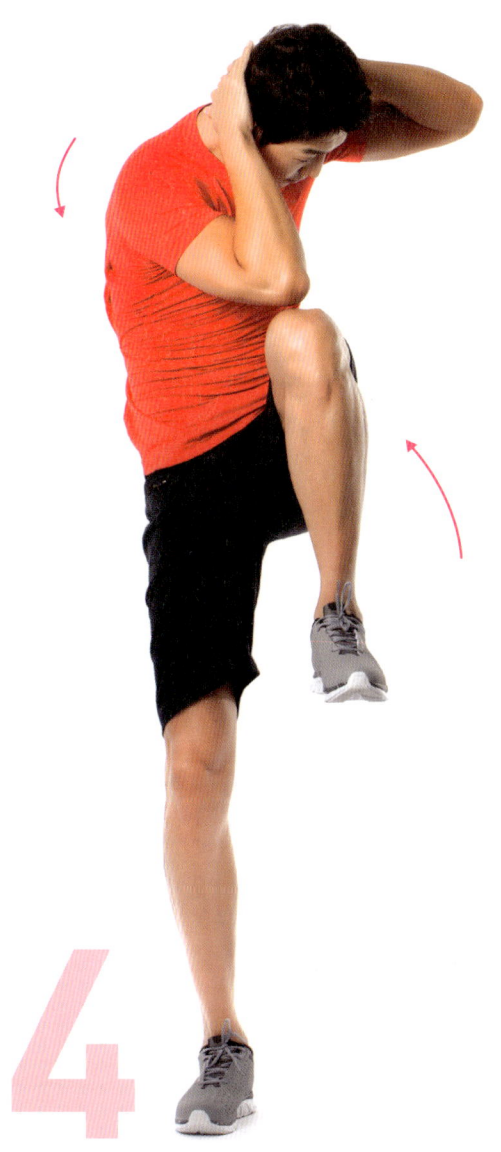

4

3~4 처음 자세로 돌아온 뒤 같은 방법으로 왼쪽 무릎을 가슴 쪽으로 당기듯 올려 오른쪽 팔꿈치와 교차시킨다. 자세가 흐트러지지 않는 선에서 20초간 최대한 빨리 반복한다.

tip! 배에 긴장감이 느껴지도록 힘을 주고 다리를 최대한 높이 끌어당긴다.

초급 09 스쿼트 후 팔꿈치 무릎 옆으로 교차하기

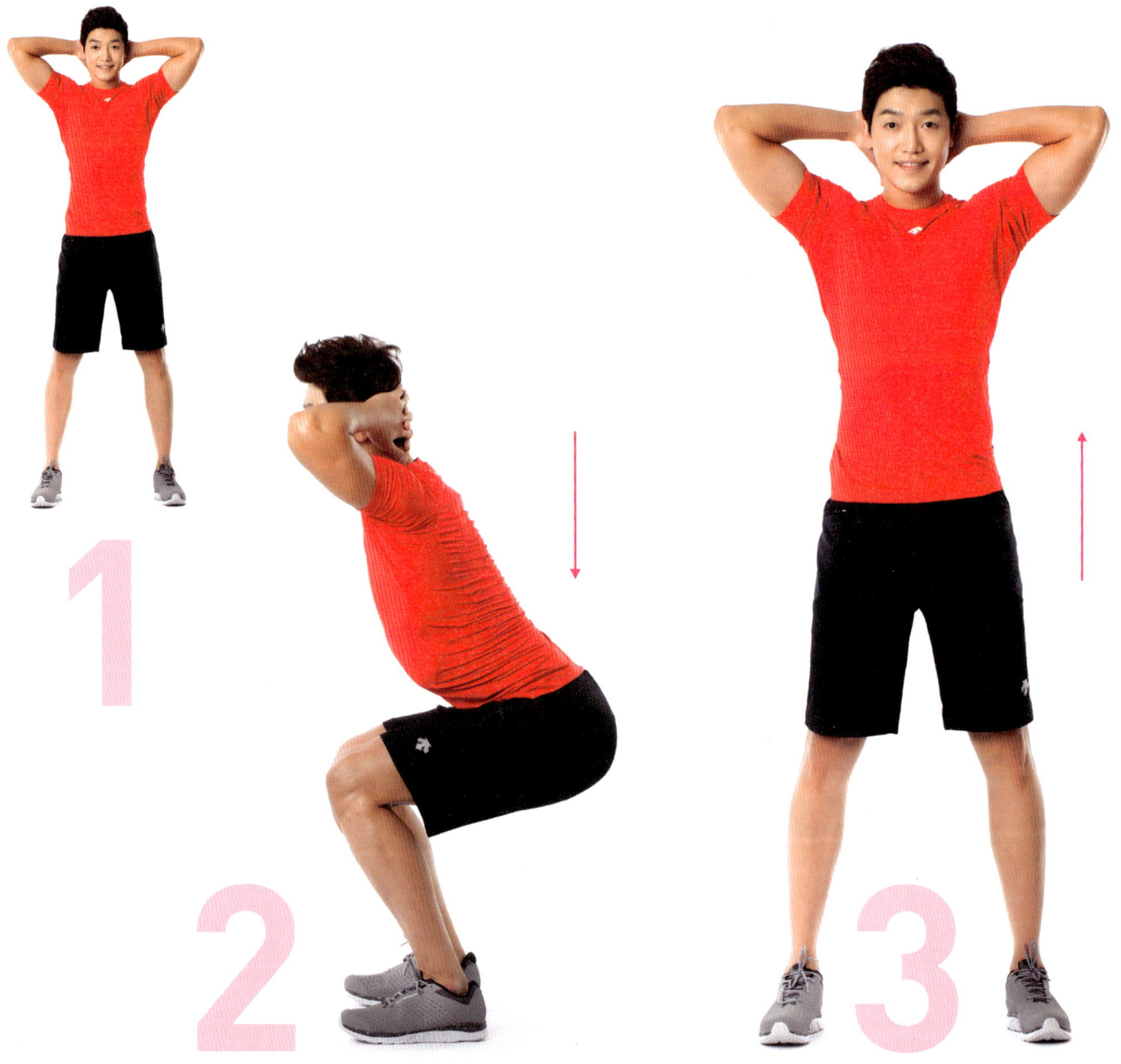

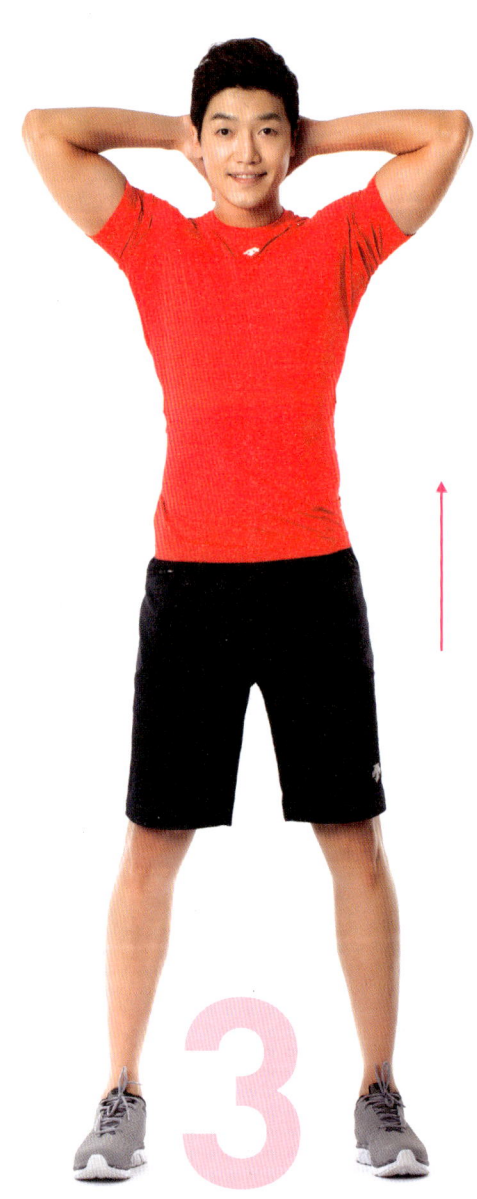

1 다리를 어깨너비로 벌리고 가슴을 쭉 편 상태에서 깍지 낀 양손으로 목 뒤를 가볍게 잡는다.

2 상체를 바르게 세운 채 엉덩이와 무릎이 수평이 되도록 앉는다. 이때 무릎이 발끝보다 앞으로 나오지 않도록 주의한다.

3 상체가 앞으로 기울지 않도록 주의하며 일어나 처음 자세로 돌아온다.

하체 운동인 스쿼트에 옆구리 운동인 사이드 밴드를 결합한 전신 운동이다. 스쿼트 동작에서는 허벅지와 엉덩이 근육에, 사이드 밴드 동작에서는 양쪽 옆구리 근육에 자극이 가해져 허리와 엉덩이, 허벅지 라인을 매끈하게 가꿔주는 효과가 있다.

운동 부위	20초 동안 운동 횟수
허리 힙 허벅지 옆구리	1세트 7~10회

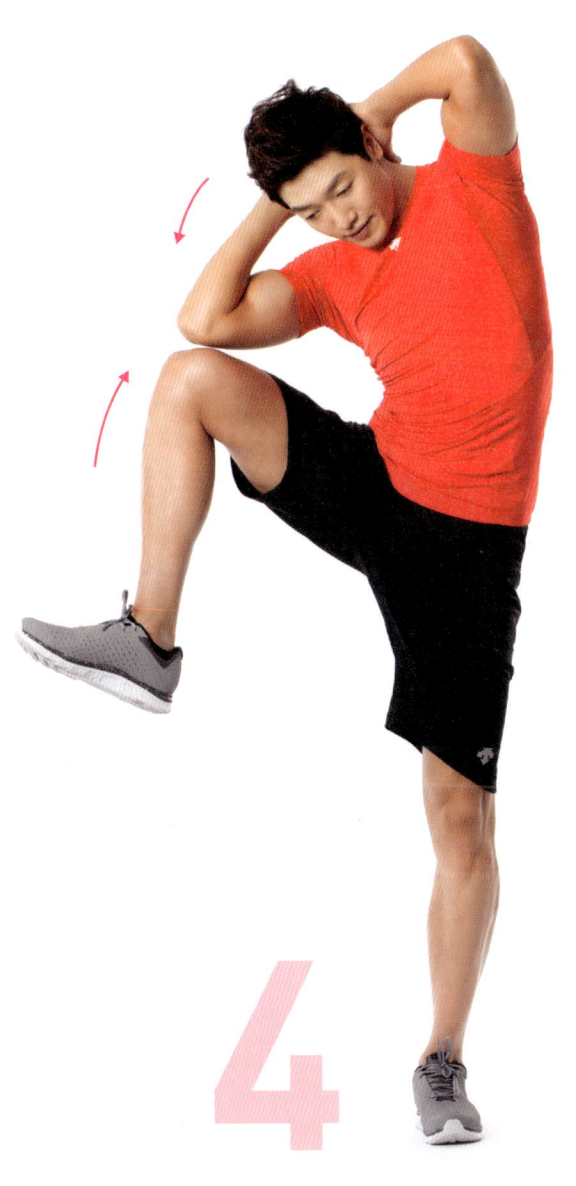

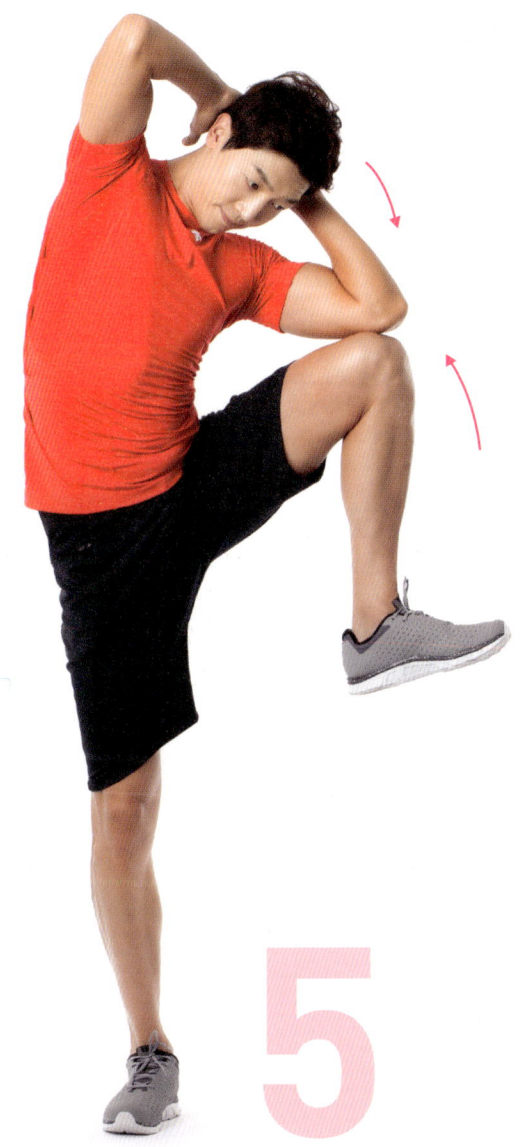

4 오른쪽 무릎을 옆구리 쪽으로 최대한 끌어당긴다. 동시에 왼쪽 옆구리가 늘어나도록 오른쪽으로 상체를 기울여 오른쪽 팔꿈치와 무릎을 맞닿게 한다.

5 처음의 자세로 빠르게 돌아온 뒤 반대편 왼쪽 무릎을 끌어당겨 왼쪽 팔꿈치와 맞닿게 한다. 스쿼트부터 최대한 빠르고 정확하게 20초간 반복한다.

초급 » 10 다리 넓게 벌려 앉고 팔 들어 올리기

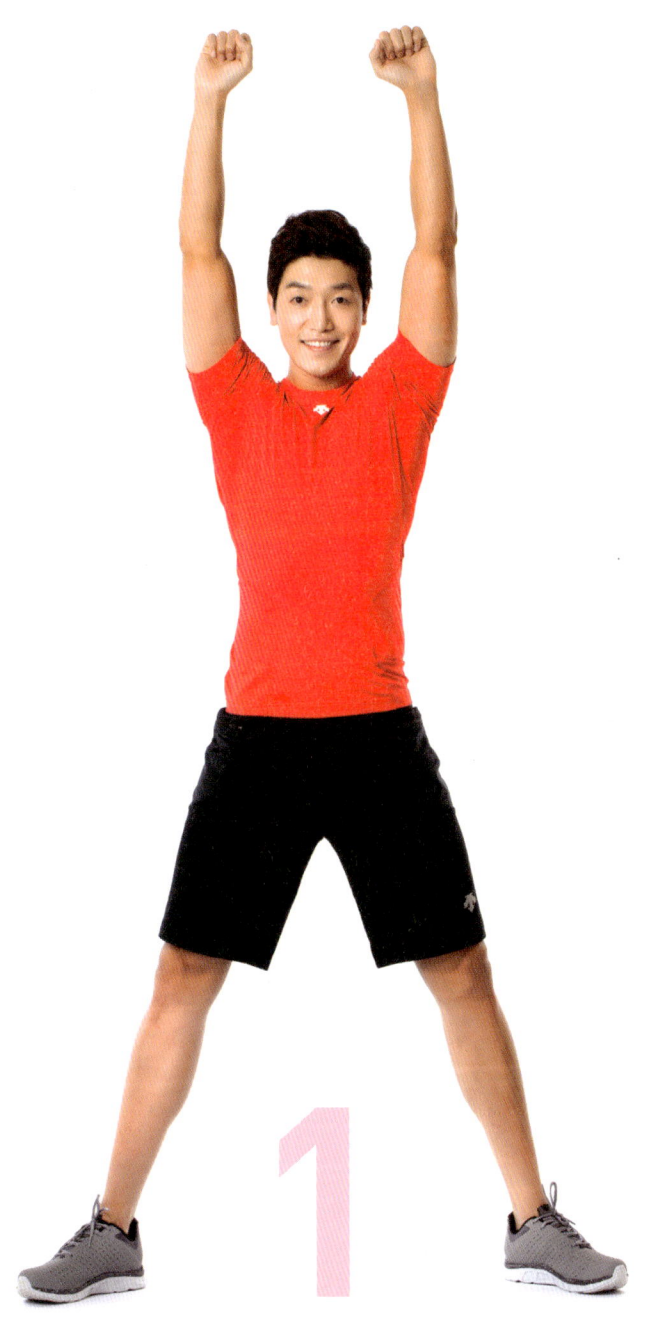

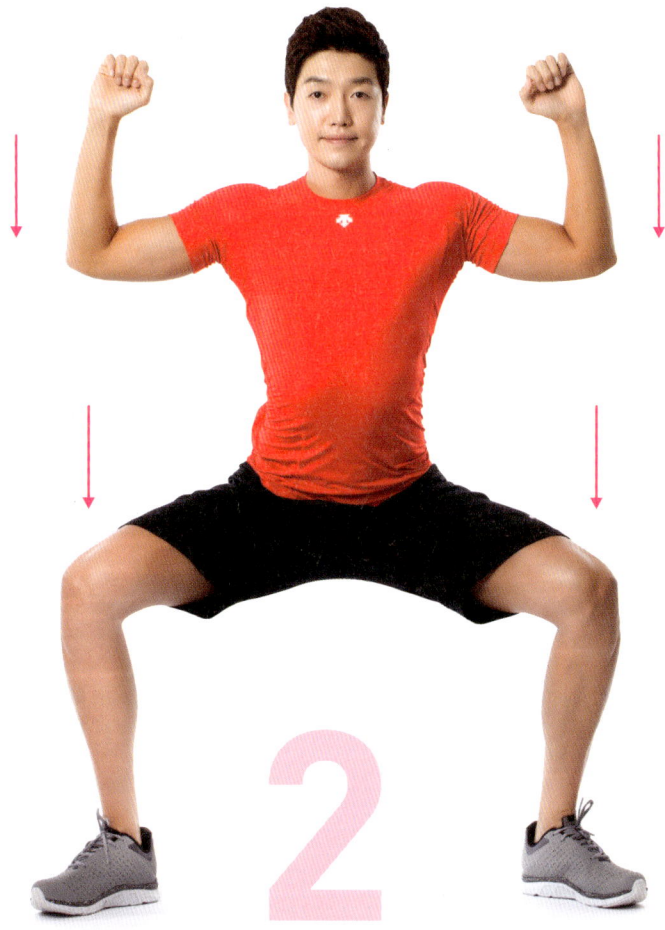

1 다리는 어깨너비의 두 배 정도로 벌리고 가슴을 쭉 편 자세에서 양팔을 머리 위로 올려 가볍게 주먹을 쥔다. 이때 양쪽 발은 바깥을 향하도록 한다.

2 무릎이 발끝을 향하도록 앉으면서 양팔을 잡아당겨 어깨 높이까지 내린다. 허벅지 안쪽에 당기는 듯한 느낌이 있어야 하며 어깨와 팔에도 긴장감이 느껴져야 한다.

하체 운동인 와이드 스쿼트에 어깨 운동인 숄더 프레스를 결합한 전신 운동으로, 상·하체 밸런스 유지와 다이어트에 효과적이다. 와이드 스쿼트는 허벅지 안쪽 근육과 엉덩이 근육을 단련시켜 하체를 날씬하게 해 주며, 어깨 삼각근을 사용하는 숄더 프레스는 볼륨감 있는 상체를 가꾸는 데 좋다. 남성의 경우 어깨 사이즈를 키울 수 있는 운동이다. ※덤벨이나 생수병을 들고 하면 더욱 효과적이다.

운동 부위	20초 동안 운동 횟수
힙 허벅지 어깨	1세트 15~22회

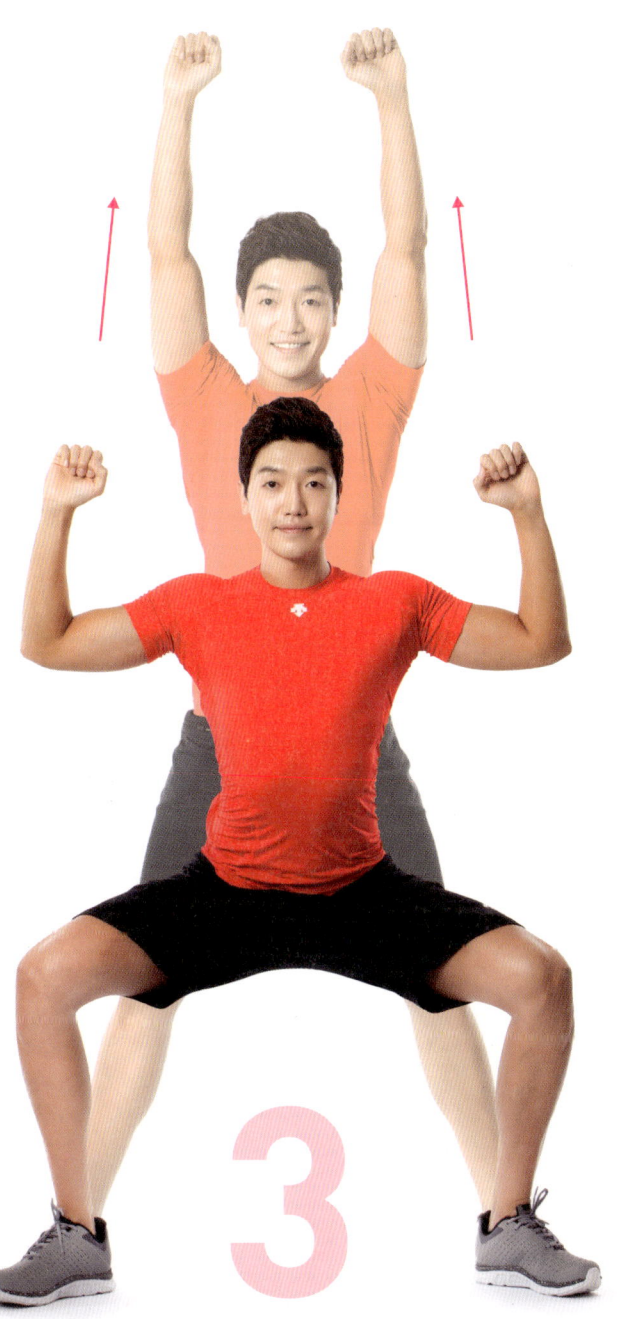

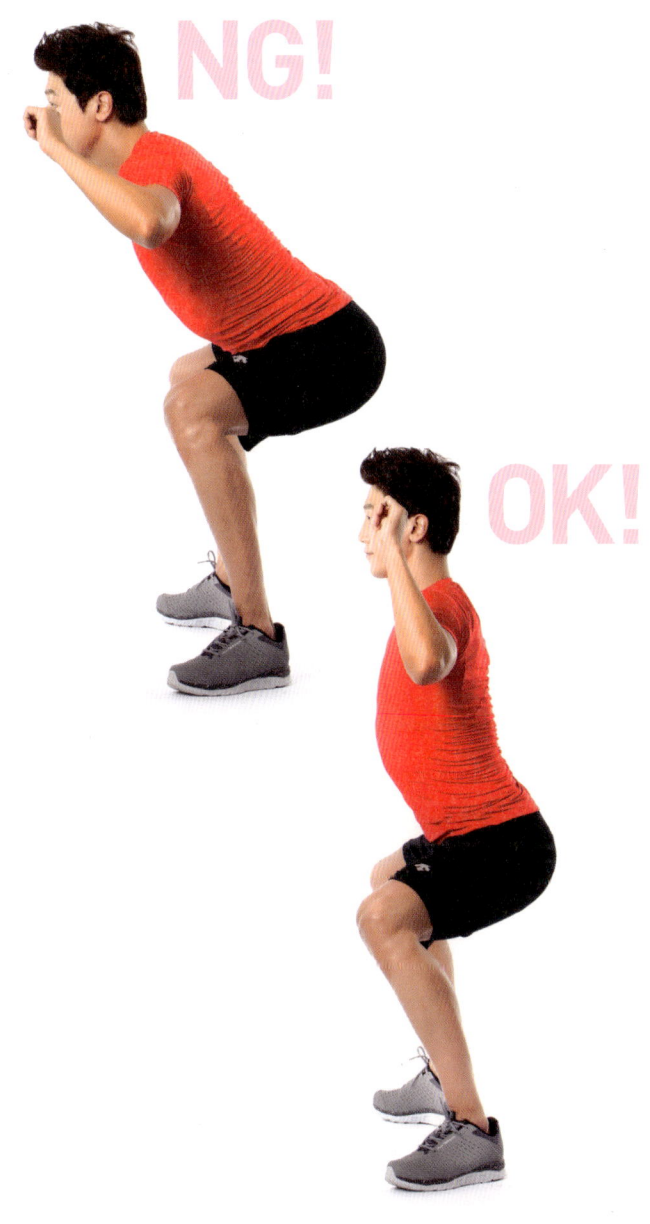

3 무릎에 힘을 싣지 않고 허벅지의 힘으로 처음 자세로 돌아온다. 자세가 흐트러지지 않게 주의하며 최대한 빠르게 20초간 반복한다.

NG 상체가 앞으로 기울어지면 허리에 무리가 가므로 상체가 쏠리지 않도록 주의한다.

PART 03

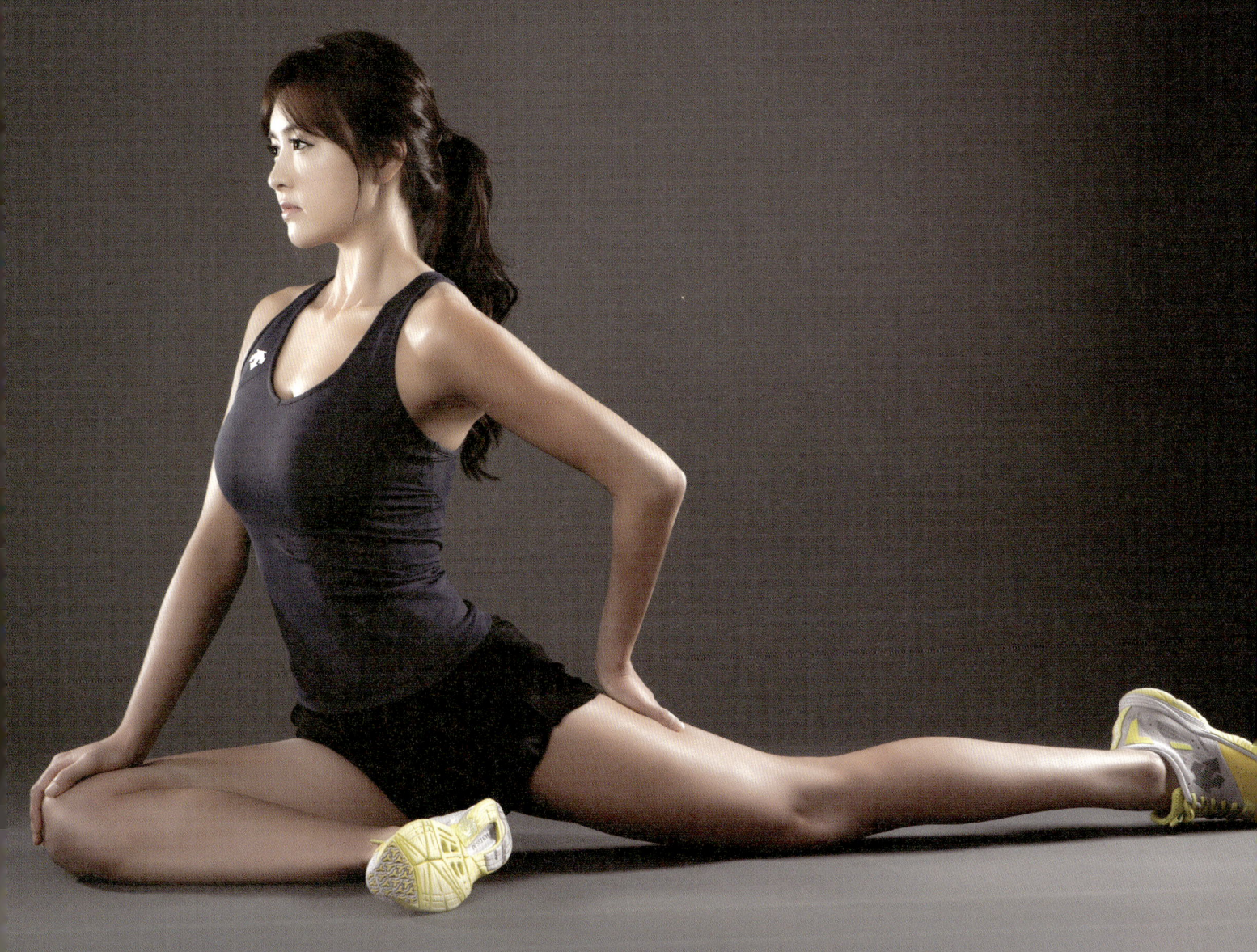

중급자를 위한
타바타 동작 10

TABATA training

스쿼트 후 팔꿈치 무릎 교차하기
낮게 점프 스쿼트하기
크로스 레그 상체 비틀기
누워서 상체 일으켜 팔 뻗기
무릎 대고 팔굽혀펴기
상체 숙여 팔로 걷기
옆으로 뛰고 바닥 짚기
엎드려 한쪽 다리 안으로 뻗기
팔굽혀펴기
엎드려 무릎 가슴으로 당기며 내딛기

중급 01 스쿼트 후 팔꿈치 무릎 교차하기

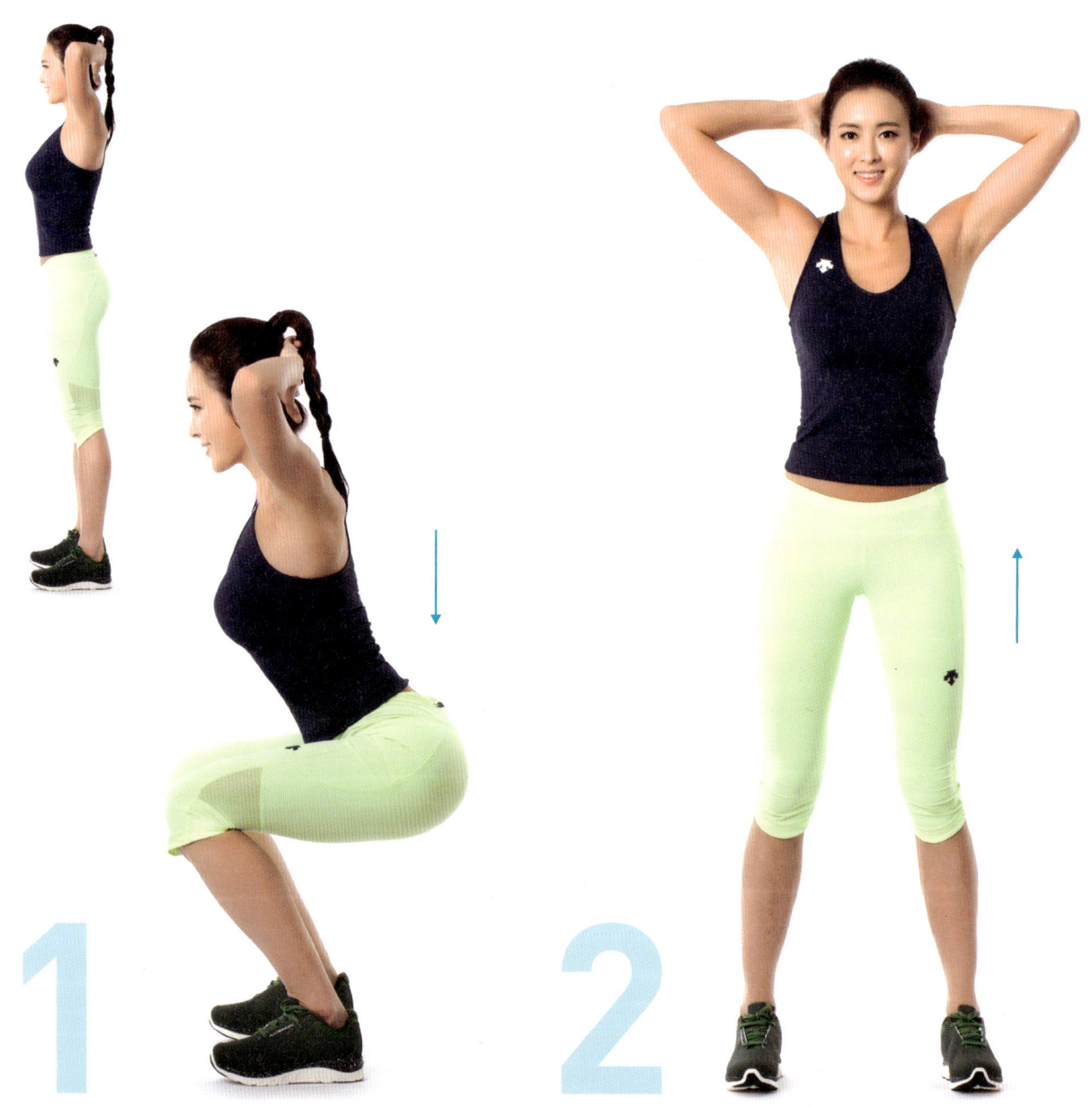

1 다리를 어깨 너비로 벌리고 반듯하게 서서 깍지 낀 양손을 머리 뒤에 얹는다. 그대로 엉덩이를 내려 무릎과 허벅지가 수평이 되도록 앉는다. 이때 상체는 앞으로 기울어지지 않게 유지한다.

2 하체의 힘을 이용해 처음 자세대로 일어선다. 이때에도 허리를 숙이지 않도록 주의한다.

주의! 1번 동작 시 무릎이 발끝을 넘지 않게 주의한다. 단, 개인마다 허벅지 길이의 차이가 있어 발끝이 무릎보다 약간 나올 수는 있다.

하체와 복근을 함께 단련할 수 있는 전신 운동이다. 스쿼트 동작을 할 때는 허리를 반듯하게 세우고 무릎이 앞으로 나오지 않게 해야 허벅지와 엉덩이 근육에 긴장감이 생긴다. 이어지는 팔꿈치 무릎 교차 동작을 할 때는 허리를 너무 숙이지 말고 팔꿈치와 무릎이 닿는다는 기분으로 복근에 힘을 주면서 한다.

운동 부위	20초 동안 운동 횟수
힙 허벅지 옆구리	1세트 6~8회

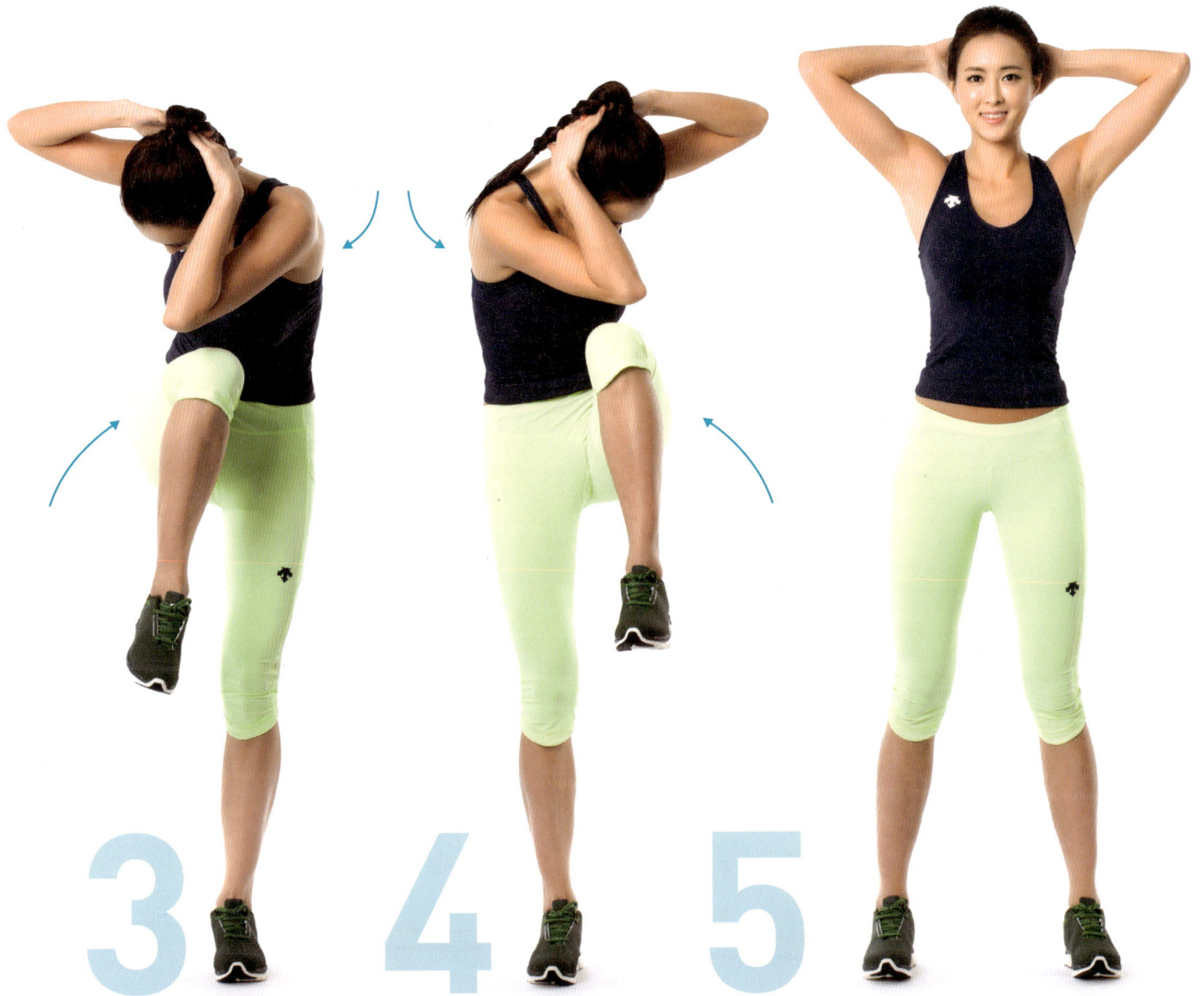

3 오른쪽 무릎을 가슴 쪽으로 당기는 동시에 왼쪽 팔꿈치를 오른쪽 무릎과 교차시킨다. 다리를 당길 때 복근에 힘을 주면서 해야 운동 효과가 좋아진다.

4 왼쪽 무릎을 가슴 쪽으로 당기면서 오른쪽 팔꿈치를 왼쪽 무릎과 교차시킨다.

5 다시 처음의 자세로 돌아온다. 팔꿈치와 무릎 교차 운동은 옆구리를 번갈아 비틀어주는 동작이기 때문에 준비 자세로 돌아올 때는 허리를 확실하게 펴주어야 한다. 정확한 자세로 20초 동안 최대한 빠르게 반복한다.

중급 02 낮게 점프 스쿼트하기

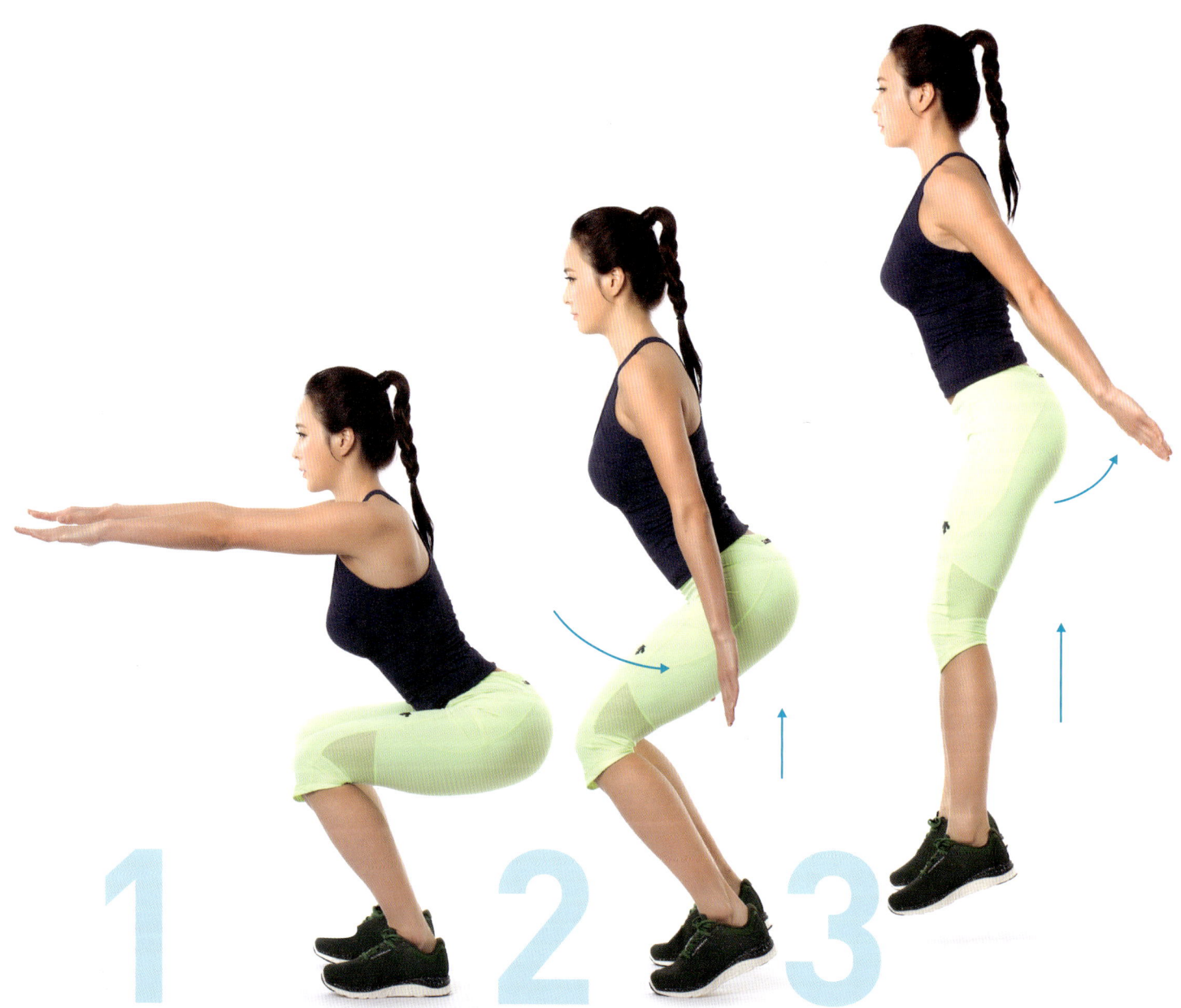

1 다리는 어깨너비로 벌리고 양팔은 어깨 높이에서 앞으로 나란히 뻗은 뒤 무릎과 허벅지가 수평이 되도록 스쿼트 자세로 앉는다.

2~3 앉은 자세에서 양팔을 힘차게 뒤로 뻗으며 점프한다. 점프가 높을 필요는 없지만 허리와 복부에 힘을 주어서 몸을 쭉 펴야 한다.

점프 스쿼트는 하체의 체지방을 효과적으로 연소시킬 뿐만 아니라, 탄력 있는 힙 라인을 만들어주고 심폐지구력까지 높여주는 최고의 운동이다. 하지만 처음부터 너무 높게 점프하면 관절에 무리가 갈 수 있으므로 무릎 각도와 자세에 유념해야 한다.

운동 부위	20초 동안 운동 횟수
팔 힙 허벅지	1세트 18~20회

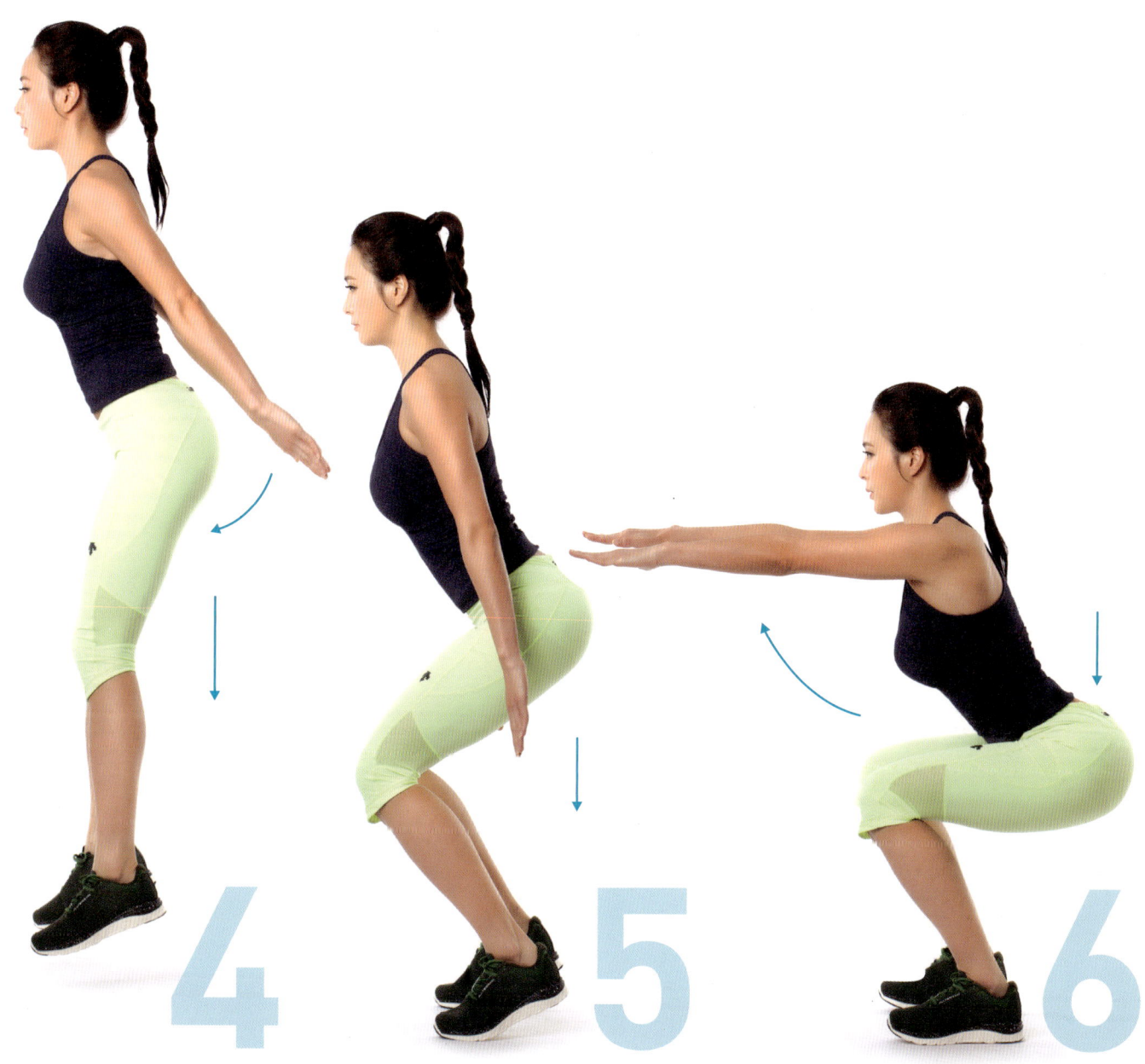

4~6 착지하면서 팔은 그대로 앞으로 뻗어주고, 엉덩이를 내려 처음의 스쿼트 자세로 돌아온다. 바른 자세로 20초 동안 최대한 빠르게 반복한다.

주의! 착지 동작에서 관절에 무리가 갈 수 있으므로 맨바닥에서 맨발로 하는 것보다는 쿠션이 있는 러닝화를 신는 것이 좋다. 충격을 흡수할 수 있는 두툼한 매트를 깔고 하는 것도 괜찮다.

중급 03 크로스 레그 상체 비틀기

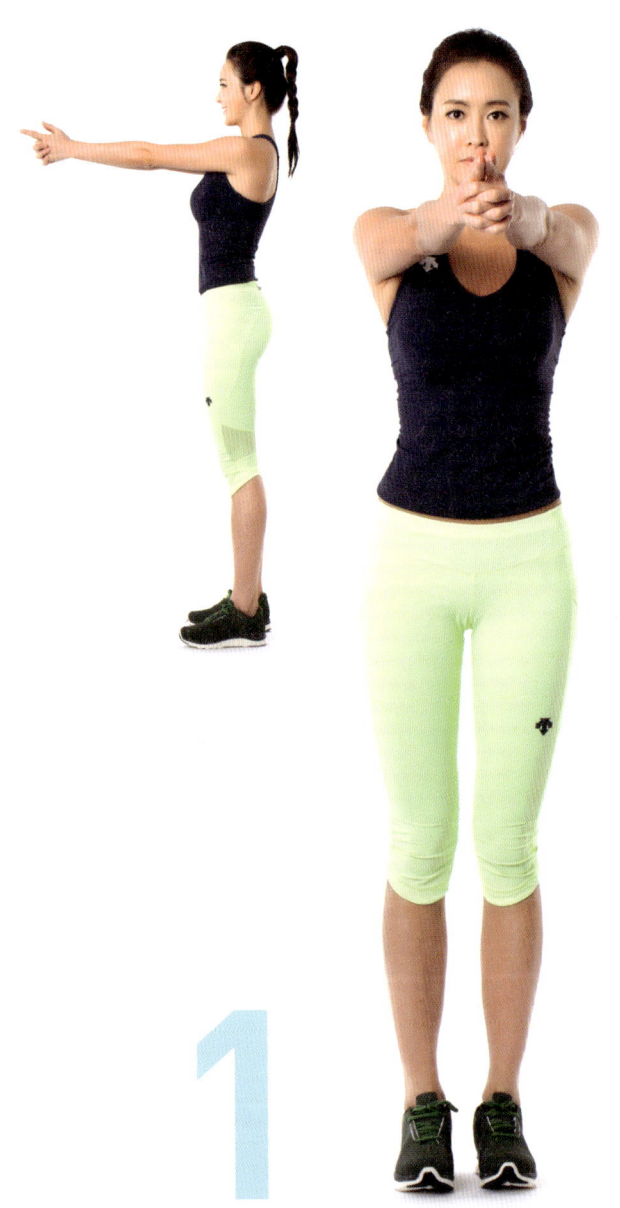

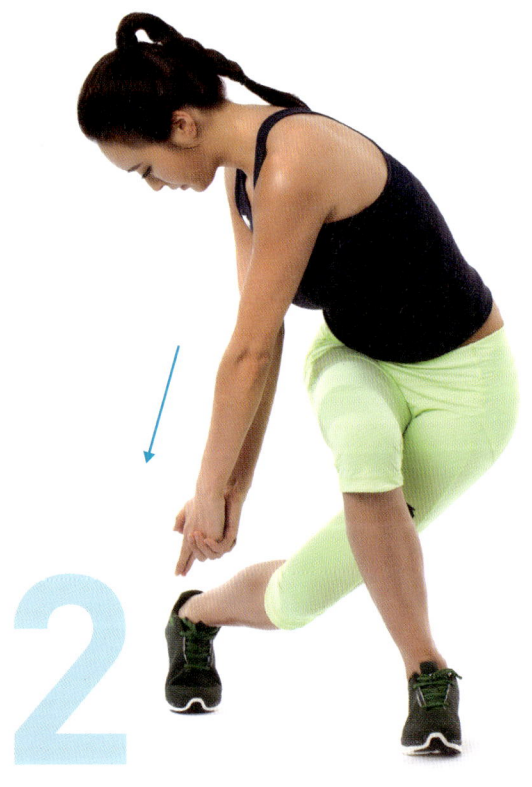

1 양발을 살짝 벌리고, 양손은 깍지를 낀 자세에서 엄지와 검지만 편 뒤 어깨 높이에서 앞으로 쭉 뻗어준다. 허리와 배에 힘을 주고 반듯한 자세로 선다.

2 오른쪽 무릎을 허벅지와 평행이 되도록 구부리면서 왼쪽 다리를 대각선 뒤쪽으로 쭉 뻗어 크로스한다. 동시에 상체를 오른쪽으로 비틀며 숙여 손끝이 왼쪽 뒤꿈치를 향하게 한다.

날씬한 허리와 탄력 있는 하체를 만들어주는 운동이다. 다리를 교차시켜 뻗어주는 동작은 허벅지의 탄력을 높이고 엉덩이 근육을 탄탄하게 하며, 뒤로 뻗은 발 쪽으로 상체를 비틀어 숙이는 동작은 양쪽 옆구리에 자극을 주어 허리를 날씬하게 해준다.

운동 부위	20초 동안 운동 횟수
허리 배 힙 허벅지	1세트 6~7회

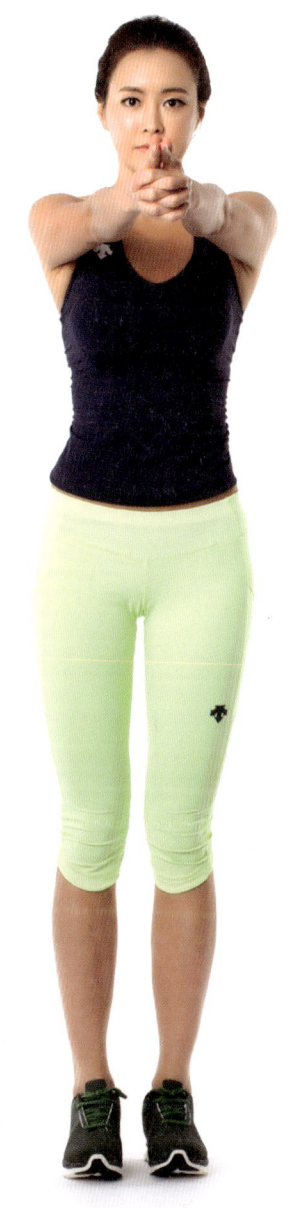

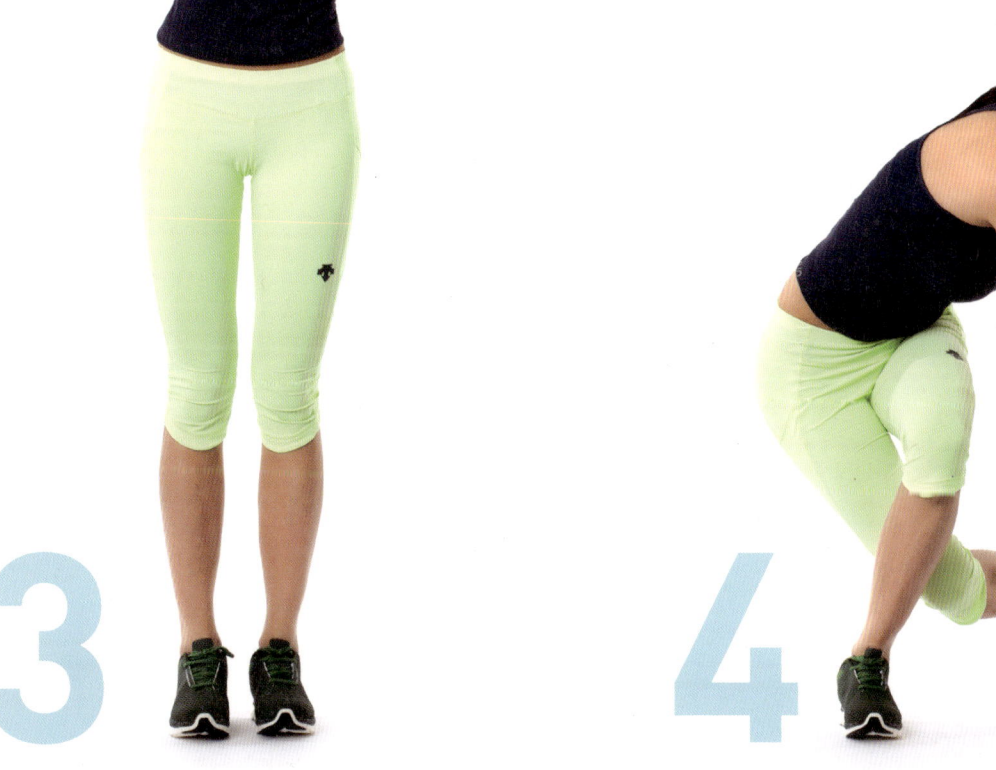

3 뒤쪽으로 크로스 했던 왼쪽 다리와 양손을 앞으로 이동하며 처음의 자세로 돌아온다.

4 같은 방법으로 반대쪽 다리와 팔을 크로스 한다. 바른 자세로 최대한 빠르게 20초간 반복한다.

tip! 몸통을 숙일 때 비튼 방향의 옆구리는 완전히 접고 반대쪽 옆구리는 쭉 늘여준다.

중급 04 누워서 상체 일으켜 팔 뻗기

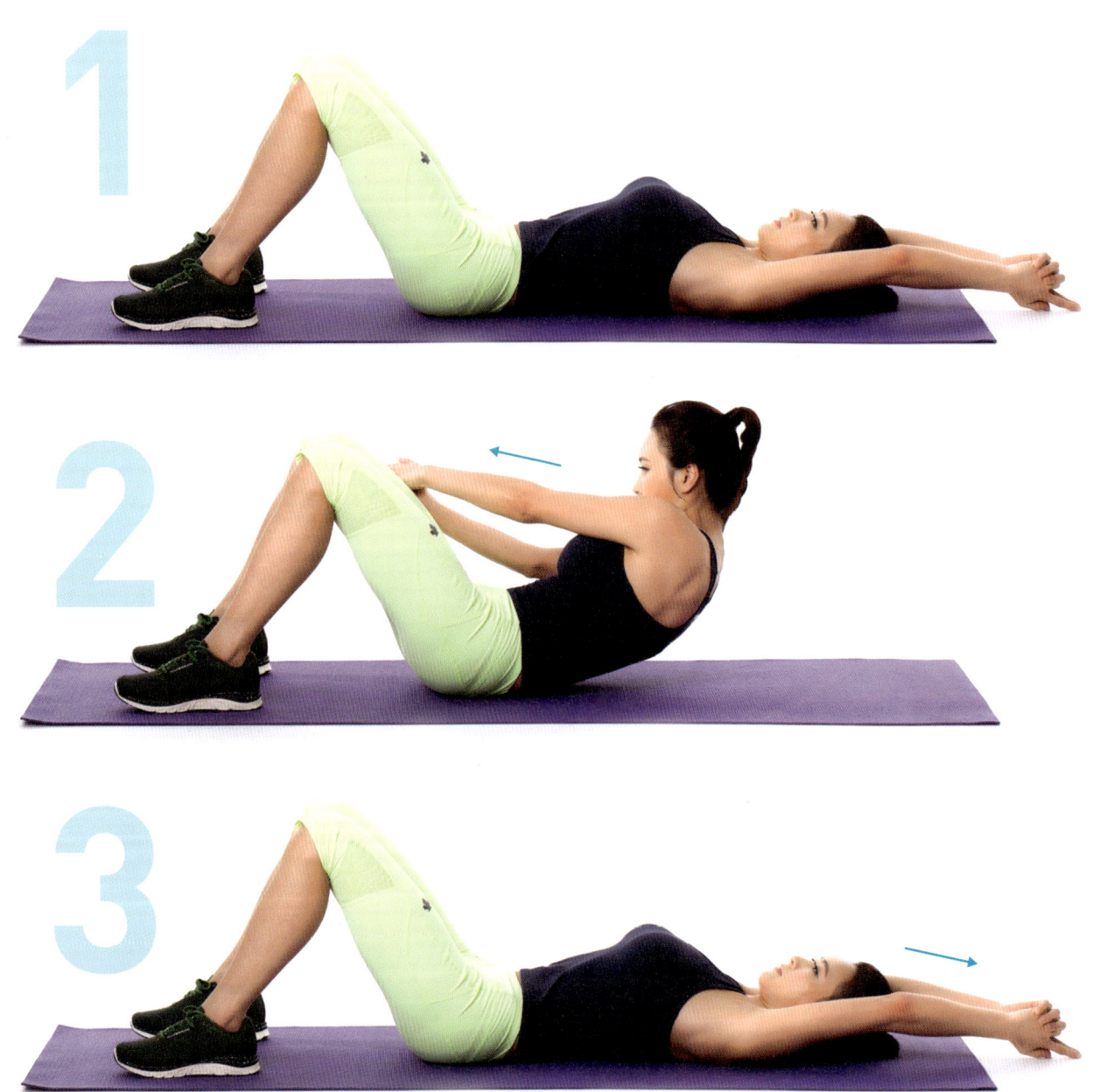

1. 바닥에 반듯하게 눕는다. 무릎은 세우고 양발은 자연스럽게 벌린 뒤 양손을 깍지 껴서 머리 위로 쭉 뻗어준다.

2. 배에 힘을 주며 상체를 30도 정도 일으켜 <mark>오른쪽 허벅지 바깥쪽</mark>을 향해 손을 힘차게 뻗는다.

3. 배의 긴장을 늦추지 말고 처음 자세로 눕는다.

대표적인 복근 운동인 윗몸일으키기를 응용하여 상복부뿐 아니라 측복부까지 단련할 수 있는 운동이다. 양 팔을 뻗고 누웠을 때 허리가 바닥에서 뜨지 않게 해야 하며, 상체를 들어 올릴 때 허리 반동이 아닌 배의 힘을 이용하는 것이 포인트다.

운동 부위	20초 동안 운동 횟수
팔 배 옆구리	1세트 6~7회

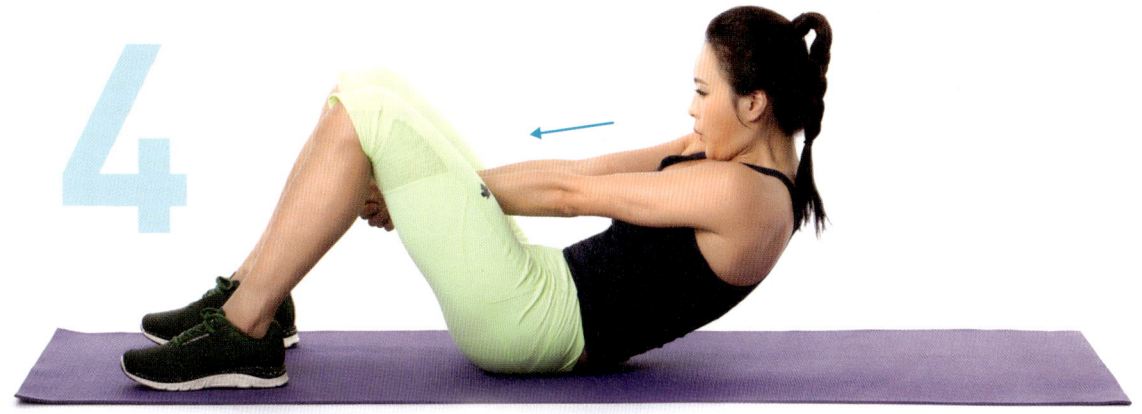

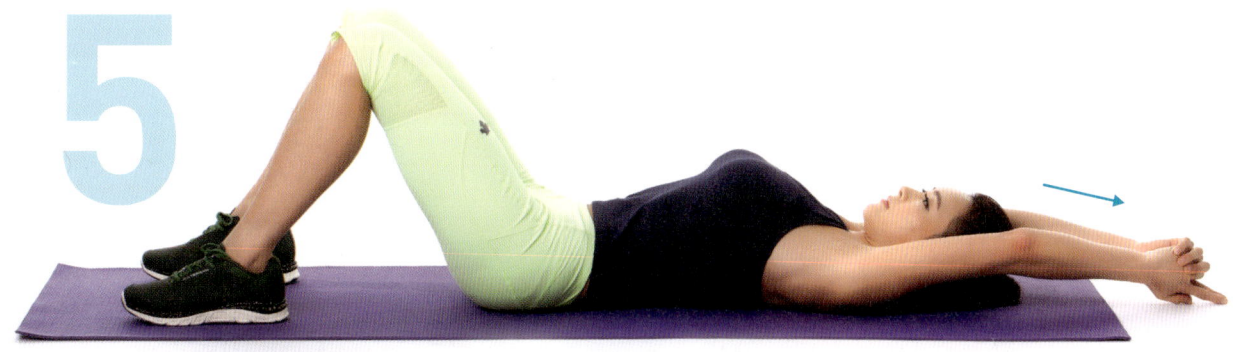

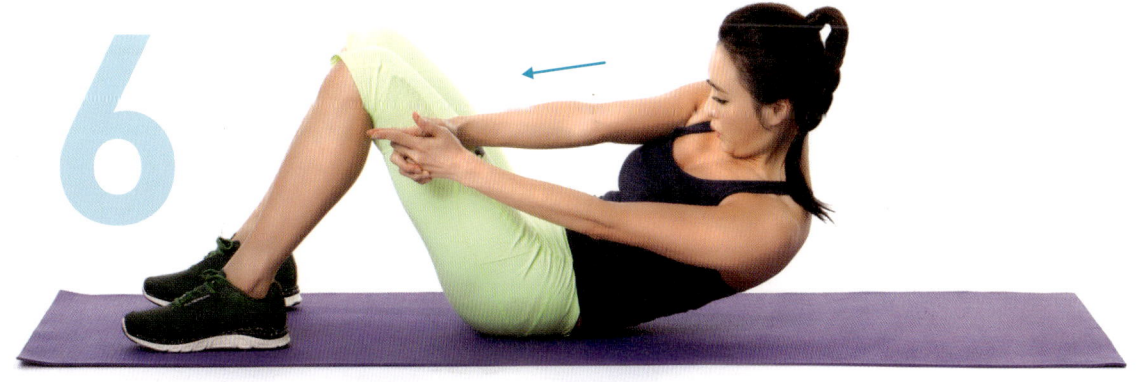

4 다시 배에 힘을 주며 상체를 일으켜 <mark>다리 사이로</mark> 깍지 낀 손을 쭉 뻗는다.

5 그대로 처음 자세로 눕는다.

6 상체를 일으켜 <mark>왼쪽 허벅지 바깥쪽</mark>을 향해 깍지 낀 손을 힘차게 뻗는다. 바른 자세로 최대한 빠르게 20초간 반복한다.

중급 05 무릎 대고 팔굽혀펴기

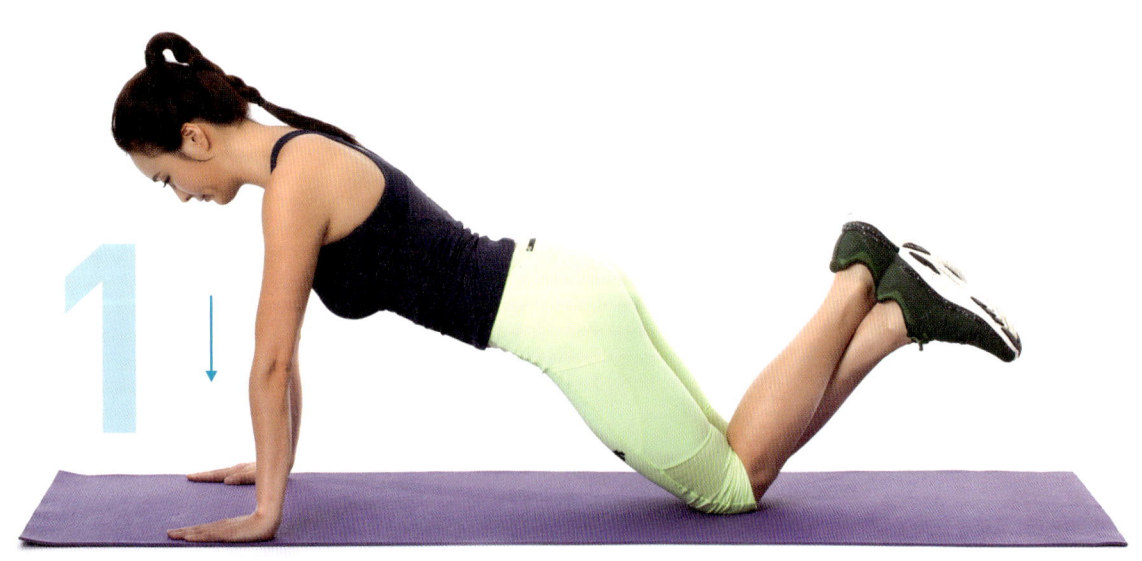

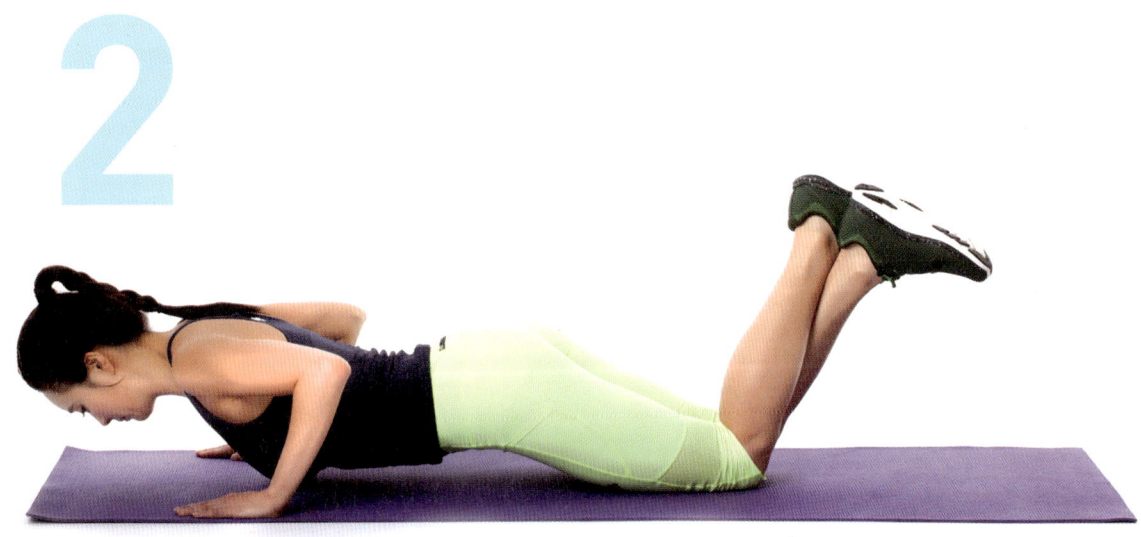

1 무릎을 바닥에 대고 엎드린 자세에서 팔을 어깨너비로 벌려준다. 종아리는 공중을 향하게 하고 두 발은 꼬아서 고정시킨다.

2 팔꿈치를 굽혀 가슴이 바닥에 닿기 전까지 내려갔다가 그대로 돌아온다. 바른 자세로 최대한 빠르게 20초간 반복한다.

가슴과 어깨, 팔 뒤쪽(삼두근)의 라인을 슬림하게 잡아주는 대표적인 상체 운동이다. 근력이 약한 여성은 무릎을 바닥에 대고 하면 팔에 가해지는 무게가 적어 부담 없이 접근할 수 있다. 간단한 동작일수록 자세를 바르게 하는 데 신경 써야 한다는 점을 잊지 말자.

운동 부위	20초 동안 운동 횟수
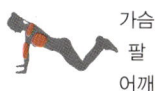 가슴 팔 어깨	1세트 10~16회

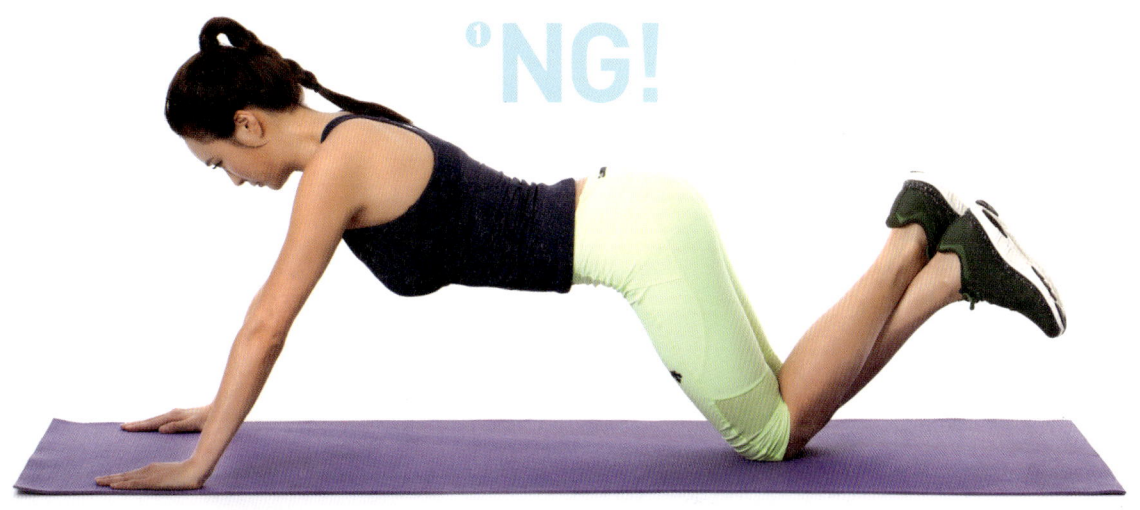

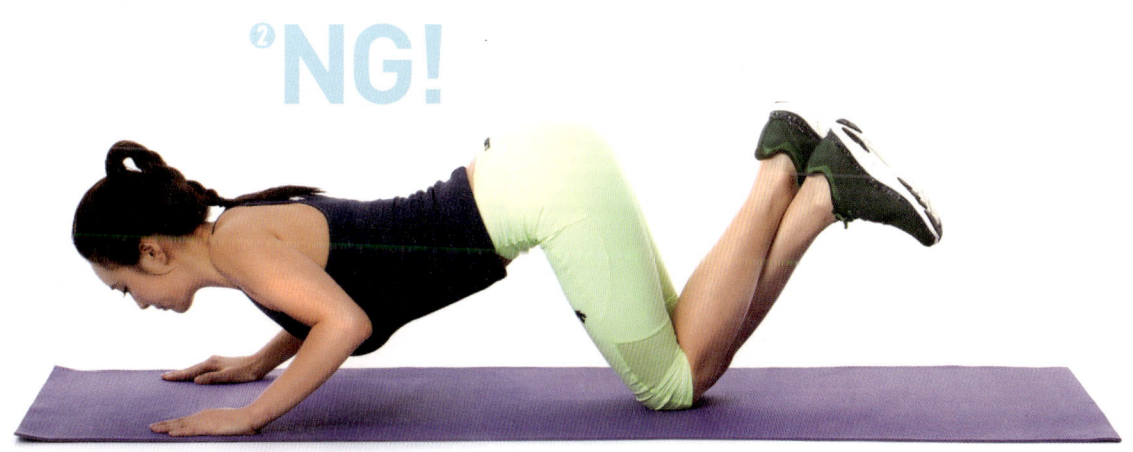

❶NG 손바닥의 위치가 어깨보다 앞으로 나가지 않게 주의한다.

❷NG 팔을 굽힐 때 엉덩이가 위로 솟지 않게 하고, 팔꿈치가 바깥쪽으로 벌어지지 않게 주의한다.

06 상체 숙여 팔로 걷기

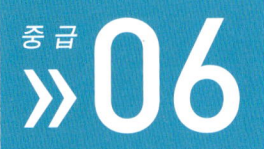

1 다리를 어깨너비로 벌리고 반듯하게 선 자세에서 상체를 숙여 한 손으로 바닥을 짚는다. 뒤꿈치는 자연스럽게 바닥에서 떨어지고 무릎은 살짝 굽힌 상태가 된다.

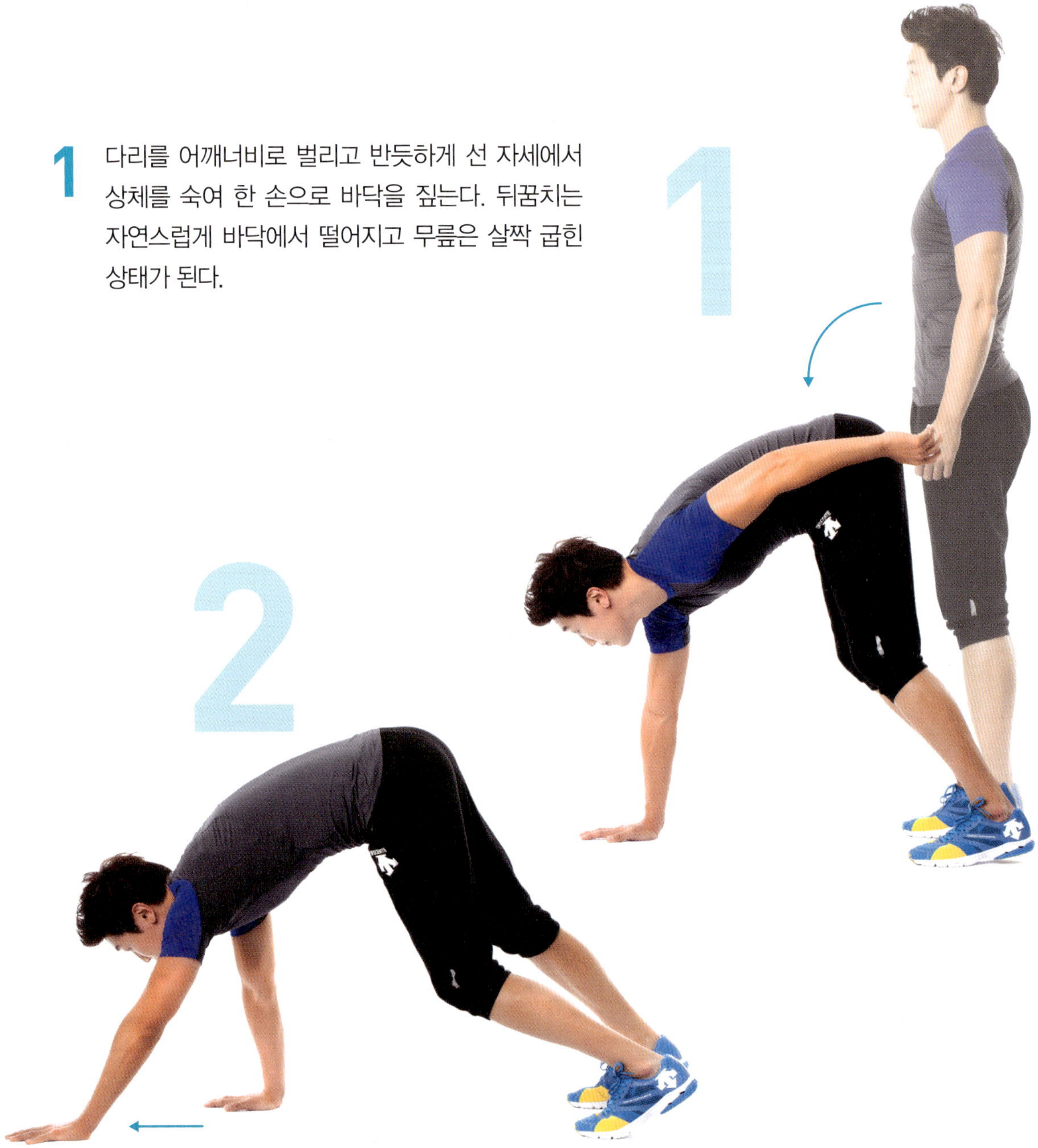

2 몸에 무리가 가지 않는 선에서 적당한 간격으로 한 손씩 번갈아가며 바닥을 짚어 앞으로 진행한다.

상체를 이용해 앞으로 걸어 나가는 동작으로 상·하체 전신을 단련할 수 있는 운동이다. 팔을 앞으로 진행할 때 상체 근력을 전체적으로 사용해야 손목에 부담이 가지 않는다. 일어서고 엎드릴 때 상체와 코어 및 하체 전신 근력을 사용한다는 것을 잊지 말자. 단, 체중이 많이 나갈 경우 팔을 지나치게 앞으로 뻗지 않도록 주의한다.

운동 부위	20초 동안 운동 횟수
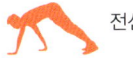 전신	1세트 5~8회

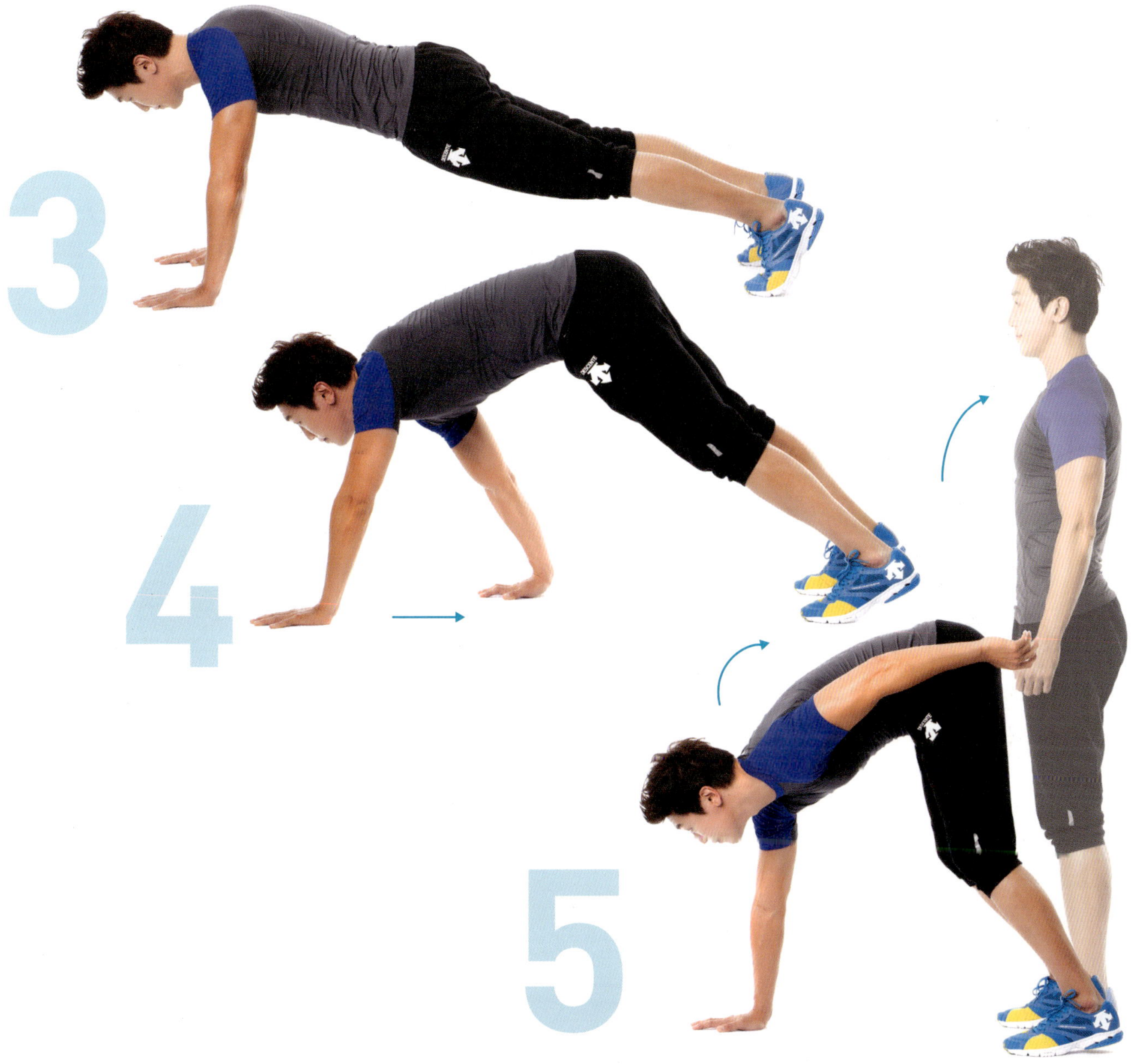

3 어깨와 발끝이 직선이 될 때까지 한 손씩 내딛으며 앞으로 이동한다. 이때 허리가 꺾이지 않게 주의한다.

4 앞으로 진행했던 순서대로 한 손씩 뒤로 이동한다.

5 균형을 유지하면서 몸을 세워 처음의 자세로 돌아온다. 처음부터 20초간 최대한 빠르게 반복한다.

07 옆으로 뛰고 바닥 짚기

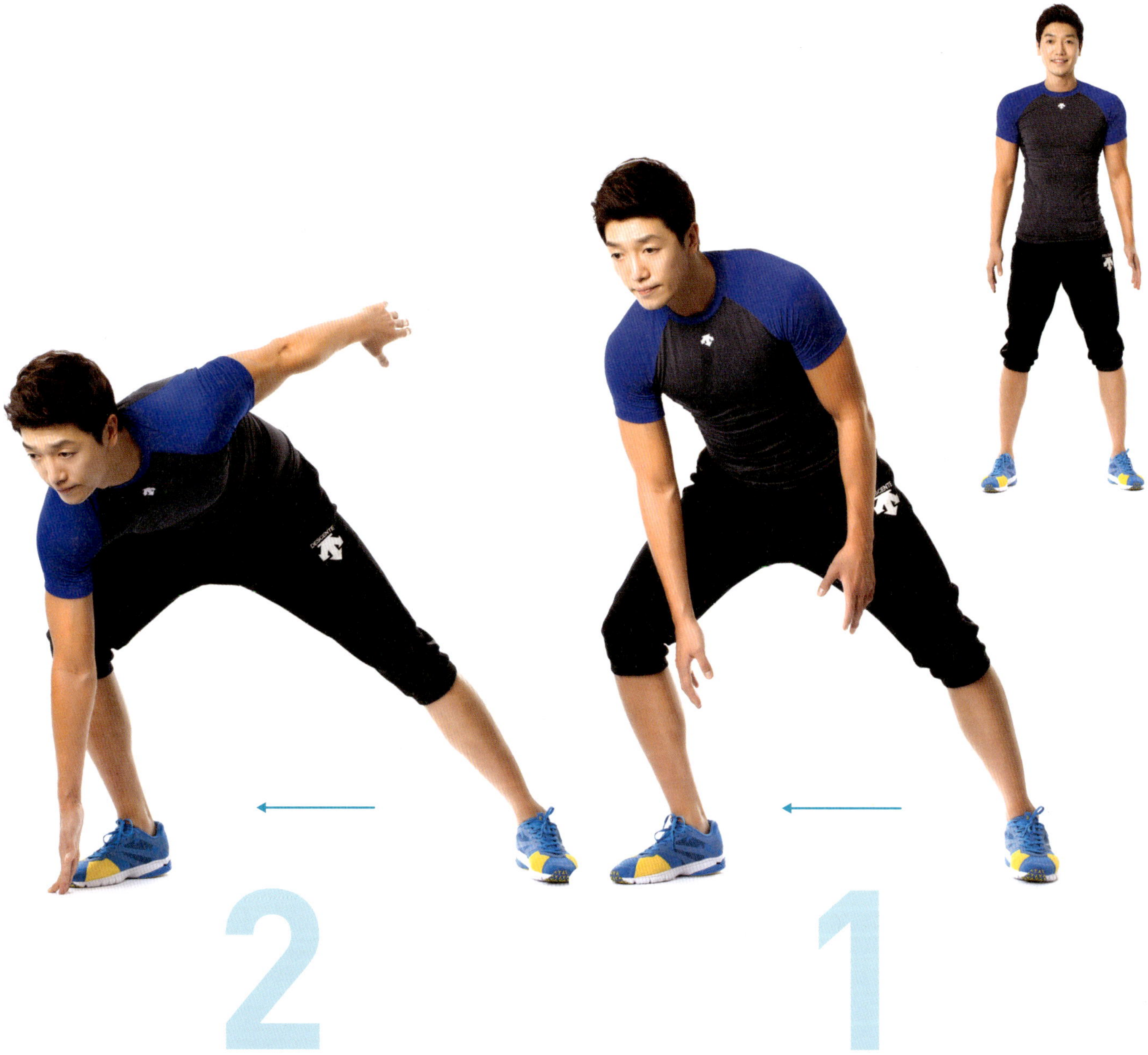

2 투 스텝 이동과 동시에 오른쪽 손끝으로 오른발 끝의 바닥을 터치한다.

1 다리는 어깨너비로 벌리고 발끝은 45도 정도 바깥쪽을 향하게 한다. 무게중심을 오른쪽 방향으로 옮기면서 상체를 숙이고, 가볍게 점프하듯 투 스텝 이동한다.

옆으로 중심을 이동시키며 가볍게 뛰는 동작이지만 빠르게 이동하는 동안 폭발적인 전신 근력이 사용되고 심폐지구력이 향상되는 대표적인 유산소성 운동이다. 평상시 잘 쓰지 않는 하체의 근육까지 고르게 발달시킬 뿐 아니라 체지방 연소에도 효과적이다. 옆으로 중심 이동을 할 때 발목이 접질리지 않도록 발의 각도에 유의할 것.

운동 부위	20초 동안 운동 횟수
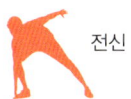 전신	1세트 6~8회

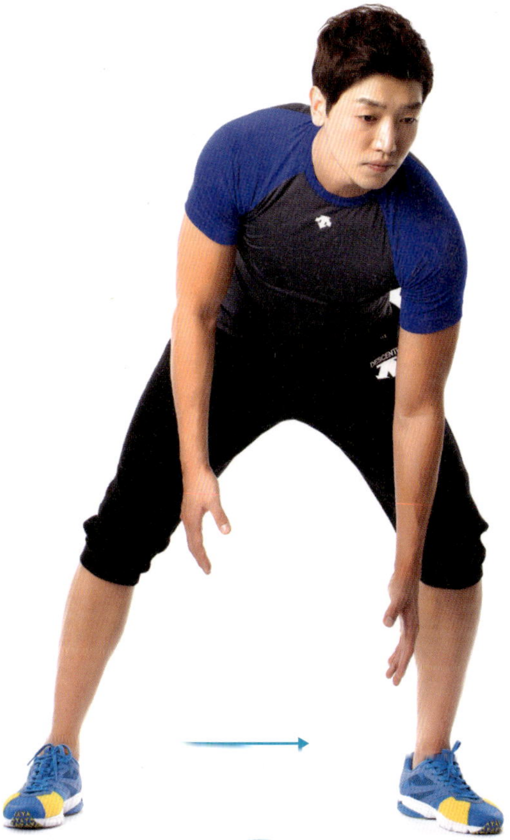

3

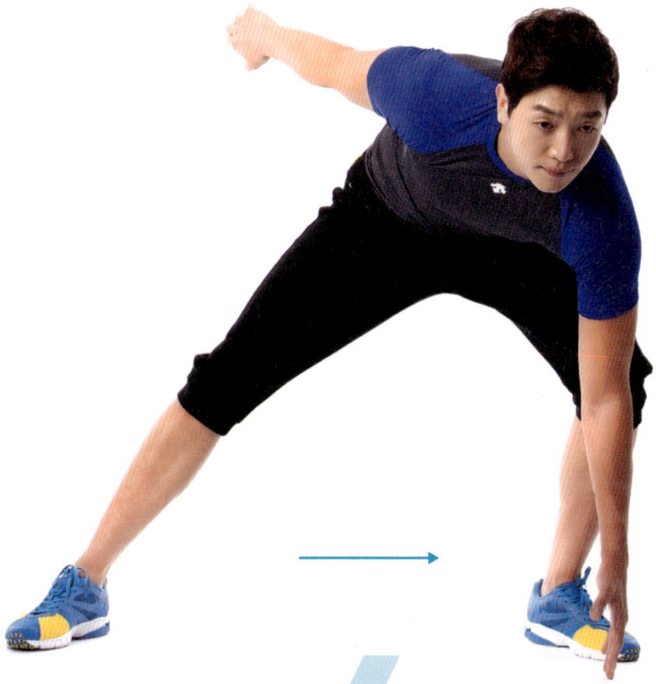

3 2번 자세와 위치에서 왼쪽으로 가볍게 점프하듯 투 스텝 이동한다.

주의! 스텝 할 때 발끝이 11자가 되지 않도록 바깥쪽으로 45도 이상 벌리고 이동한다.

4

4 투 스텝 이동과 동시에 왼쪽 손끝으로 왼발 끝의 바닥을 터치한다. 리듬을 타면서 동작이 끊기지 않게 좌우로 투 스텝씩 이동하며 20초간 빠르게 반복한다.

중급 08 엎드려 한쪽 다리 안으로 뻗기

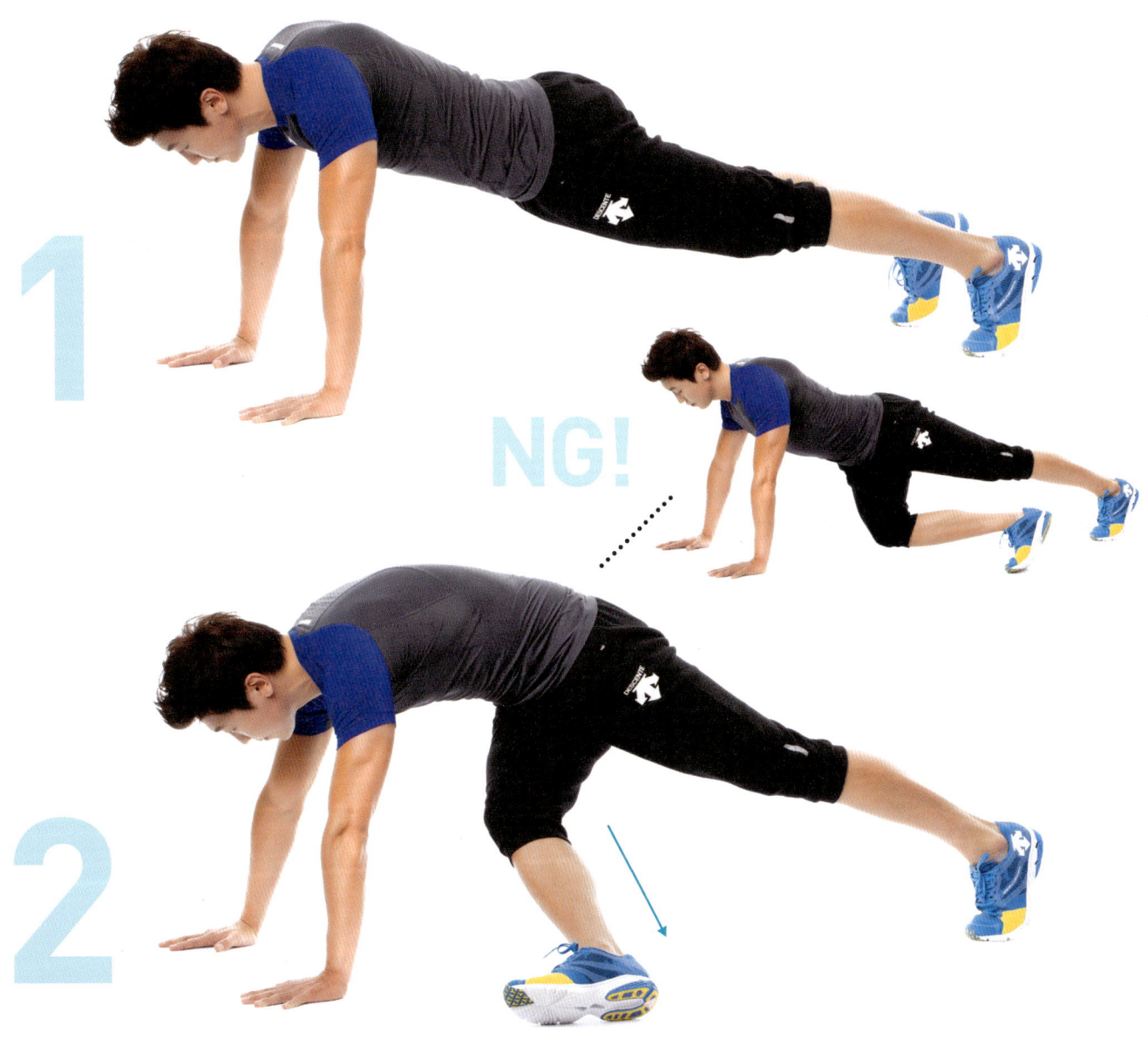

1. 양손을 어깨너비로 벌려 바닥을 짚고 엎드린다. 어깨와 발끝이 직선이 되도록 팔과 무릎을 쭉 펴고 뒤꿈치는 들어준다.

2. 오른쪽 다리를 왼쪽 옆구리 쪽으로 뻗으며 곧게 펴준다.

NG 허리가 꺾이지 않게 하고 다리를 최대한 편 상태로 뻗는다.

엎드린 자세에서 진행하는 전신 운동이다. 부상의 위험이 적다는 장점이 있으며 엎드린 자세를 유지하는 동안 상체 근육을 지속적으로 사용할 수 있다. 하체를 번갈아 이동하는 동작을 통해서는 복근과 하체 근육을 단련할 수 있다.

운동 부위	20초 동안 운동 횟수
허벅지 배	1세트 8~11회

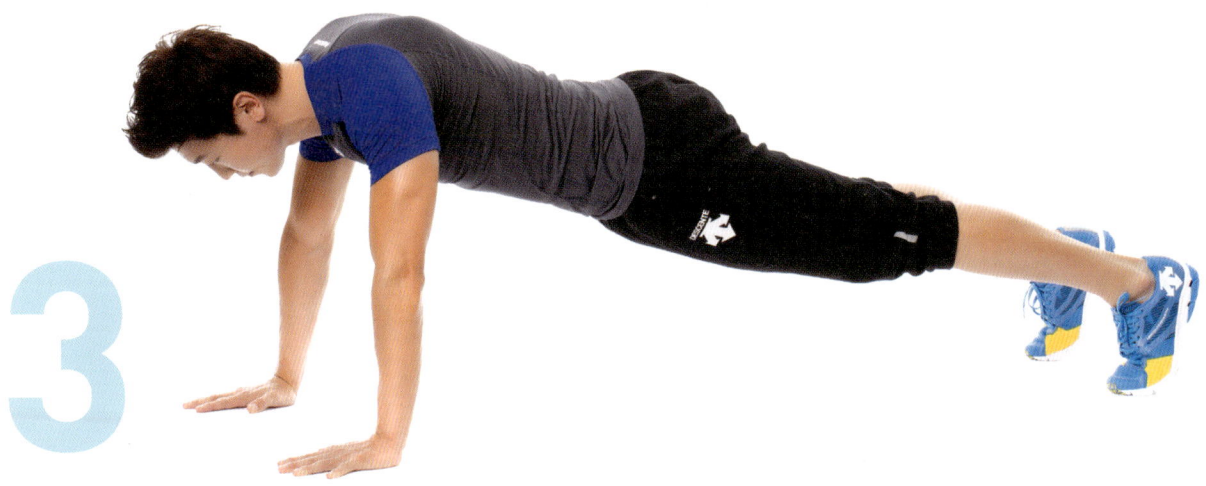

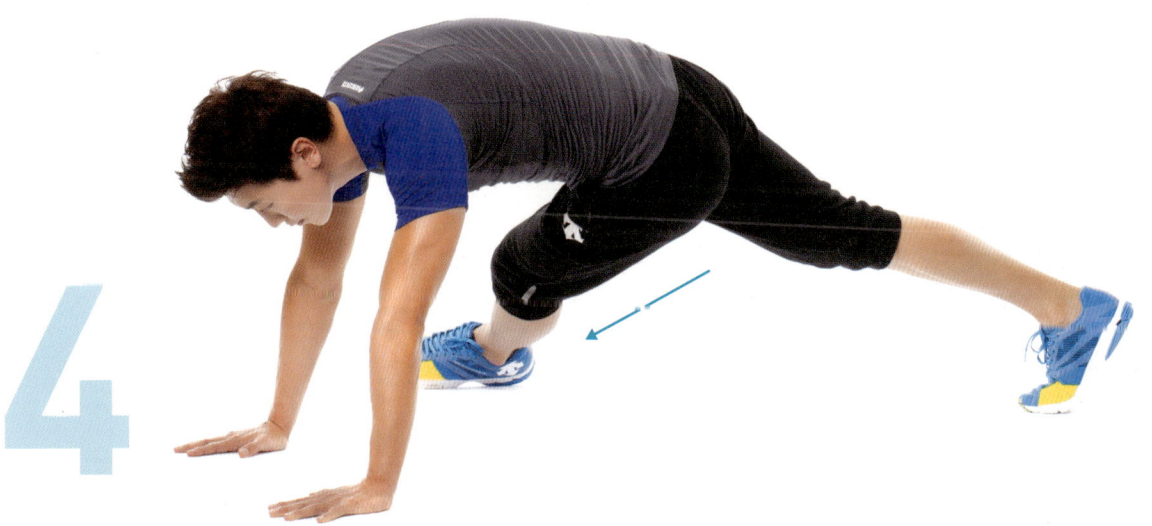

3 뻗었던 다리를 원위치시켜 처음자세로 돌아온다.

4 왼쪽 다리를 오른쪽 옆구리 쪽으로 뻗으며 곧게 펴준다. 정확한 자세로 20초간 빠르게 반복한다.

중급 09 팔굽혀펴기

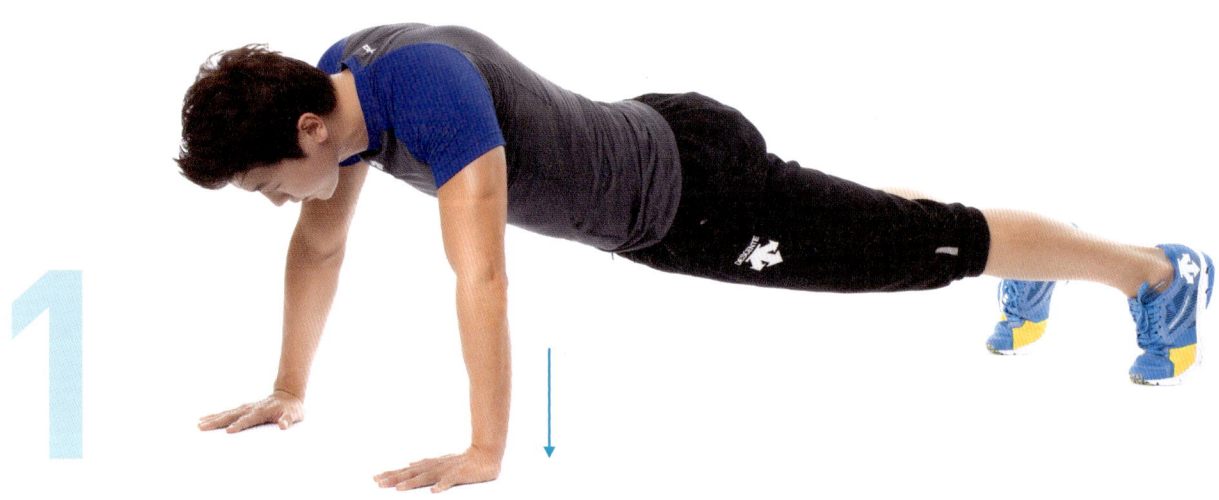

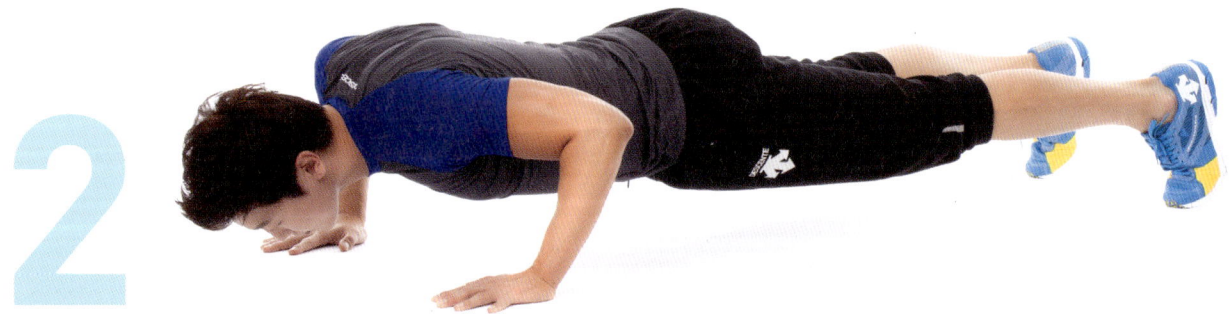

1 양손을 어깨너비로 벌리고 바닥에 엎드린다. 뒤꿈치를 들고 어깨와 발끝이 직선이 되도록 팔과 무릎을 편다.

2 팔을 굽히면서 가슴이 바닥에 닿기 전까지 몸 전체를 내려준다. 이때 팔 근육뿐 아니라 가슴 근육에 긴장이 느껴져야 한다. 바른 자세로 20초간 최대한 빠르게 반복한다.

운동기구나 장소에 구애받지 않고 언제 어디서나 할 수 있는 운동으로 가슴과 어깨, 허리와 복근까지 단련할 수 있다. 특히 가슴 근육을 키우고 싶어하는 남성이나 가슴을 탄력 있게 가꾸고 싶어하는 여성에게 효과적이며, 팔 근육 강화에도 좋은 운동이다.

운동 부위	20초 동안 운동 횟수
어깨 등 가슴 배 팔	1세트 15~26회

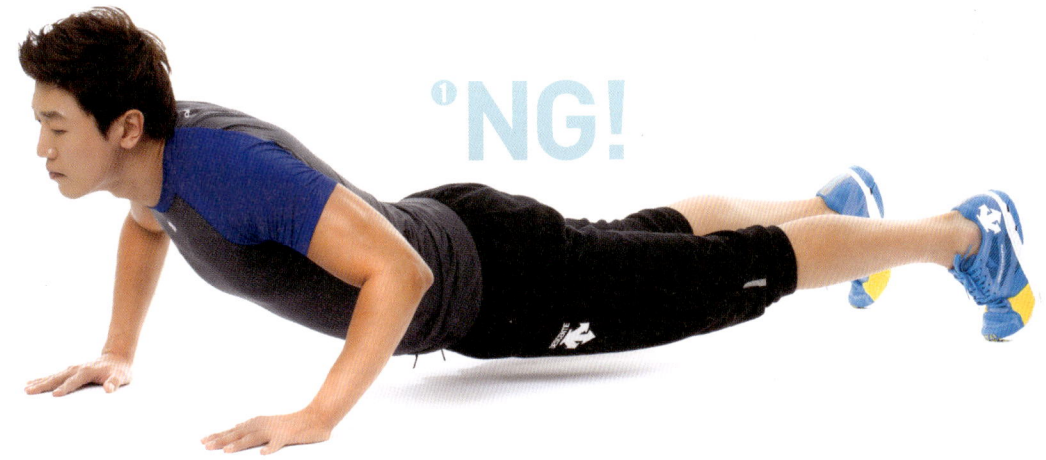

❶ NG!

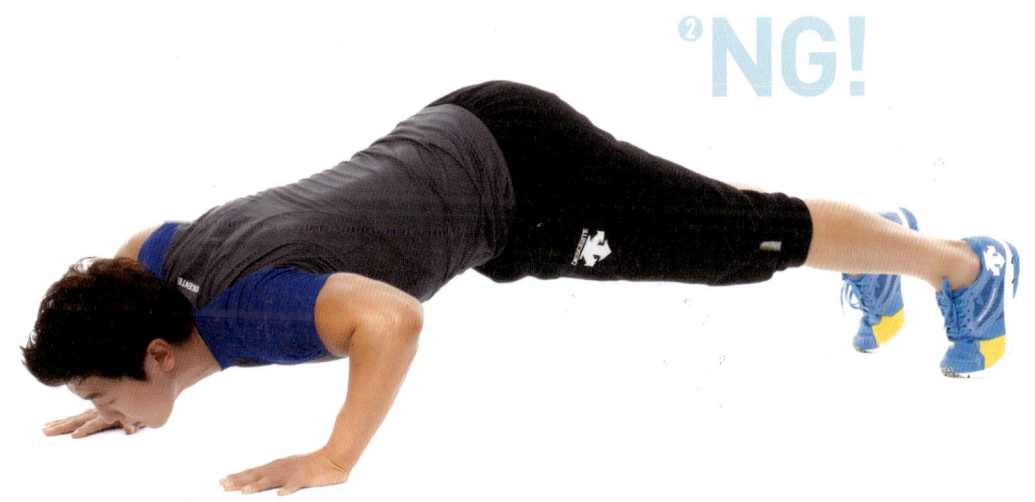

❷ NG!

❶ NG 팔꿈치의 각도가 충분히 내려가지 않은 상태에서 몸만 내려가면 이런 자세가 나오는데, 허리 통증을 일으킬 수 있으므로 주의한다.

❷ NG 팔은 충분히 굽혔지만 몸 전체가 내려가지 않아 엉덩이가 위로 솟은 이 동작은 어깨와 팔에 부담을 주게 되어 부상의 위험이 있다.

중급 10 엎드려 무릎 가슴으로 당기며 내딛기

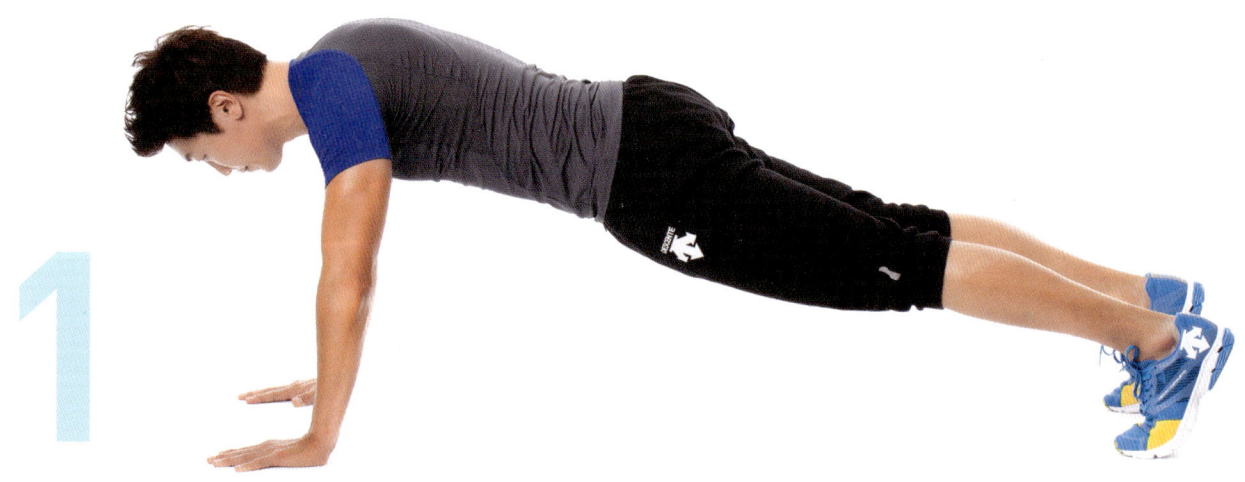

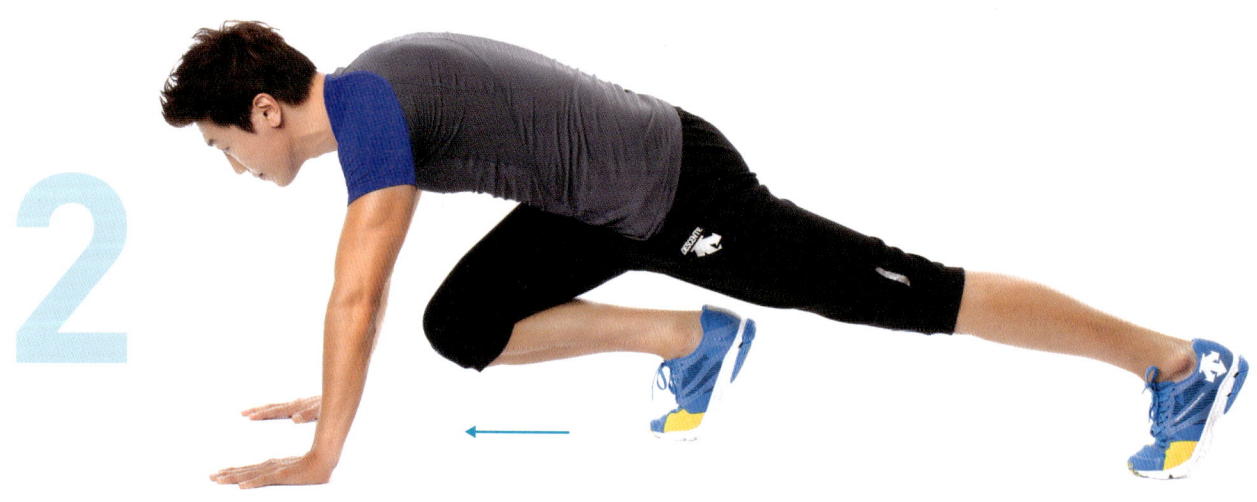

1. 양손을 어깨너비로 벌리고 바닥에 엎드린다. 뒤꿈치를 들고 어깨와 발끝이 직선이 되도록 팔과 무릎을 편다.

2. 오른쪽 다리를 오른쪽 가슴 쪽으로 힘차게 당기며 내딛는다.

짧은 시간에 운동 효과를 극대화할 수 있는 유산소성 근력 운동이다. 원래 달리기 자세 교정이나 체력 테스트 목적으로 만들었지만, 전신 근력 운동으로도 새롭게 주목받고 있다. 앞뒤로 발을 교차할 때 무릎을 몸 쪽으로 끌어당겨 반대쪽으로 빠르게 움직여야 하며 복근에 긴장을 늦추지 않는 것이 포인트다.

운동 부위	20초 동안 운동 횟수
전신	1세트 15~24회

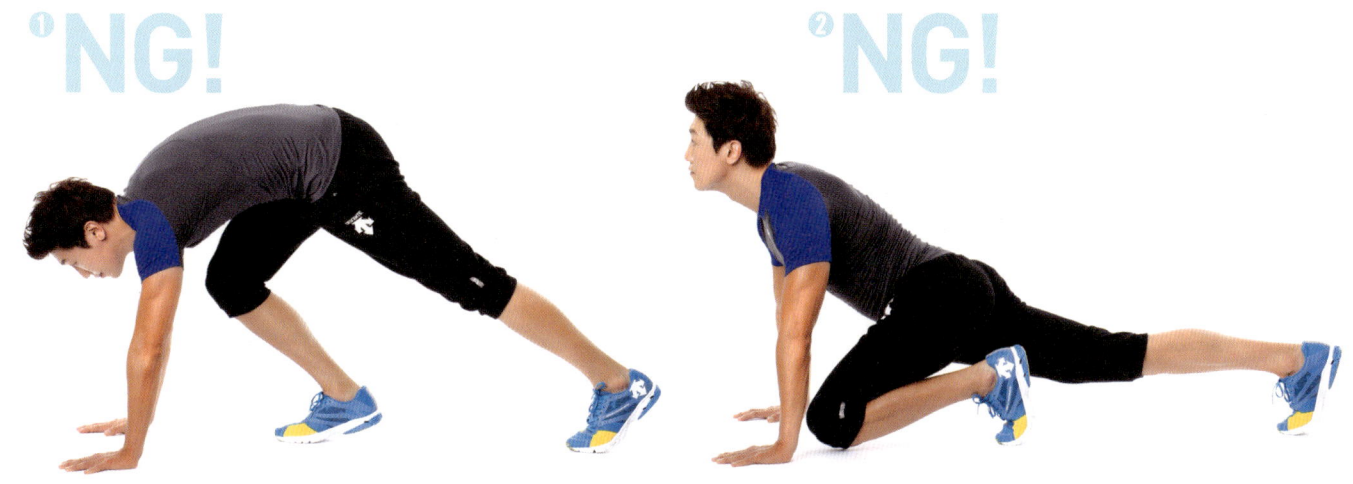

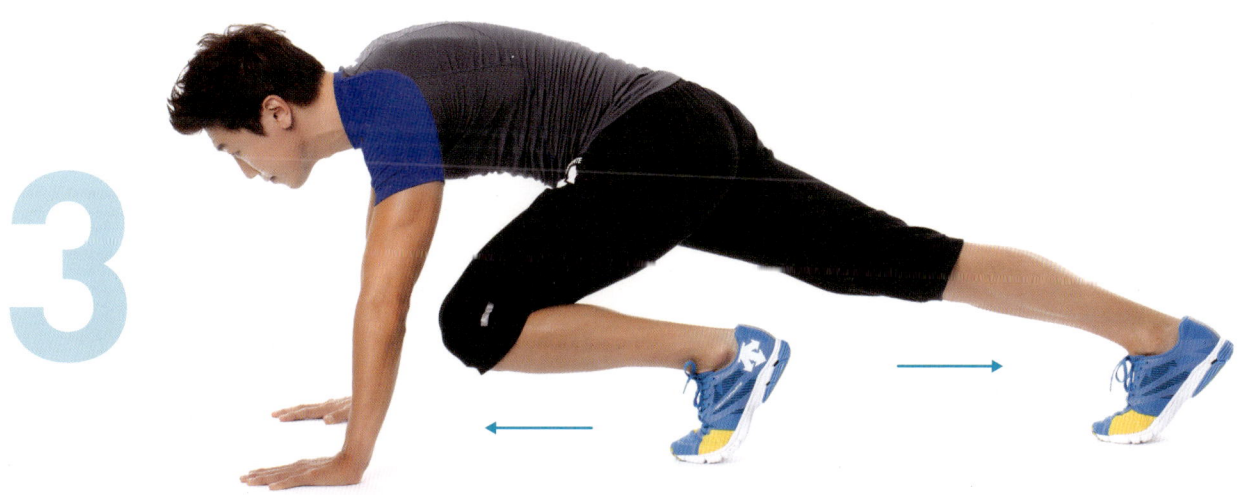

3 오른쪽 다리을 뒤로 뻗는 것과 동시에 왼쪽 다리를 왼쪽 가슴 쪽으로 힘차게 끌어당긴다. 두 발을 번갈아가며 빠르게, 뛰듯이 20초간 반복한다.

❶NG 다리를 당겨 내디딜 때 엉덩이가 솟지 않게 주의한다. 엉덩이 높이는 처음 엎드렸을 때와 동일하게 한다.

❷NG 다리를 당겨 내디딜 때 상체를 세우거나 무릎이 바닥에 닿지 않게 주의한다.

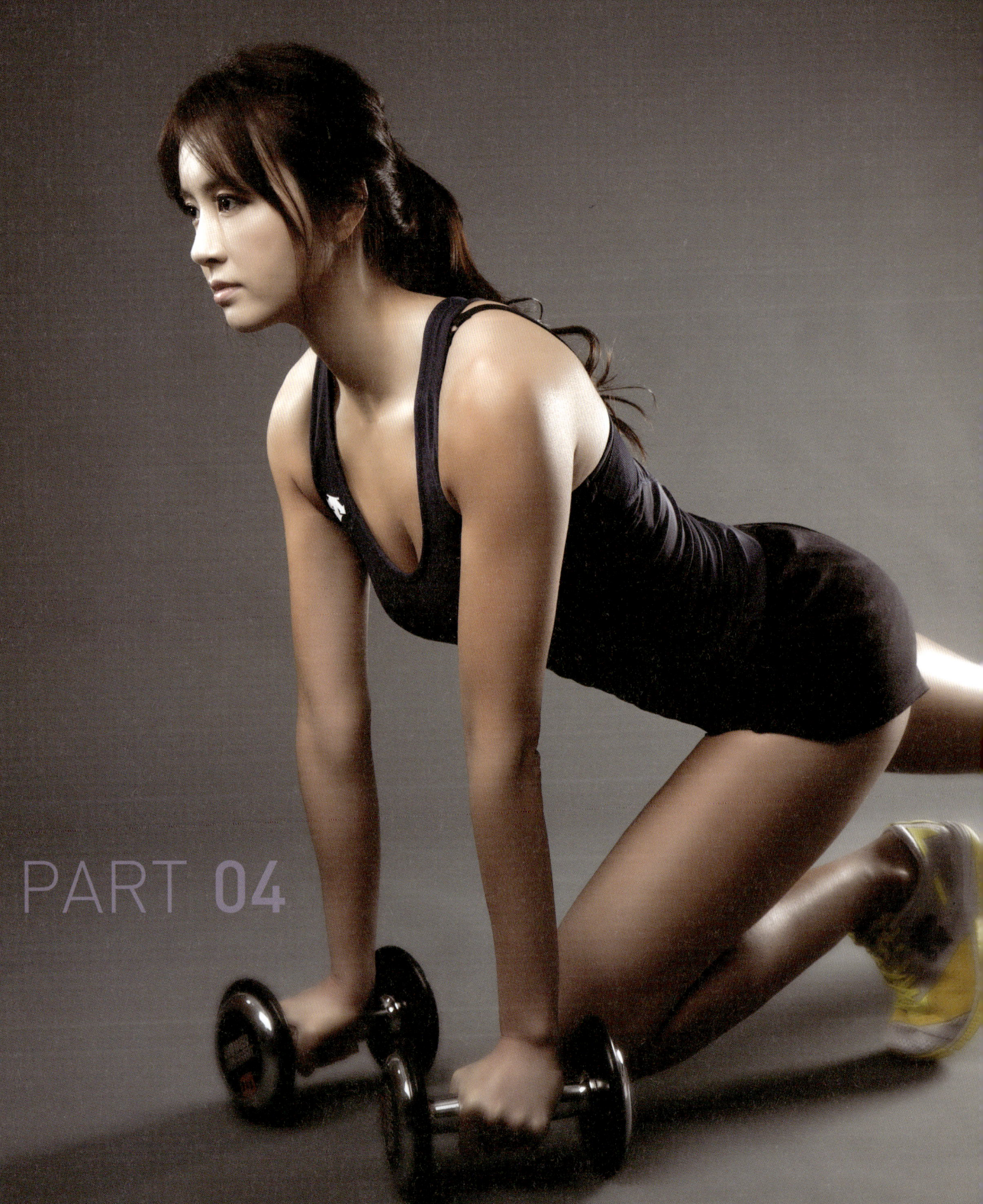

PART 04

숙련자를 위한 고급 타바타 동작 10

TABATA training

상체 일으키며 무릎 잡기

버피테스트하기

점프하며 런지하기

엎드려 팔로 걷고 팔굽혀펴기

엎드려 한 발씩 바깥쪽으로 내딛기

버피테스트 후 팔굽혀펴기

옆으로 점프하며 스케이팅하기

상체 일으켜 비틀며 팔꿈치 무릎 교차하기

높게 점프 스쿼트하기

버피테스트 후 무릎 가슴으로 당기고 점프하기

쿨링다운&마무리 스트레칭

고급 01 상체 일으키며 무릎 잡기

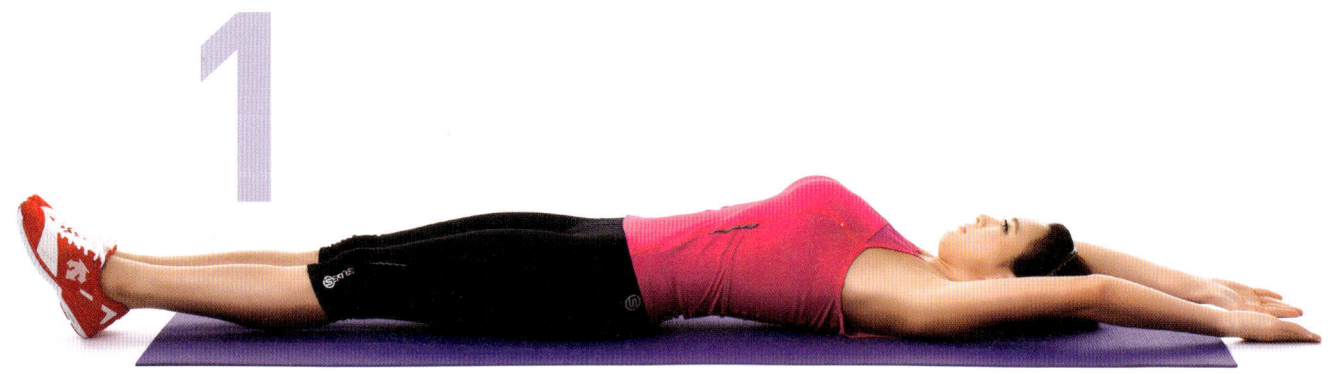

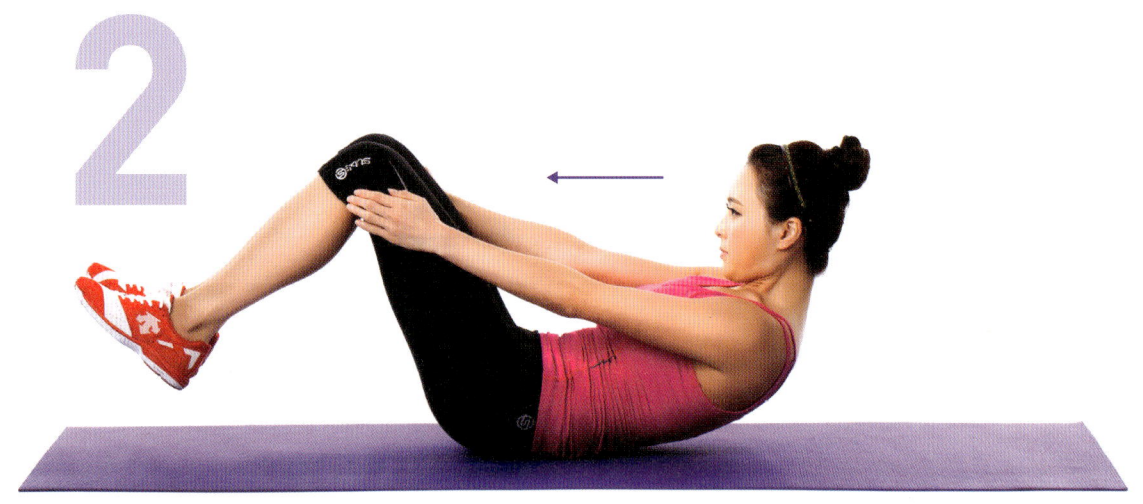

1 양팔을 위로 쭉 뻗은 자세로 바닥에 눕는다. 양 무릎과 발은 붙이고 팔은 어깨너비 정도로 자연스럽게 벌린다.

2 무릎을 모아 세우는 동시에 상체를 일으키며 팔은 무릎을 향해 뻗는다.

윗몸일으키기를 응용한 동작으로, 복근과 유연성을 기를 수 있는 복근 전신 운동이다. 누웠다가 일어나면서 양쪽 무릎을 끌어안는 단순한 동작이지만, 유연성이 없으면 혼자 일어나는 것이 쉽지 않을 수 있다. 운동 시작 전에 누운 상태에서 양쪽 무릎을 잡고 몸을 말아주는 연습을 하면 도움이 된다. 복근에 긴장을 늦추지 않으면서 몸을 둥글게 말아주는 것이 포인트.

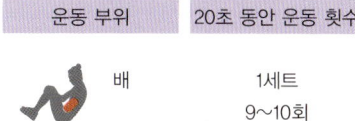

운동 부위	20초 동안 운동 횟수
배	1세트 9~10회

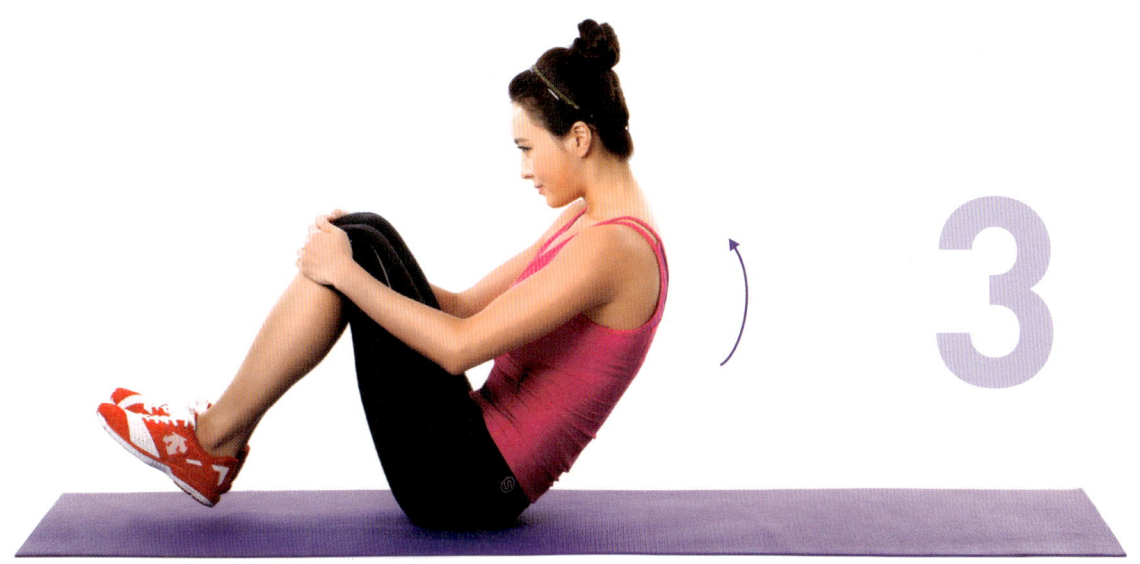

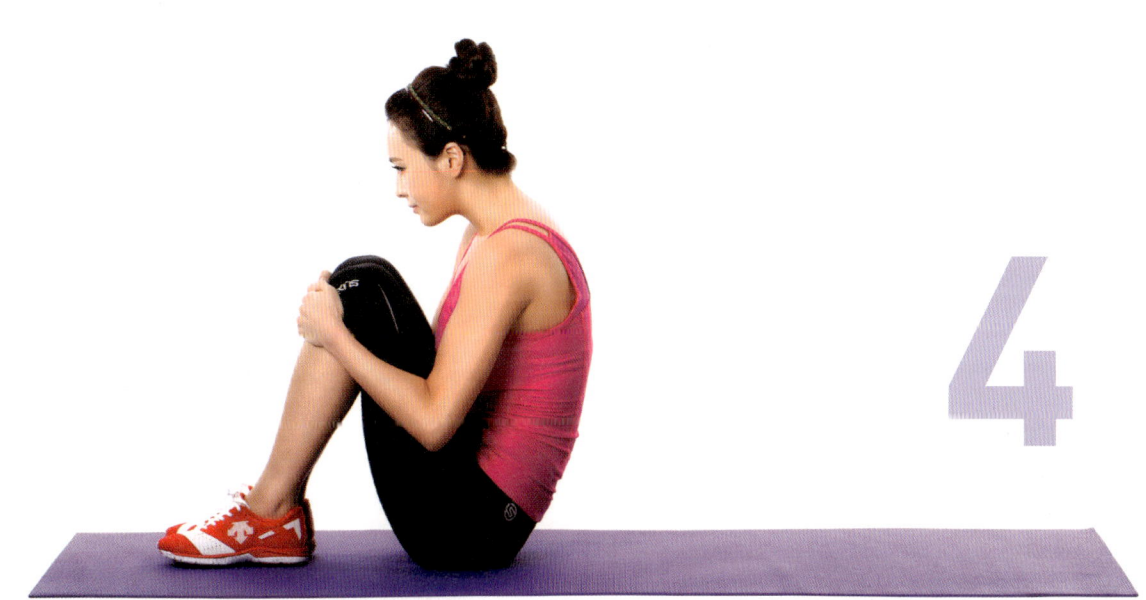

3 배에 힘을 주고 상체를 일으키면서 양손으로 무릎을 잡는다.

4 상체를 완전히 일으켜 두 팔로 무릎을 감싼다. 이때 발은 바닥에 편하게 붙인다. 정확한 자세로 20초간 빠르게 반복한다.

고급 »02 버피테스트하기

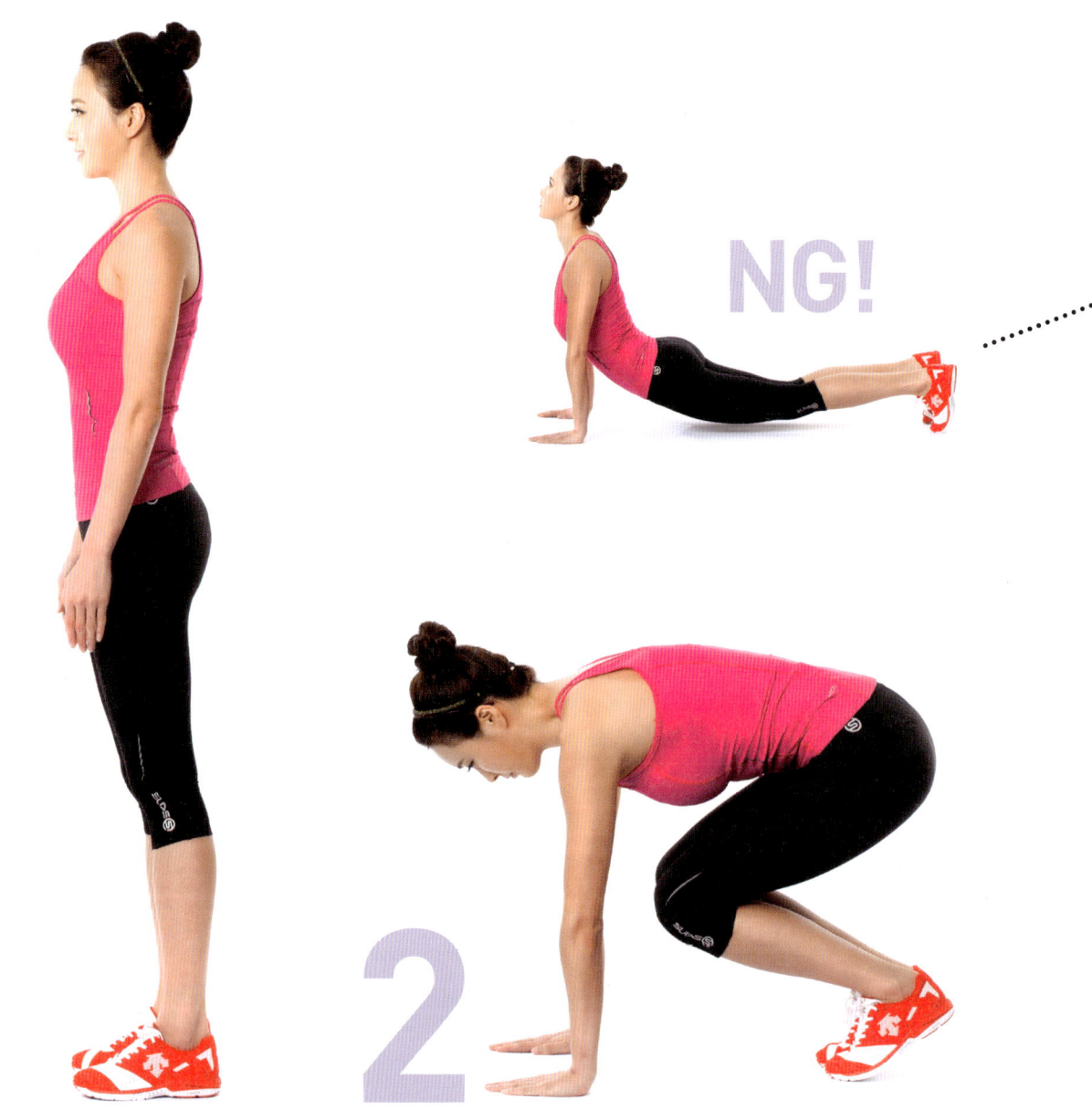

1 양발은 살짝만 벌리고 차려 자세로 반듯하게 선다.

2 상체와 무릎을 구부리면서 양손으로 바닥을 짚어 점프 자세를 취한다.

주의! 점프할 때 무릎이 벌어지지 않게 모아준다.

짧은 시간에 칼로리 소모를 최대화할 수 있는 유산소성 전신 운동이다. 운동선수들의 체력 향상을 목적으로 만들어진 운동으로, 운동 강도가 세고 그만큼 운동 효과도 크다. 바닥을 짚을 때 손목에 부담이 가지 않게 주의하고, 양발을 뒤로 뻗을 때 허리를 곧게 펴주면서 복근과 힙의 긴장감을 유지해야 한다.

운동 부위	20초 동안 운동 횟수
 전신	1세트 8~10회

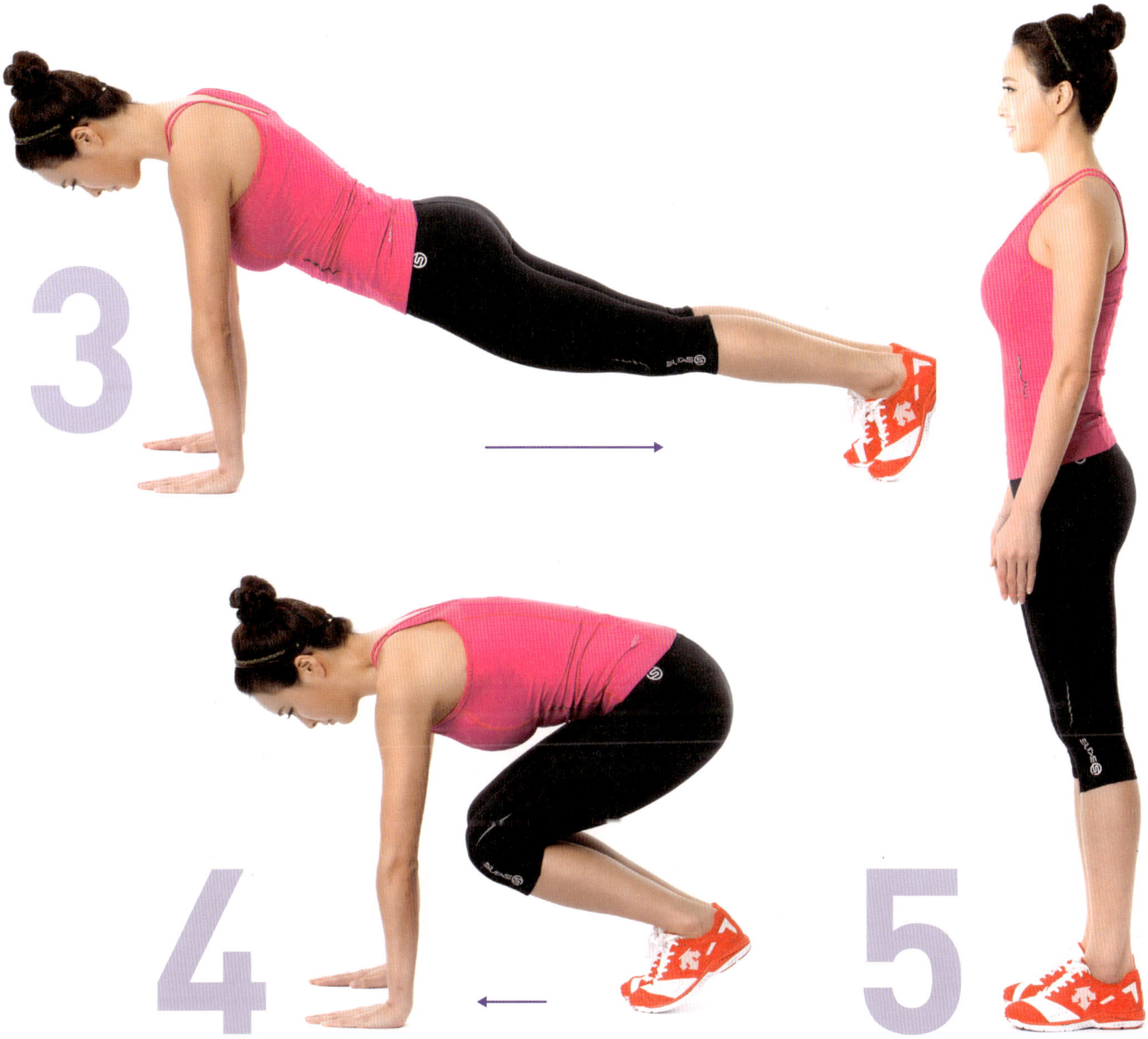

3 점프하며 다리를 뒤로 곧게 뻗는다. 어깨와 발끝이 직선이 되어야 한다.

NG 엎드릴 때 상체를 들면 골반이 내려가면서 허리에 부담을 주게 된다.

4 다시 점프해 무릎을 가슴 쪽으로 당긴다.

5 복근에 힘을 주면서 일어나 처음 자세로 돌아간다. 정확한 자세로 최대한 빠르게 20초간 반복한다.

점프하며 런지하기

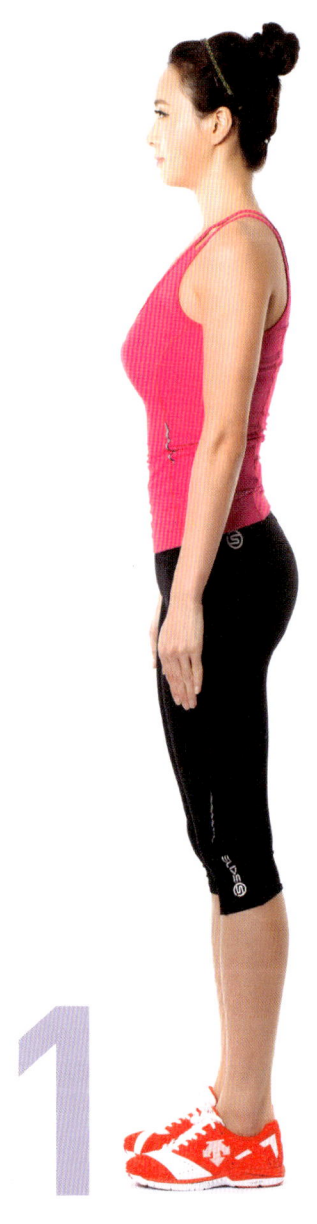

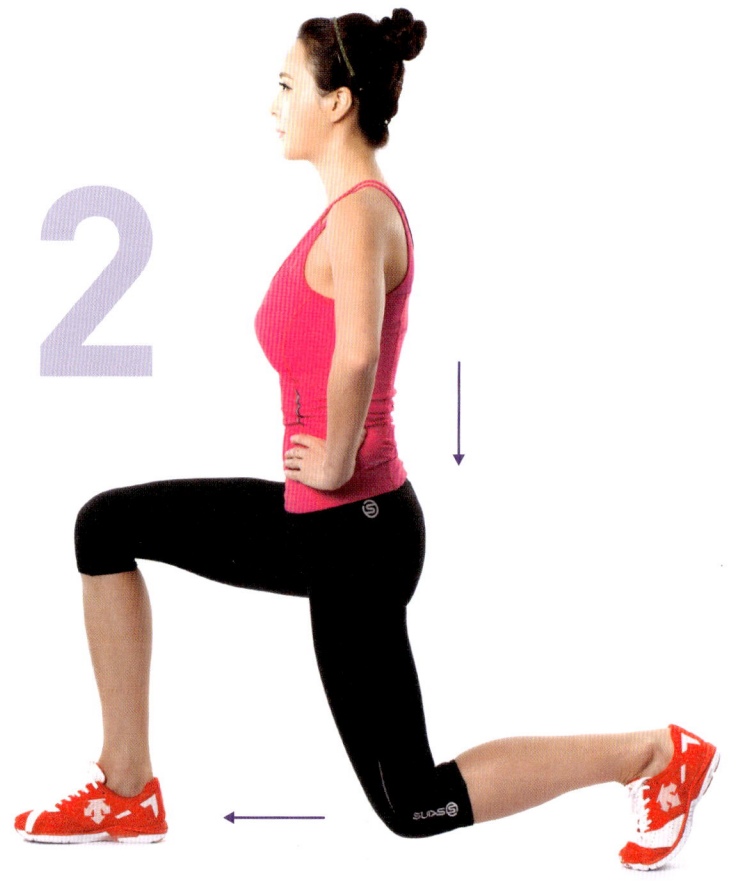

1 양발을 어깨너비 정도로 벌리고 차려 자세로 반듯하게 선다.

2 양손을 허리에 얹고 오른발을 앞으로 크게 내딛은 후 양 무릎을 구부려 직각으로 앉는다. 이때 앞으로 내민 오른쪽 무릎은 허벅지와 수평이 되어야 하고, 왼쪽 무릎은 바닥에 닿기 전까지 충분히 내려준다.

탄탄한 허벅지와 볼륨감 있는 힙 라인을 만들어주는 런지 동작에 점프를 접목해 하체 체지방 연소 효과를 폭발적으로 증가시킨 전신 근력 운동이다. 하지만 체중을 실어 점프하는 동작이기 때문에 체중이 많이 나갈 경우 무릎 관절에 무리가 가므로 삼가는 것이 좋다.

운동 부위	20초 동안 운동 횟수
힙 허벅지	1세트 16~20회

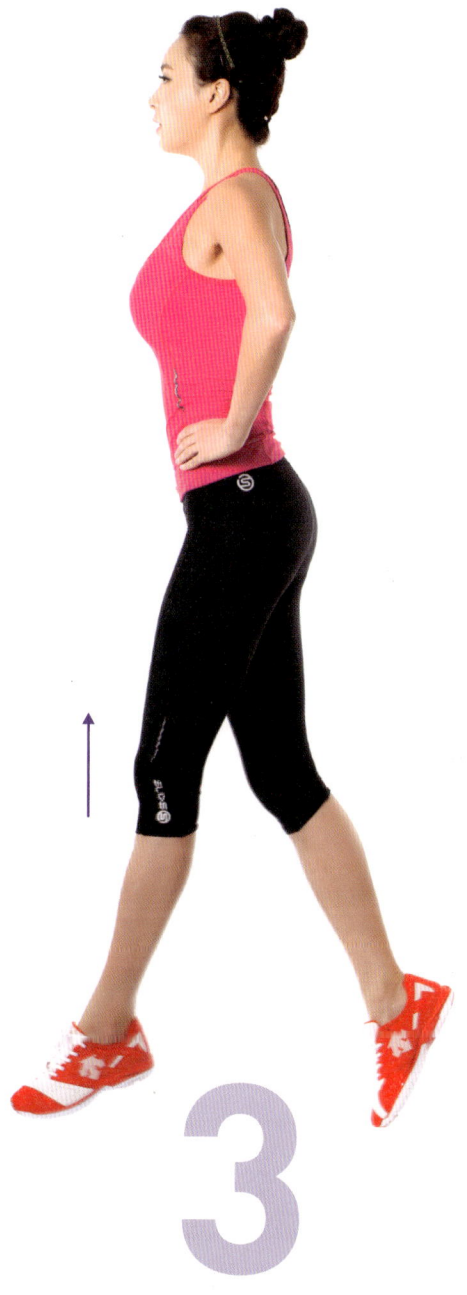

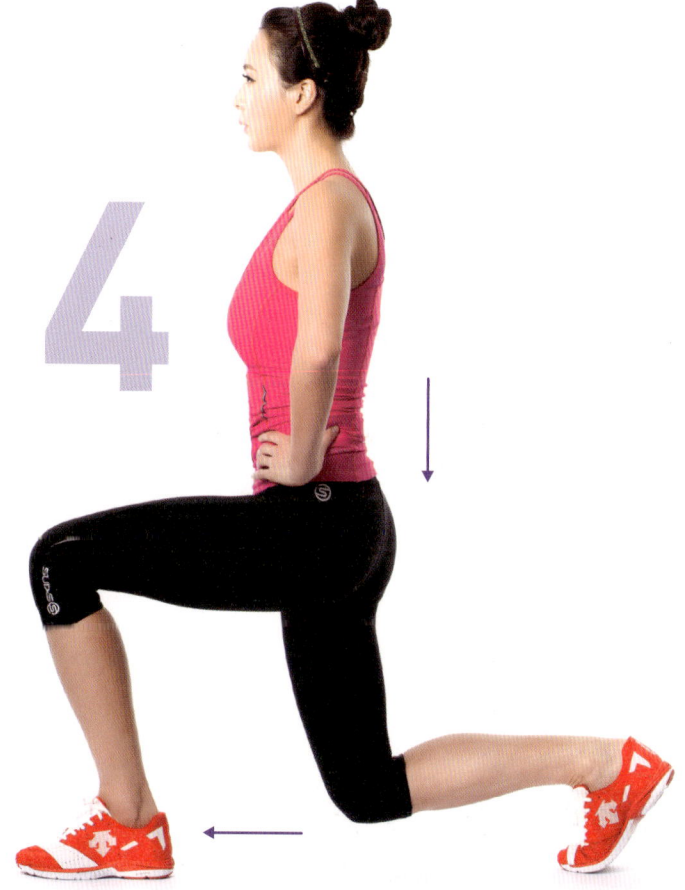

3 그대로 일어나면서 가볍게 점프해 공중에서 다리 위치를 바꿔준다.

주의! 다리를 굽혔다 펴면서 뛰어올라야 하는 동작이므로 점프하고 착지할 때 균형을 잃지 않도록 신경 쓴다.

4 착지하면서 왼발이 앞으로 오도록 런지 동작을 만든다. 이런 방법으로 두 다리 위치를 바꿔가며 런지 – 점프 동작을 20초간 반복한다.

주의! 착지할 때 교차되어 앞으로 뻗는 무릎의 각도가 발끝을 넘지 않게 한다.

고급 04 엎드려 팔로 걷고 팔굽혀펴기

1 양발을 어깨너비로 벌리고 팔은 자연스럽게 양쪽 허벅지 바깥쪽에 대고 반듯하게 선다.

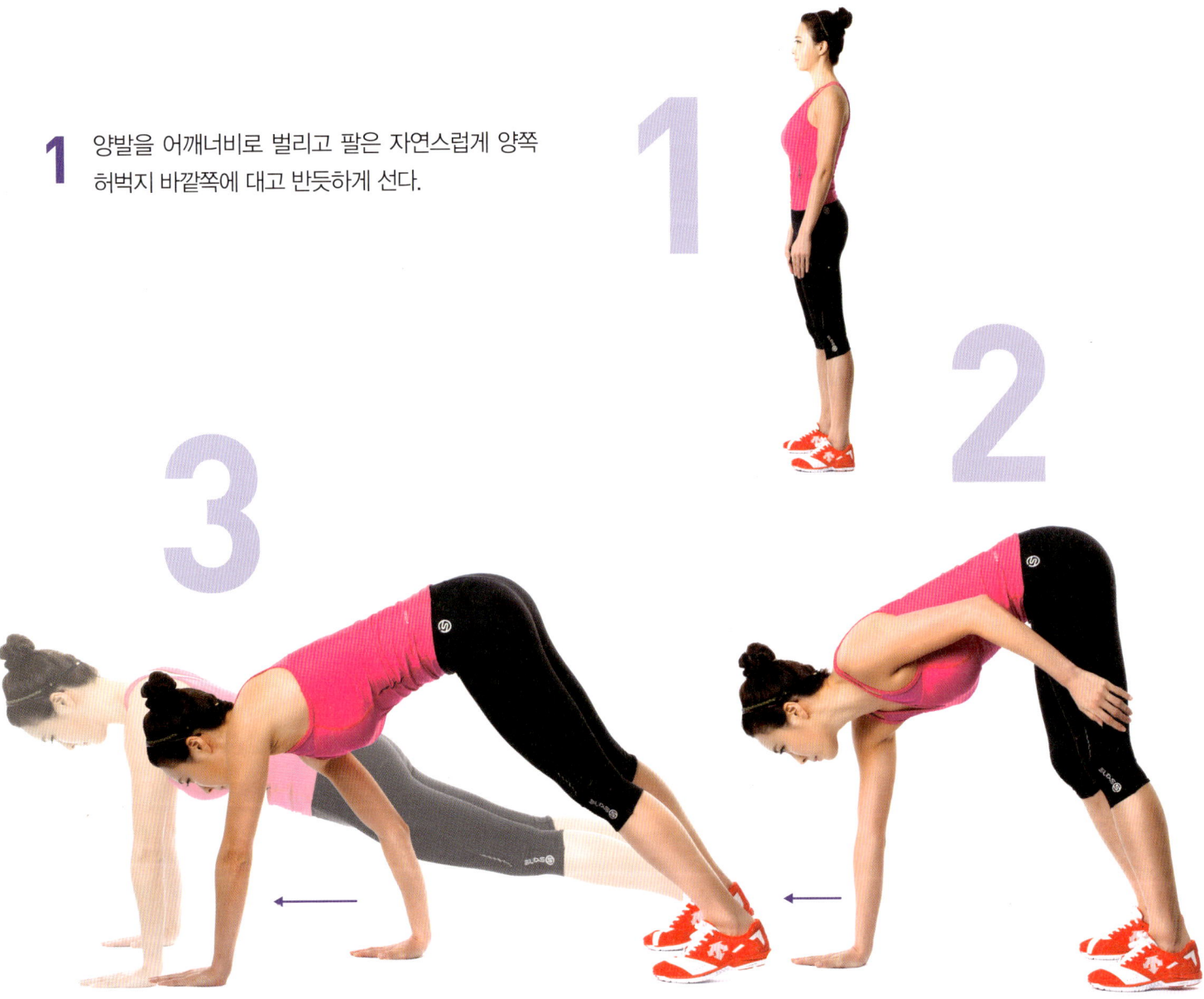

3 몸에 무리가 가지 않는 선에서 적당한 간격으로 한 손씩 번갈아가며 바닥을 짚어 앞으로 진행한다. 양 손의 위치를 나란히 하고, 어깨와 발끝이 직선이 되도록 팔과 무릎을 편다.

2 상체를 숙여 한 손으로 바닥을 짚는다. 뒤꿈치는 자연스럽게 바닥에서 떨어지고 무릎은 살짝 굽힌 상태가 된다.

상·하체 전신 운동인 암 워킹에 팔굽혀펴기를 더한 전신 근력 운동이다. 팔을 이용해 앞으로 나아갈 때 손목에 부담이 가지 않도록 상체의 근력을 전체적으로 사용해야 한다. 팔굽혀펴기가 체력적으로 부담스러운 여성이라면 무릎을 바닥에 대고 하는 방법도 있다. 또한 체중이 많이 나가는 사람은 팔을 지나치게 앞으로 뻗지 않도록 주의한다.

운동 부위	20초 동안 운동 횟수
전신	1세트 4~5회

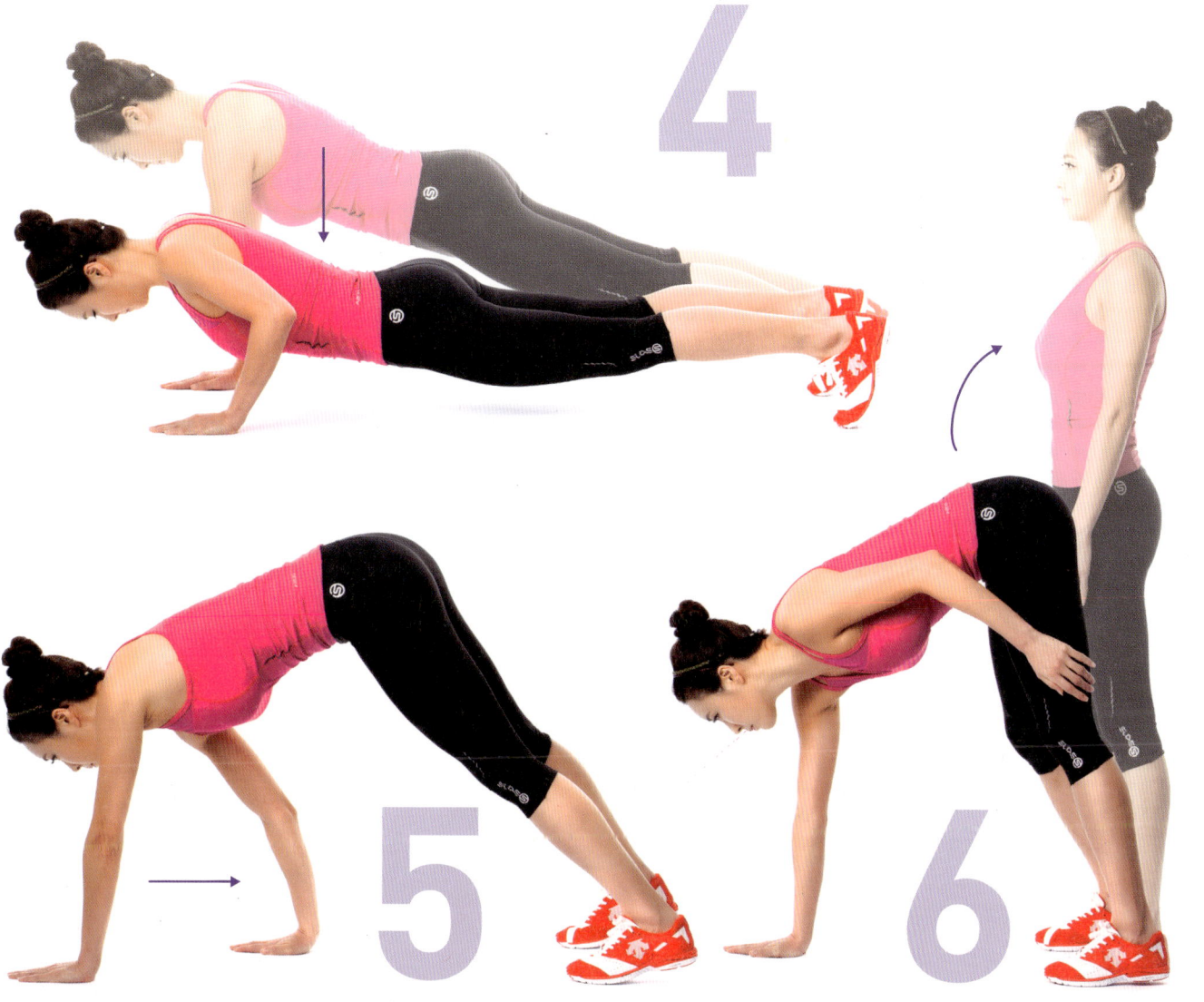

4 팔꿈치를 굽히면서 가슴이 바닥에 닿기 전까지 몸 전체를 내려 팔굽혀펴기를 1회 한다. 허리와 엉덩이도 함께 내려갔다 올라와야 허리에 무리가 가지 않는다.

5 앞으로 진행했던 순서대로 한 손씩 뒤로 이동한다.

6 균형을 유지하면서 일어난다. 정확한 자세로 최대한 빠르게 20초간 반복한다.

고급 05 엎드려 한 발씩 바깥쪽으로 내딛기

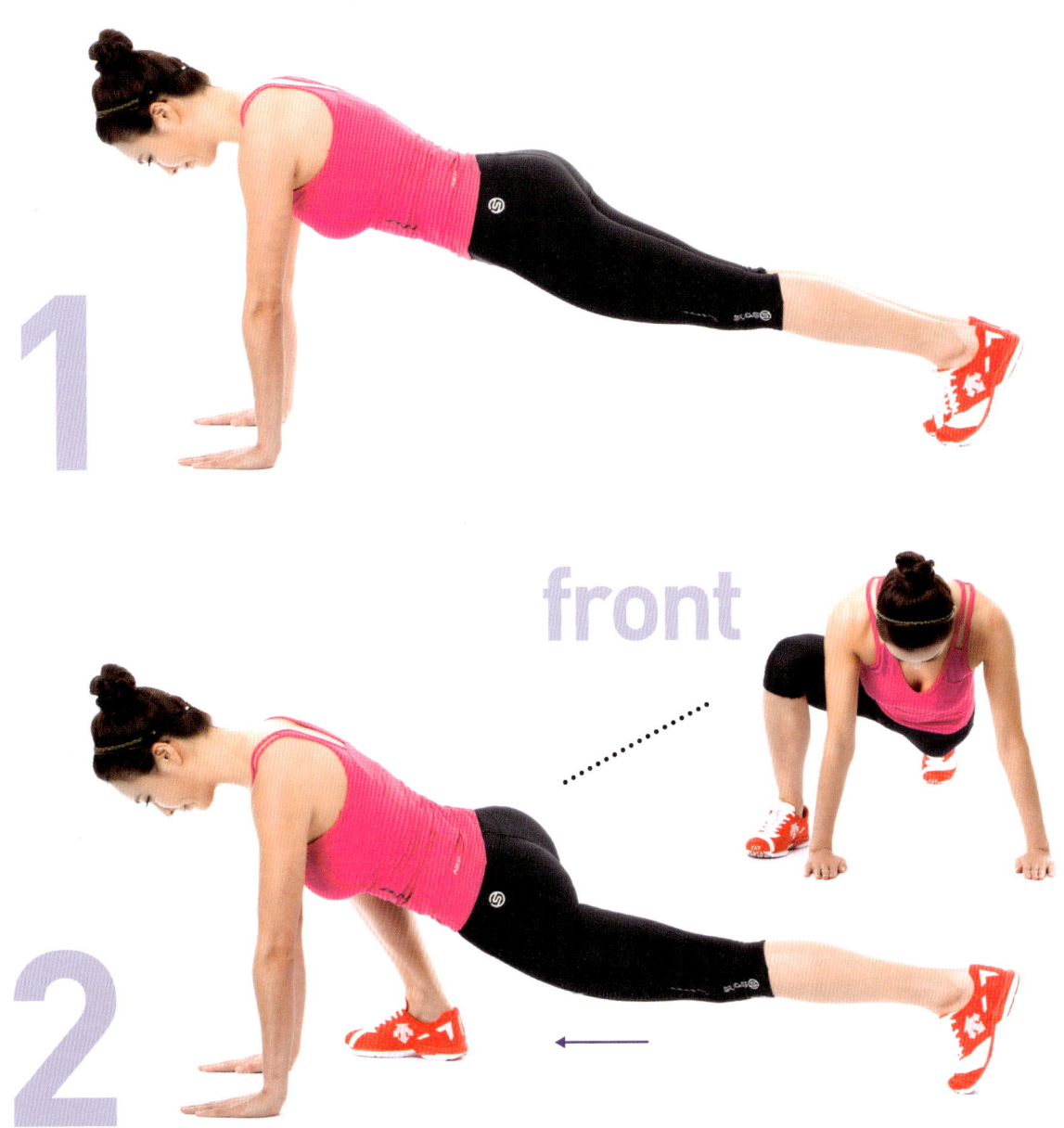

1. 양손을 어깨너비로 벌려 바닥을 짚고 엎드린다. 어깨와 발끝이 직선이 되도록 팔과 무릎을 쭉 펴고 발뒤꿈치를 들어준다.

2. 오른쪽 다리를 가슴 가까이 끌어당겨 오른팔 바깥쪽으로 내딛는다.

tip! 내딛는 발은 뒤꿈치까지 바닥에 완전히 닿게 한다.

유연성과 상·하체 코어 등 전신 근력이 쓰이는 대표적 전신 운동이다. 엎드린 자세에서 복근에 힘을 주어 자세를 바로잡는 것이 중요하며, 다리를 교차할 때 발끝으로 이동하는 것이 아니라 발바닥 전체를 이동시켜 고관절(몸에서 회전이 가능한 관절로 골반과 넙다리뼈를 연결하는 관절) 스트레칭과 전신 근력이 쓰일 수 있게 해야 한다.

운동 부위	20초 동안 운동 횟수
허벅지 배	1세트 8~10회

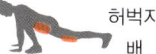

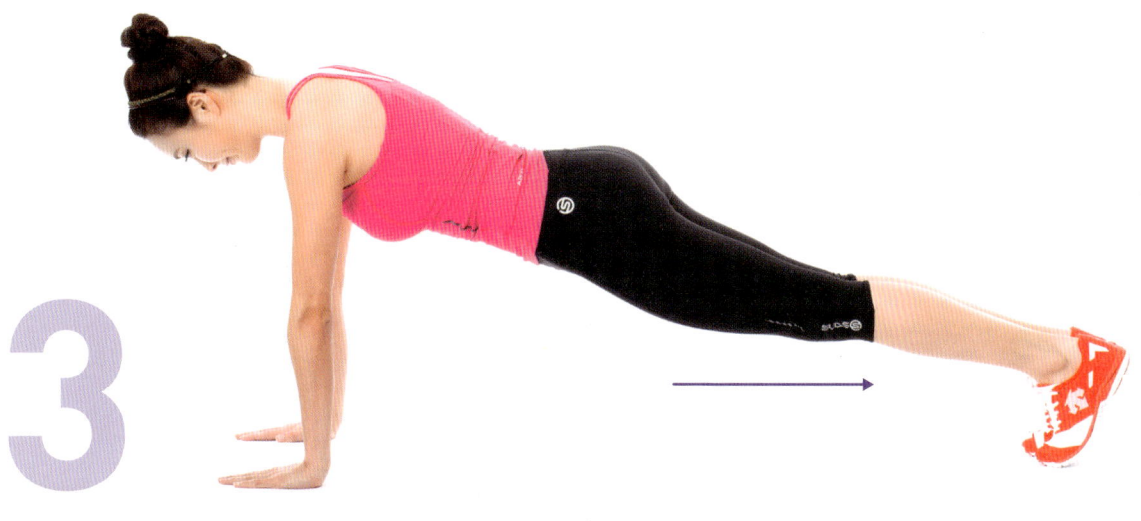

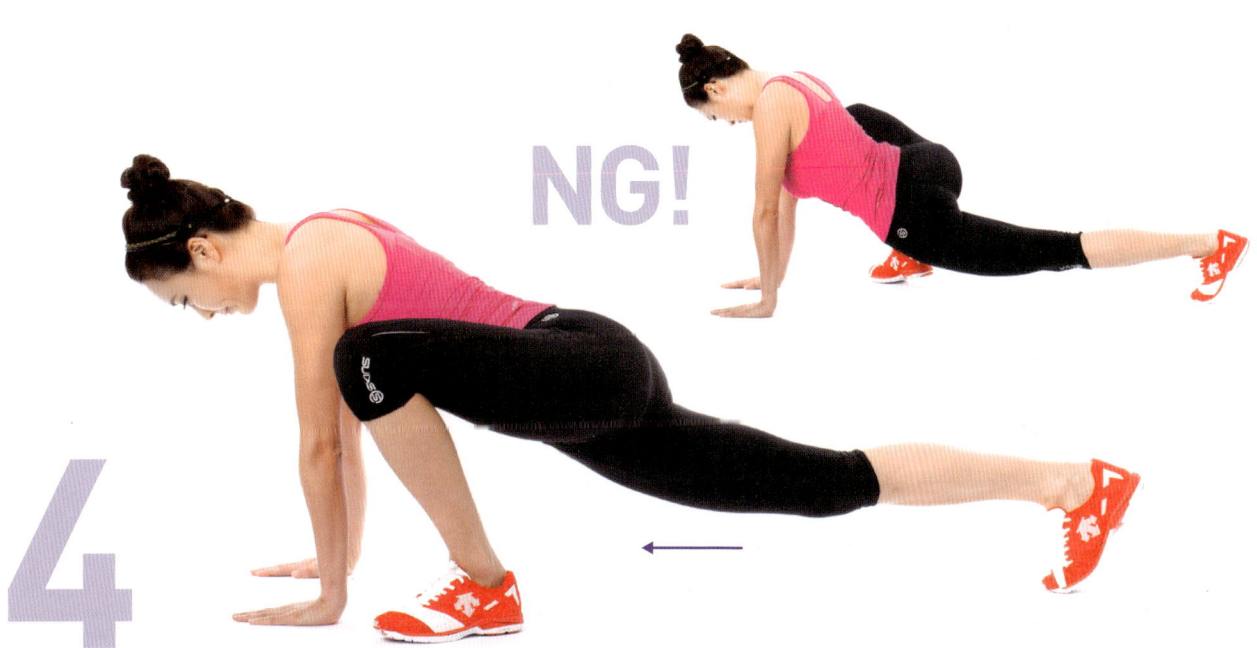

3 끌어당겼던 무릎을 펴면서 처음 자세로 돌아와 어깨와 발끝이 직선이 되게 한다.

4 같은 방법으로 왼쪽 다리를 가슴 가까이 끌어당겨 왼팔 바깥쪽으로 내딛는다. 정확한 자세로 최대한 빠르게 20초간 반복한다.

NG 다리를 끌어당길 때 허리와 골반이 틀어지지 않게 자세를 유지한다.

고급 »06

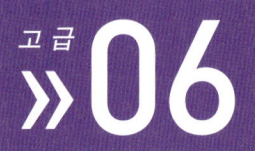

버피테스트 후 팔굽혀펴기

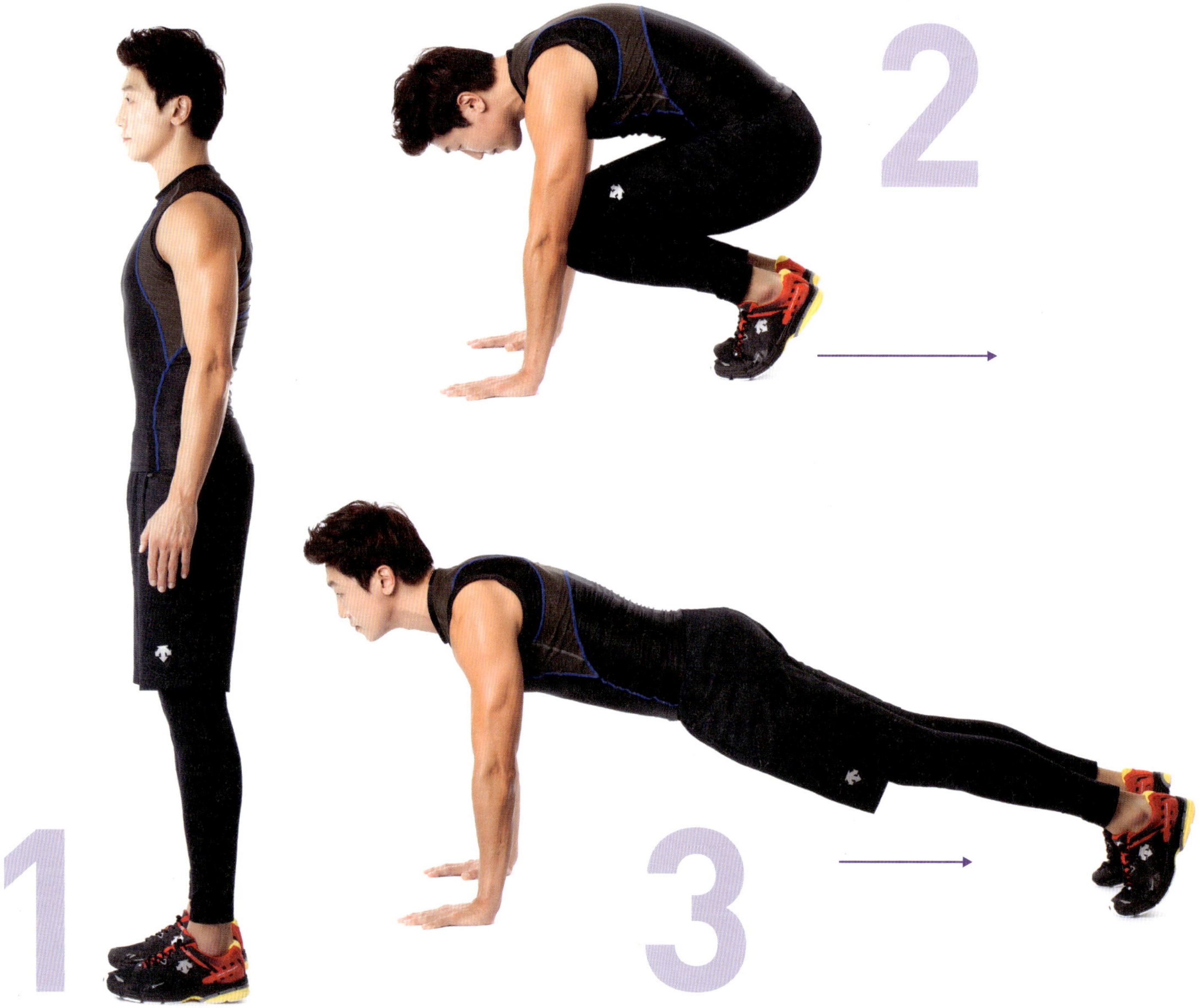

1 양발을 모으고 차려 자세로 반듯하게 선다.

2 양손으로 바닥을 짚고 무릎을 모아 앉으며 점프 자세를 취한다. 무릎을 가슴 쪽으로 최대한 당겨야 점프할 때 운동 강도가 높아진다.

3 점프하며 다리를 뒤로 곧게 뻗어 어깨와 발끝이 일직선이 되게 한다.

주의! 점프할 때 무릎이 벌어지지 않게 모아준다.

짧은 시간에 칼로리 소모를 최대화할 수 있는 유산소성 전신 운동인 버피테스트에 팔굽혀펴기를 추가하여 하체 근력뿐 아니라, 상체 근력도 키울 수 있는 운동이다. 운동 강도가 높은 만큼 손목에 무리가 가지 않도록 엎드린 동작이나 팔굽혀펴기 동작을 할 때 상체 근육 전체를 사용하도록 신경 써야 하며, 일어나는 동작에서도 복근과 엉덩이 근육의 긴장을 풀지 말고 하체를 가슴 쪽으로 모아주면서 일어난다.

운동 부위	20초 동안 운동 횟수
전신	1세트 5~9회

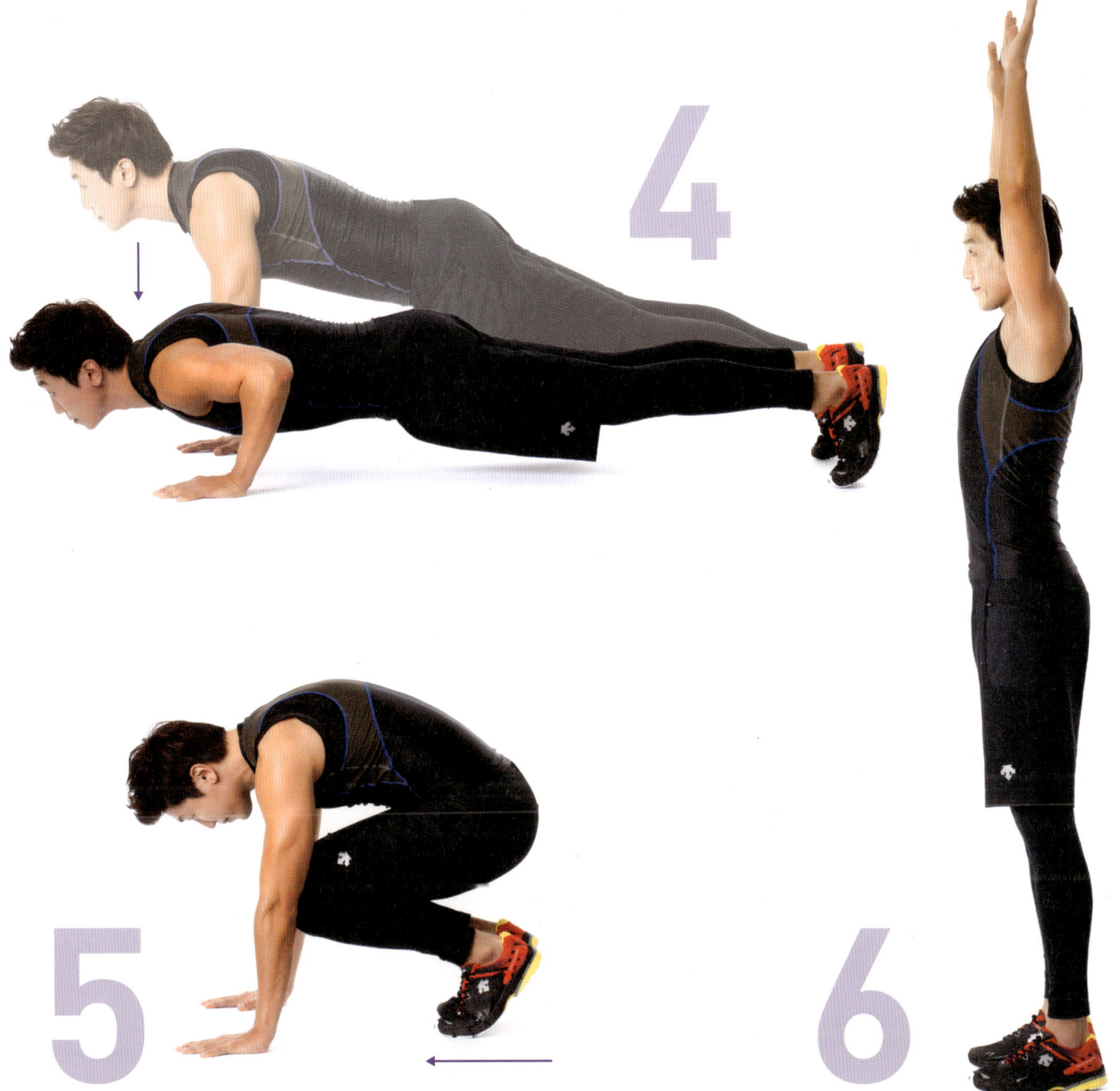

4 팔을 굽히면서 가슴이 바닥에 닿기 전까지 몸 전체를 내려준다. 이때 팔 근육뿐 아니라 가슴 근육에 긴장이 느껴져야 한다. 팔을 펴면서 어깨와 발끝이 직선이 되도록 자세를 취한다.

주의! 팔을 굽혔을 때 허리가 꺾이지 않도록 주의한다.

5 다시 점프해 무릎을 가슴 쪽으로 최대한 당긴다.

6 복근과 엉덩이에 힘을 주면서 일어나 두 팔을 머리 위로 힘차게 뻗는다. 다시 처음부터 최대한 빠르게 20초간 반복한다.

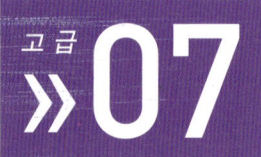
옆으로 점프하며 스케이팅하기

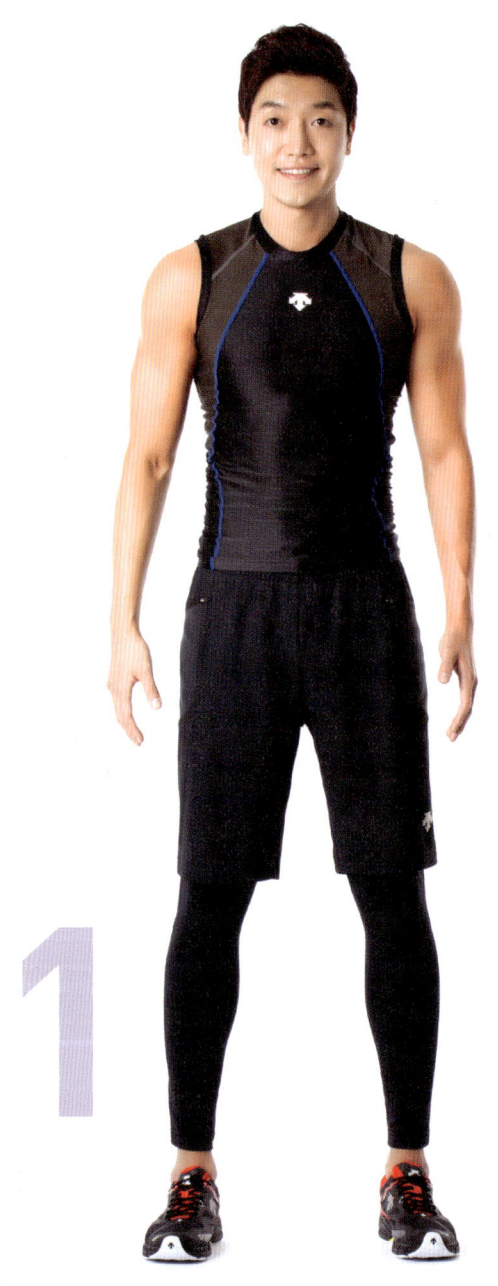

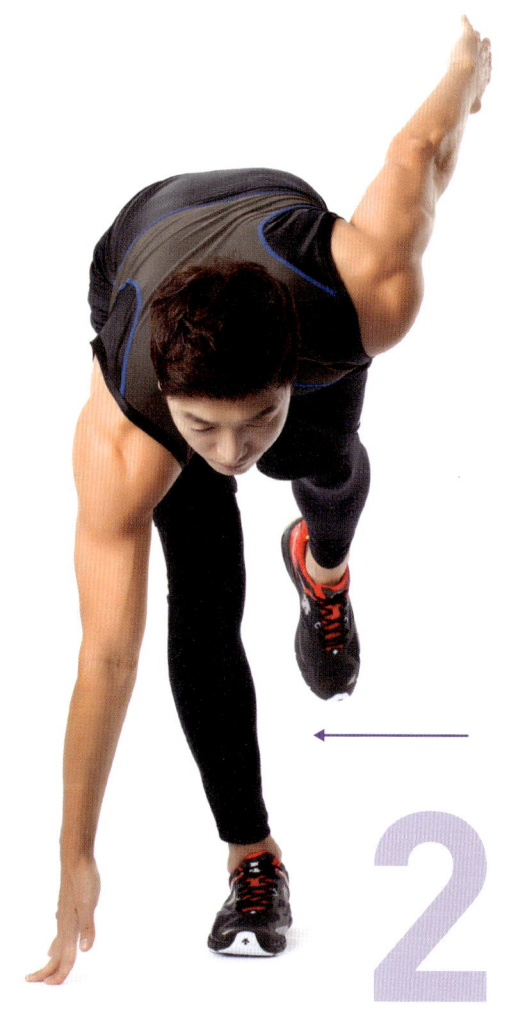

1 다리는 어깨너비로 벌리고 발끝은 11자게 되게 선다. 두 팔은 자연스럽게 벌려 움직이기 편한 자세를 취한다.

2 오른쪽으로 크게 점프해서 이동하는 동시에 오른쪽 무릎을 구부리고 오른쪽 손으로 바닥을 터치한다.

상체를 숙이는 동작으로 인해 허벅지 뒤쪽 근육이 자극될 뿐 아니라 코어 운동까지 되는 전신 근력 운동이다. 무릎을 굽히는 각도는 유연성에 따라 조절할 수 있다. 상체를 숙여 바닥에 손을 내릴 때 고개를 숙이지 않도록 주의하며, 시선은 전방 45도를 바라보는 자세를 유지한다.

운동 부위	20초 동안 운동 횟수
허벅지, 팔	1세트 8~9회

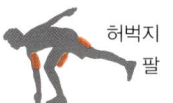

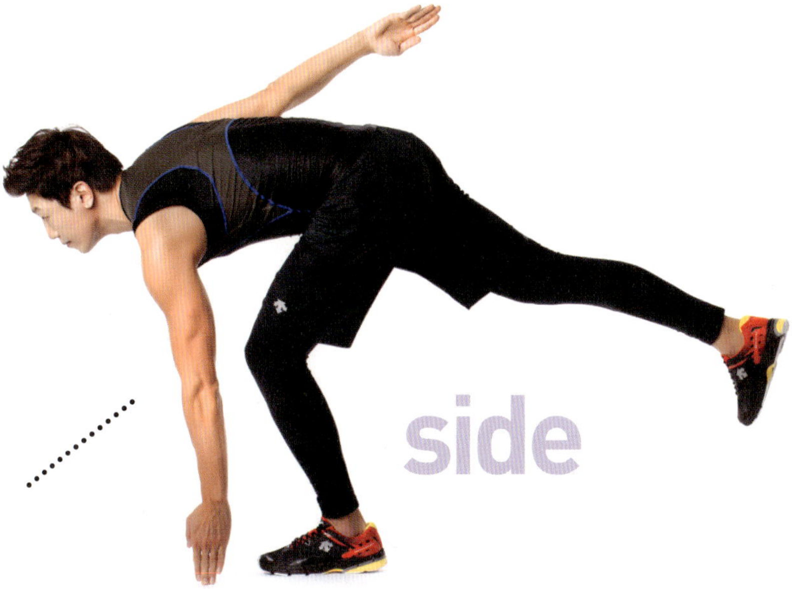

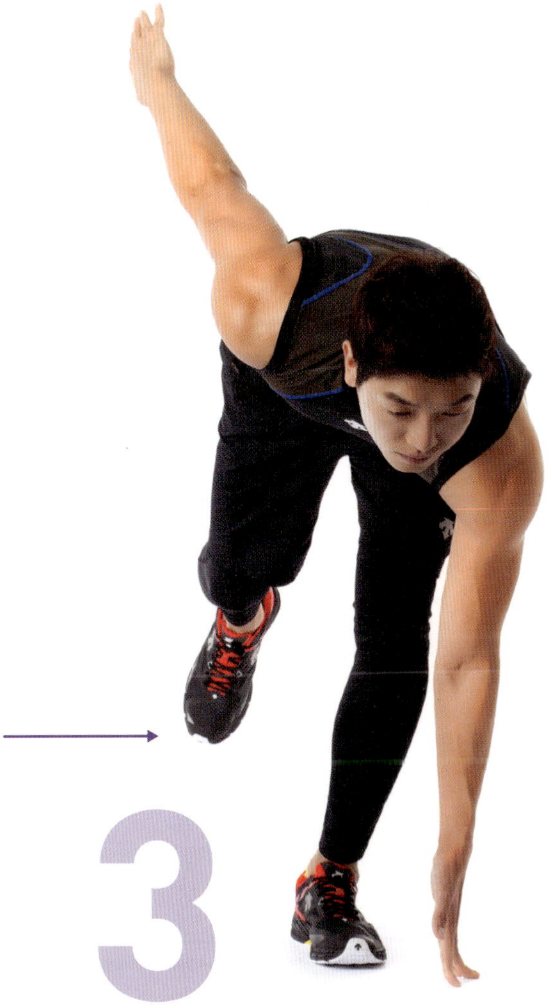

side 어깨와 골반을 수평으로 유지하고, 상체는 90도 정도 숙인다. 손끝 터치 시 팔을 어깨와 수직이 되게 내린다.

3 그 자세에서 왼쪽으로 크게 점프해 이동하면서 왼쪽 무릎을 구부리고 왼쪽 손으로 바닥을 터치한다. 최대한 빠르게 20초간 반복한다.

주의! 옆으로 한 걸음 점프 시 이동한 쪽 다리에 전체 체중을 실어야 하므로 균형을 잃지 않도록 주의한다.

고급 08 상체 일으켜 비틀며 팔꿈치 무릎 교차하기

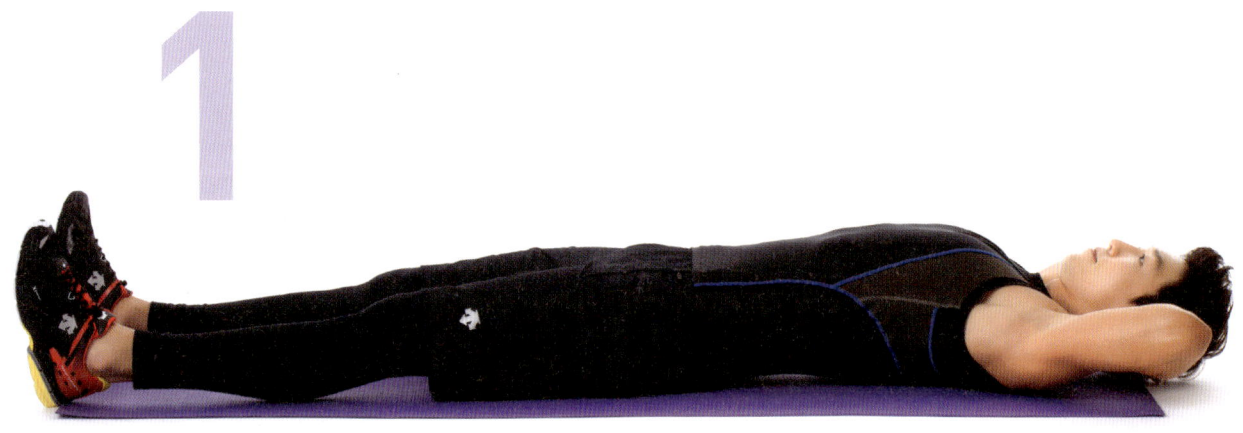

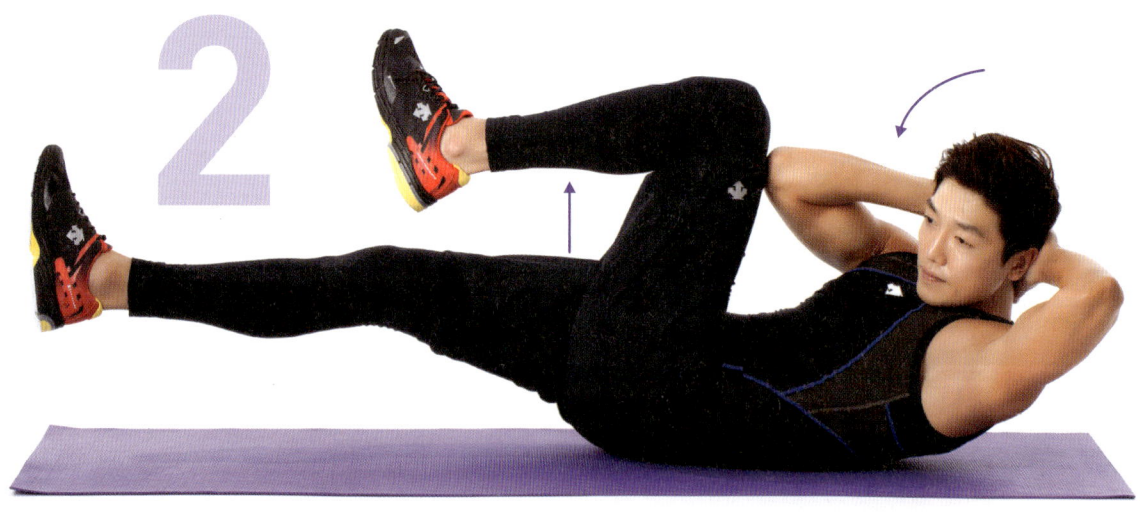

1 바닥에 반듯하게 누워 깍지 낀 양손으로 목 뒤를 받쳐준다. 다리를 편안하게 벌리고 허리가 바닥에서 떨어지지 않게 등을 곧게 편다.

2 배에 힘을 주며 상체를 30도가량 일으킨다. 동시에 왼쪽 무릎을 가슴쪽으로 당겨 오른쪽 팔꿈치와 교차시킨다. 오른쪽 다리는 바닥에서 살짝 떨어진 상태로 곧게 뻗어준다.

누워서 실시하는 복근 운동이다. 팔과 다리를 동시에 사용하는 유산소성 운동이므로, 복부 지방을 태우는 데 효과적이다. 무릎을 차올릴 때 반대편 팔꿈치에 닿는 듯한 기분으로 몸통을 말아서 올려주고, 반대쪽 다리는 쭉 펼쳐서 지면에 닿지 않게 해야 한다. 또한 이 다리가 공중으로 높이 올라가지 않도록 주의한다.

운동 부위	20초 동안 운동 횟수
배 옆구리 허벅지	1세트 6~12회

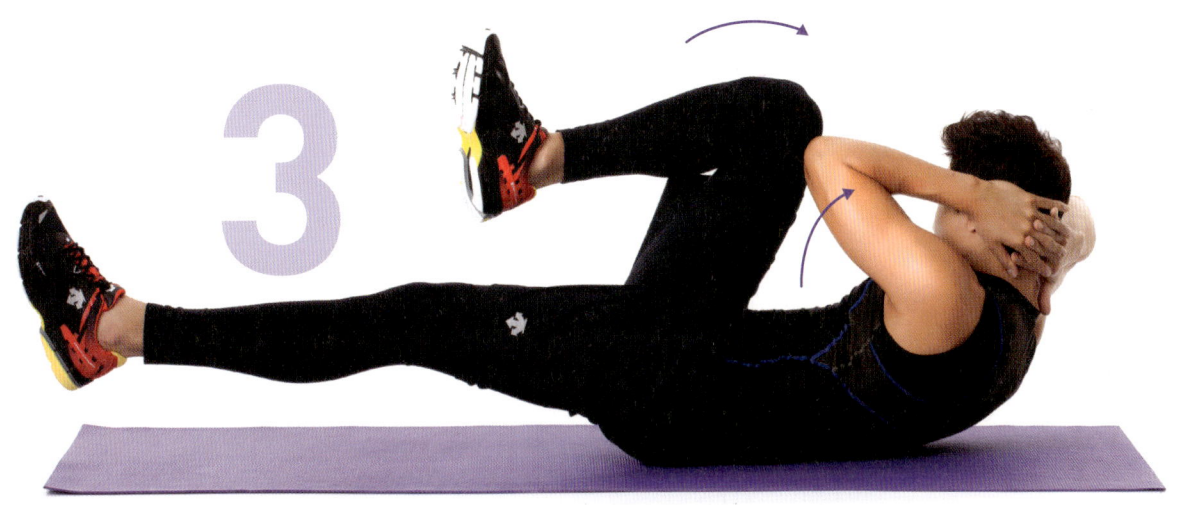

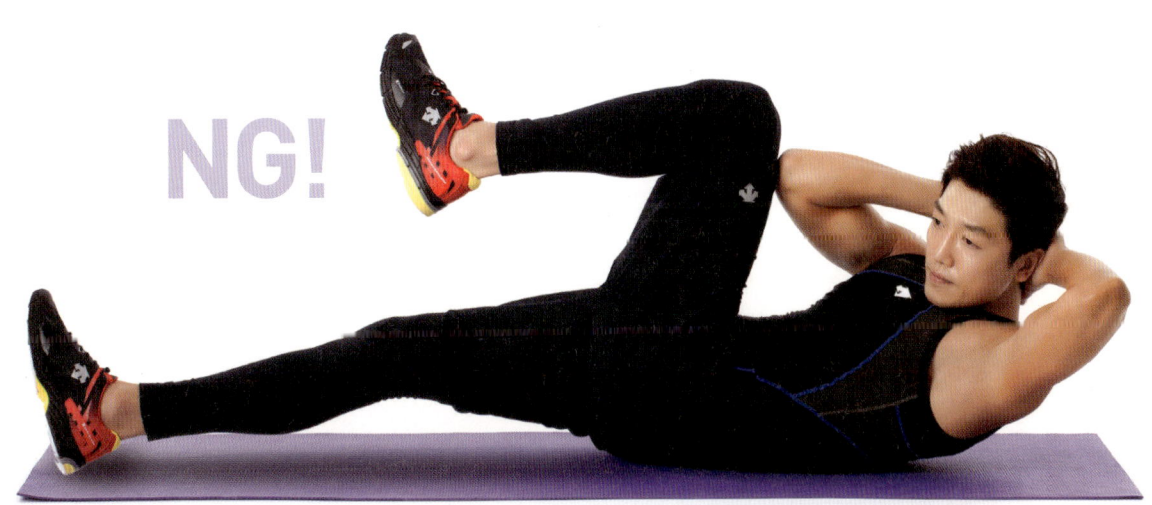

3 그 상태에서 방향을 바꾸어 반대쪽 무릎과 팔꿈치를 교차시킨다. 최대한 빠르게 20초간 반복한다.

NG 무릎을 당기는 동작을 할 때 반대쪽 다리는 바닥에 닿지 않게 주의하며 쭉 뻗는다.

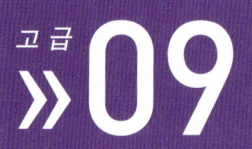 높게 점프 스쿼트하기

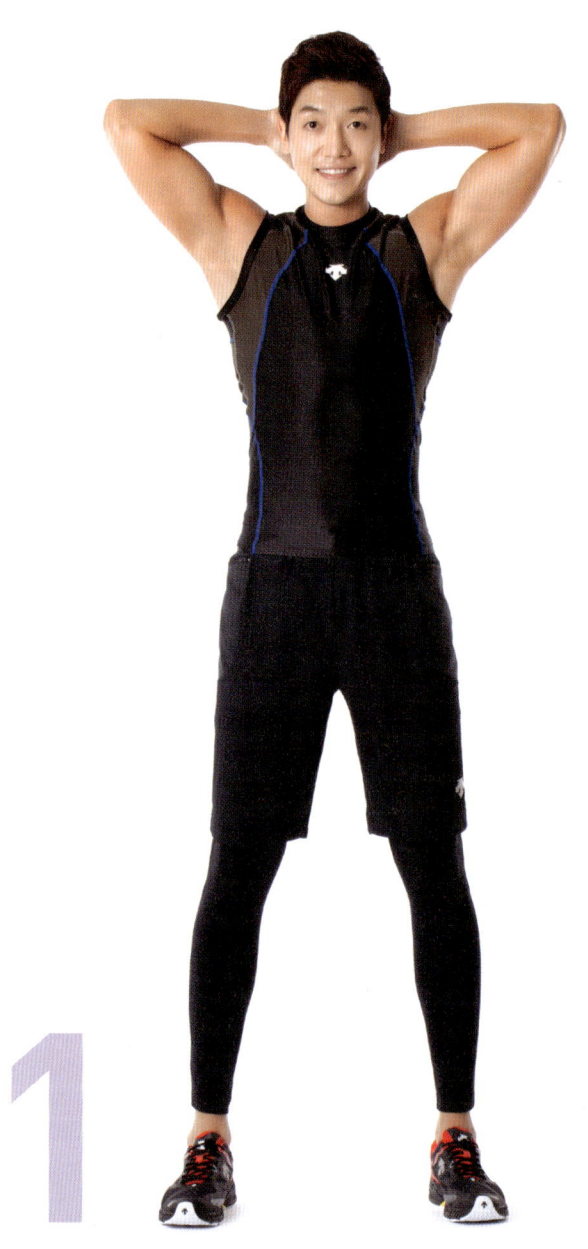

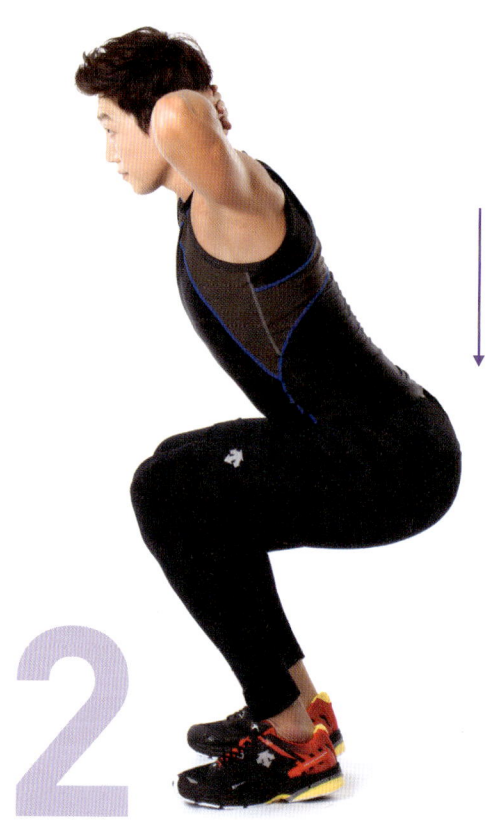

1 양발을 어깨너비로 벌리고 양팔은 깍지 낀 후 머리 뒤쪽에 얹는다.

2 상체를 최대한 펴고 무릎과 허벅지가 수평이 되도록 스쿼트 자세로 앉는다.

근육의 폭발적인 신전반사(근육을 오랫동안 뻗고 있음으로써 반사적으로 수축이 일어나 긴장이 더 심해지는 현상)를 통해 근 파워를 높여주는 점프 스쿼트를 조금 더 강도 높게 구성한 운동이다. 점프를 높이 뛸수록 근육의 이완과 수축의 폭이 높아 운동 효과는 커지지만, 무릎 관절이 약한 사람이라면 무릎 각도와 점프 높이를 자신에게 맞게 조절해야 부상 위험이 없다.

운동 부위	20초 동안 운동 횟수
배 허리 힙 허벅지	1세트 15~19회

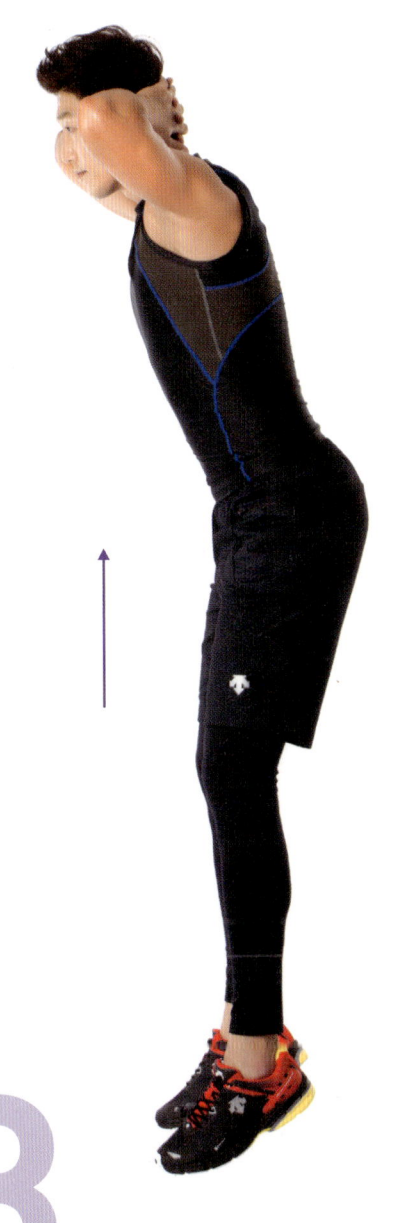

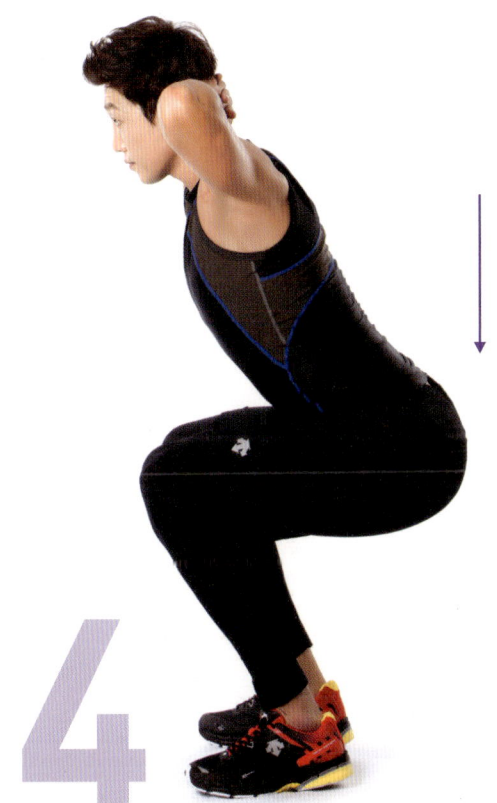

3 앉은 자세에서 허리와 배에 힘을 주고 몸을 쭉 펴면서 힘차게 점프한다.

주의! 착지 동작에서 관절에 무리가 갈 수 있으므로 쿠션이 있는 러닝화를 신는 것이 좋다. 충격을 흡수할 수 있는 두툼한 매트를 깔고 하는 것도 괜찮다.

4 착지하면서 다시 무릎과 허벅지가 수평이 되도록 스쿼트 자세로 앉는다. 스쿼트와 점프를 최대한 바른 자세로 20초간 빠르게 반복한다.

고급 10 — 버피테스트 후 무릎 가슴으로 당기고 점프하기

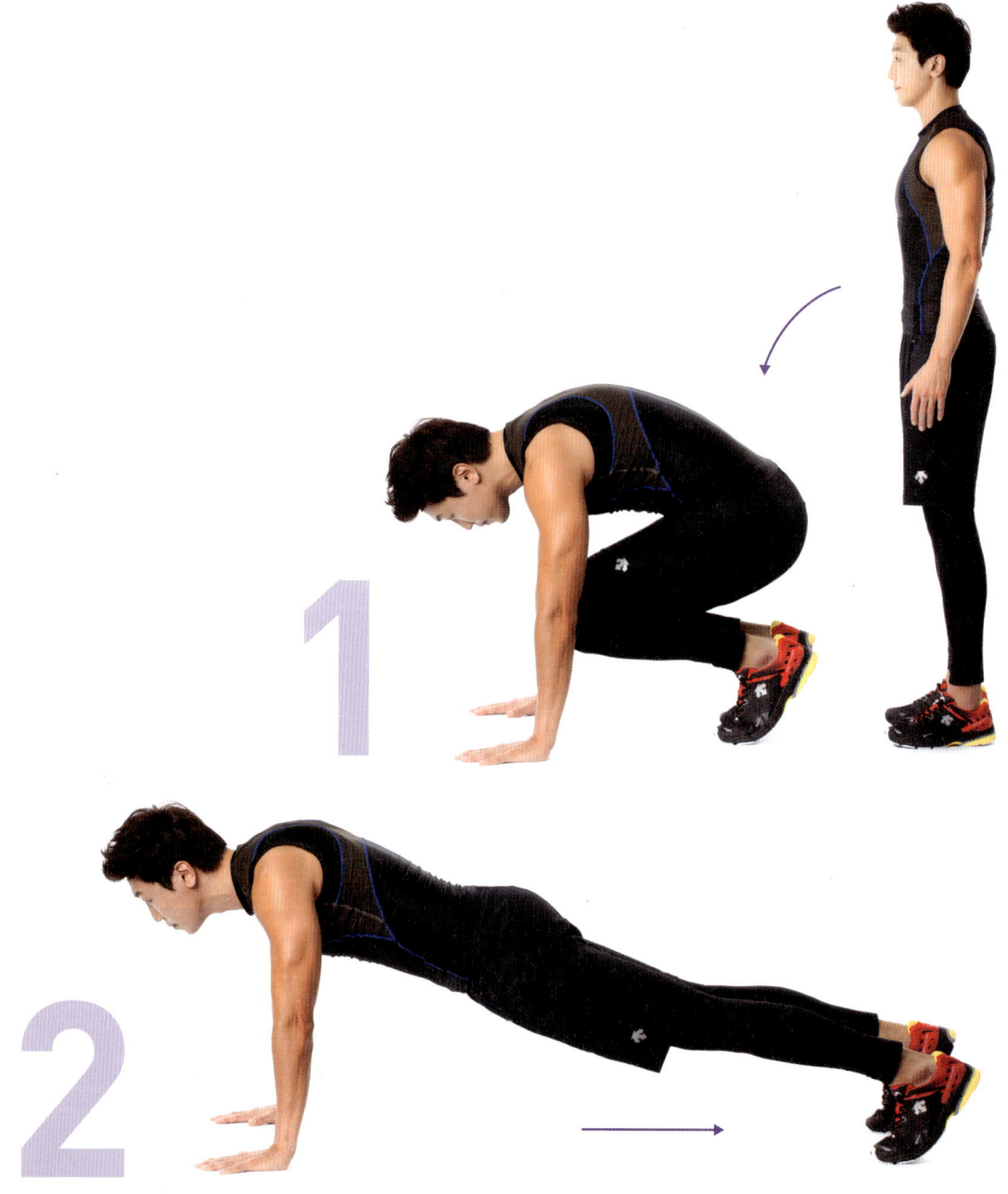

1 양발은 골반 너비로 벌리고 차려 자세로 반듯하게 선다. 상체와 무릎을 구부리면서 양손으로 바닥을 짚어 점프 자세를 취한다.

2 점프하며 다리를 뒤로 곧게 뻗는다. 어깨와 발끝이 직선이 되어야 한다.

주의! 점프할 때 무릎이 벌어지지 않게 모아준다.

유산소성 전신 운동인 버피테스트에 마운틴클라이밍 동작과 점프 동작을 추가한 전신 근력 운동이자 심폐지구력 운동이다. 마운틴클라이밍을 할 때에는 발을 빠르게 가슴으로 끌어올렸다가 제자리로 돌아와야 하며 많은 횟수보다 정확한 자세로 해야 부상의 위험이 없다. 특히 체중이 많이 나가거나 근력이 부족한 사람은 다른 운동으로 기초를 다진 뒤 하는 것이 좋다.

운동 부위	20초 동안 운동 횟수
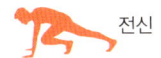 전신	1세트 5~7회

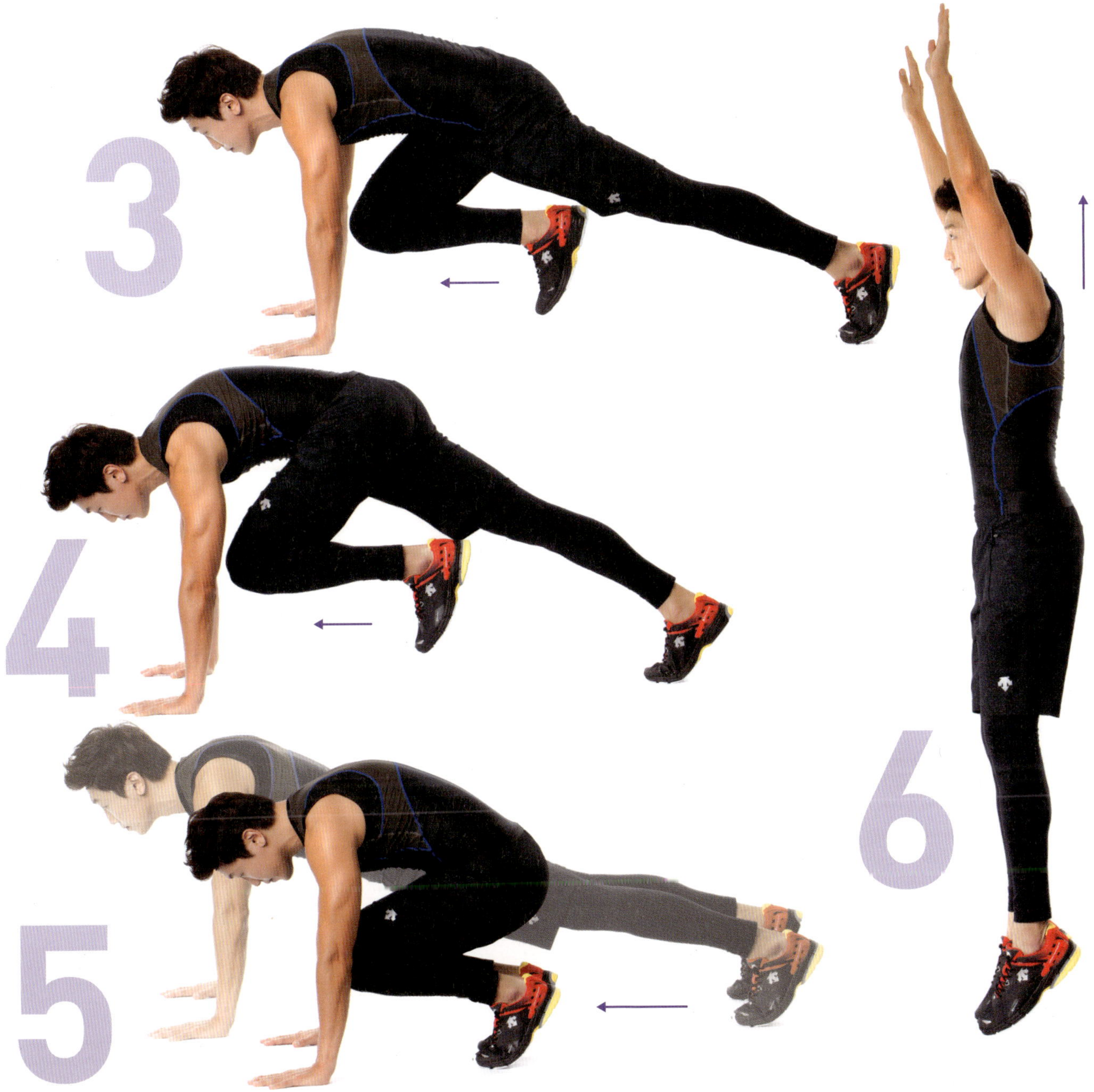

3 오른쪽 무릎을 구부려 가슴으로 힘차게 끌어당겼다가 제자리로 돌아간다. 이때 발끝이 바닥에 닿지 않게 한다.

4 마찬가지로 왼쪽 무릎을 구부려 가슴으로 힘차게 끌어당겼다가 제자리로 돌아간다

5 2번과 같이 두 다리를 뒤로 곧게 뻗은 자세에서 다시 점프해 무릎을 가슴 쪽으로 당긴다.

6 복근에 힘을 주면서 일어나 두 팔을 위로 쭉 뻗으며 점프한다. 처음부터 최대한 빠르게 20초간 반복한다.

쿨링다운 &
마무리 스트레칭

운동 전에 웜업과 스트레칭으로 몸을 부드럽게 풀어주어야 하듯이, 운동이 끝난 뒤에도 같은 과정이 필요하다. 특히 타바타 트레이닝은 보통 운동보다 강도가 높고 격렬한 운동이기 때문에 끝났다고 해서 갑자기 앉거나 누우면 어지럽고 구토가 날 수 있으며, 심한 경우 일시적인 저혈압을 일으킬 수도 있다. 그렇기 때문에 운동 후엔 반드시 마무리 운동으로 심박 수와 혈액 순환 속도를 서서히 감소시켜 근육이 유연성을 유지하도록 해야 한다.

웜업과는 반대로, 최고조에 올라 있는 심박 수와 체온을 서서히 내려준다고 해서 마무리 운동을 쿨링다운이라고 한다. 동작은 어떤 것이든 상관없으며 웜업 때와는 반대로 속도를 천천히 낮춰주면 된다. 예를 들어 ==타바타 본 운동이 끝나면 제자리에서 조금 빠른 듯이 뛰다가 서서히 속도를 낮추고 마지막엔 천천히 걷는 방식으로 약 5분 정도 쿨링다운을 해주면 된다.== 이 과정이 끝나면 다시 5분 내외의 시간을 들여 마무리 스트레칭을 하는데, 준비 스트레칭이 심장에서 먼 곳부터 시작해 몸의 중심으로 이동했다면, 반대로 몸의 중심부터 먼 곳으로 이동하는 방식이다.

마무리 스트레칭 » 01	목 늘이기
마무리 스트레칭 » 02	어깨 돌리기
마무리 스트레칭 » 03	팔꿈치 당기기

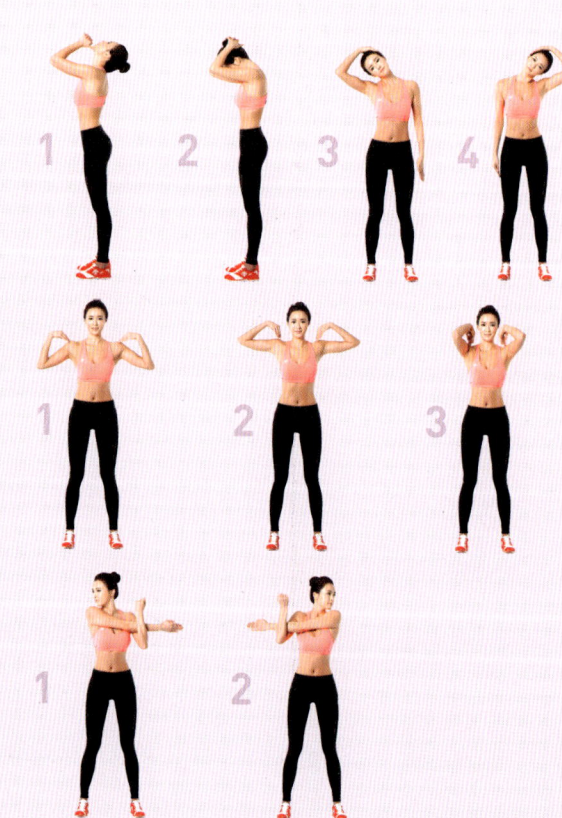

| 마무리 스트레칭 » 04 | 상체 숙여 손발 터치하기 |

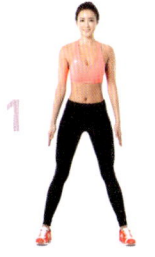 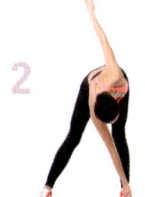 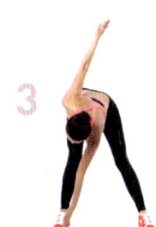

| 마무리 스트레칭 » 05 | 상체 뒤로 젖히기 |

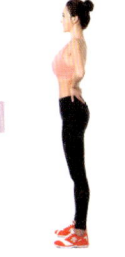 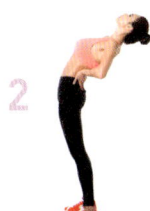

| 마무리 스트레칭 » 06 | 상체 숙여 바닥 닿기 |

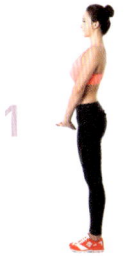 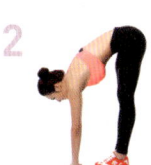

| 마무리 스트레칭 » 07 | 다리 벌려 앉아 상체 틀기 |

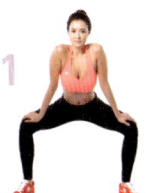 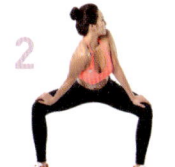 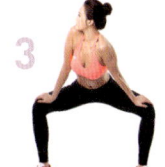

| 마무리 스트레칭 » 08 | 골반 돌리기 |

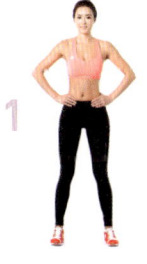 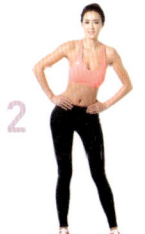 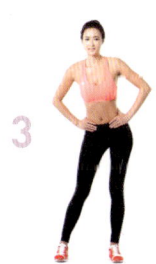

| 마무리 스트레칭 » 09 | 무릎 돌리기 |

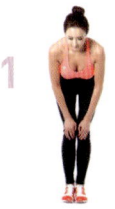 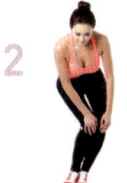 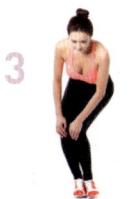

| 마무리 스트레칭 » 10 | 손목&발목 돌리기 |

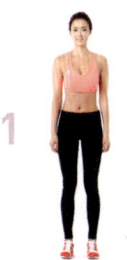 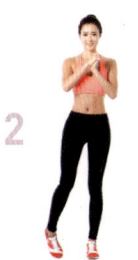 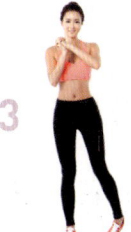

마무리 스트레칭 » 11 발바닥 모아 상체 숙이기

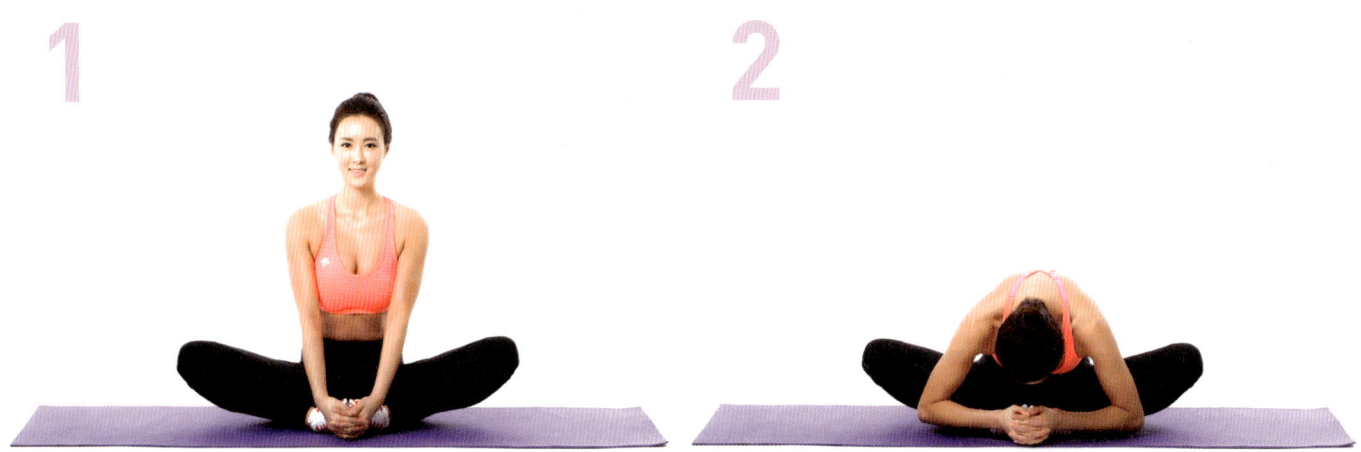

1 상체를 곧게 편 상태로 양반다리하고 앉아 양 발바닥을 맞닿게 해서 양 손으로 고정한다.

2 명치를 펴고 가슴이 바닥을 향하도록 천천히 상체를 숙인다. 10~20초 동안 이 자세를 유지한다.

마무리 스트레칭 » 12 다리 뒤로 뻗고 상체 들기

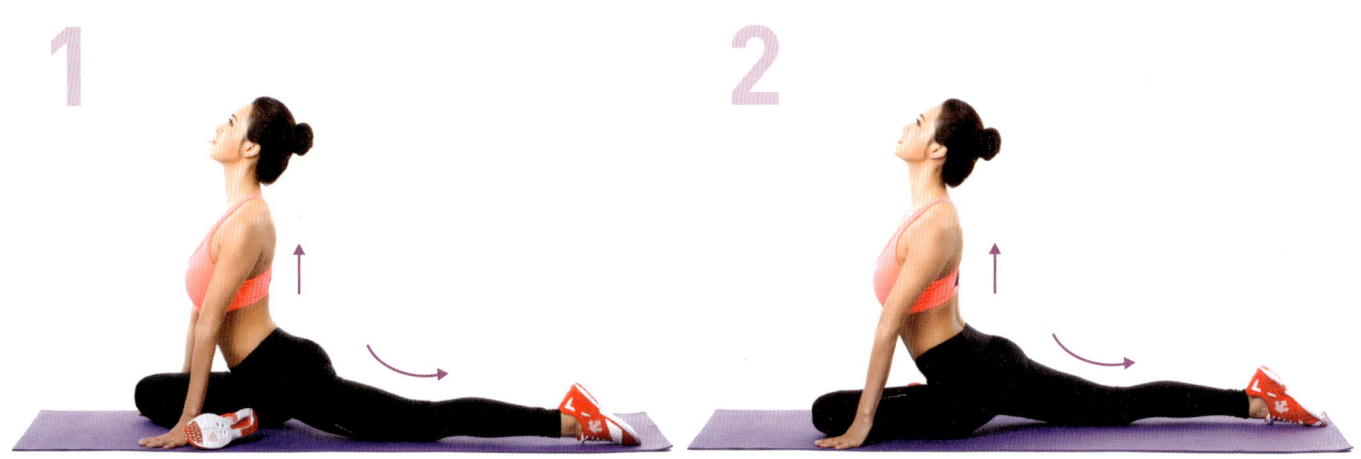

1 오른쪽 다리는 양반다리로 앉고 왼쪽 다리는 뒤로 쭉 편다. 팔은 펴고 손바닥은 바닥을 짚는다. 허리를 곧게 세우도록 지탱하며 약 10초 동안 스트레칭 한다.

2 다리 방향을 바꿔 같은 방법으로 약 10초 동안 스트레칭 한다.

| 마무리 스트레칭 » 13 | 팔 뻗어 상체 늘이기 |

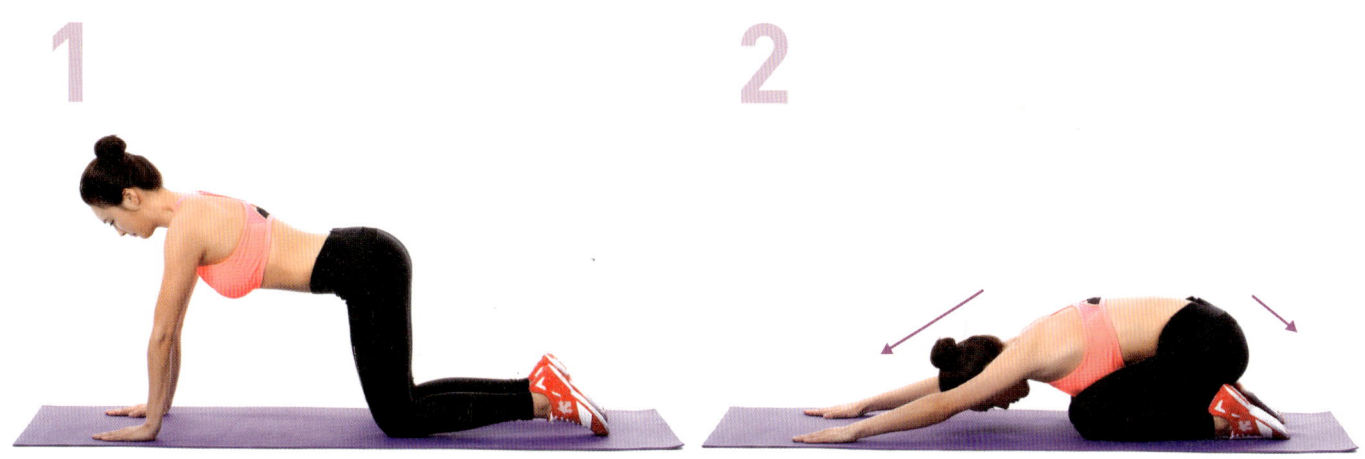

1 바닥에 무릎과 양손을 대고 엎드려 다리를 어깨너비로 벌린다.

2 이마가 바닥에 닿을 정도로 상체를 늘이며 천천히 엎드려, 양팔을 앞으로 쭉 뻗는다. 10~20초 동안 이 자세를 유지한다.

| 마무리 스트레칭 » 14 | 엎드려 등 말아 올리기 |

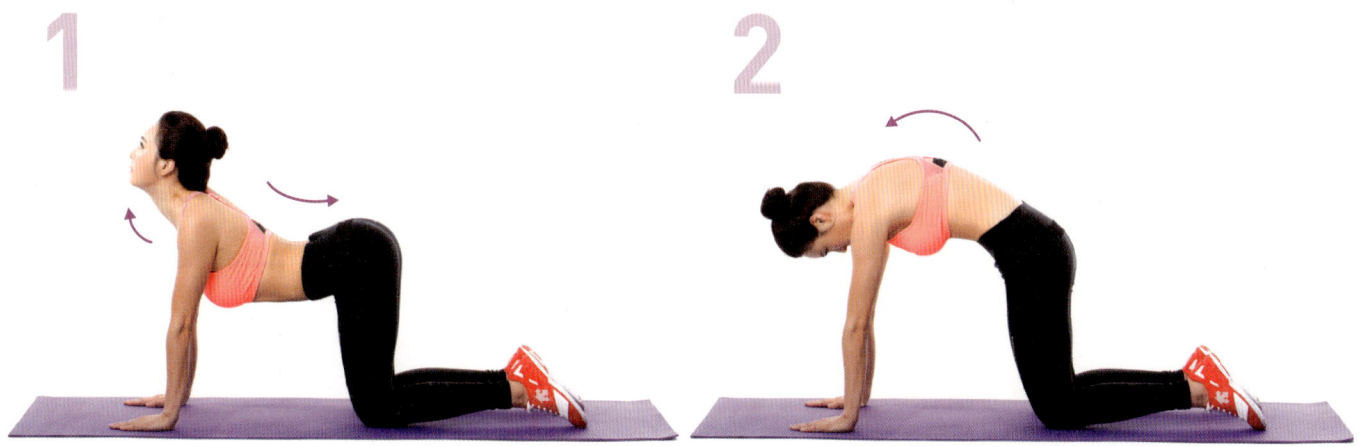

1 바닥에 무릎과 양손을 대고 엎드려 다리를 어깨너비로 벌린다. 목을 위로 들면서 골반을 빼고 허리를 쭉 펴는 듯 스트레칭 한다.

2 배에 힘을 주면서 등과 허리를 둥글게 말아 스트레칭 한다. 시선은 바닥을 향한다. 천천히 20초 동안 반복한다.

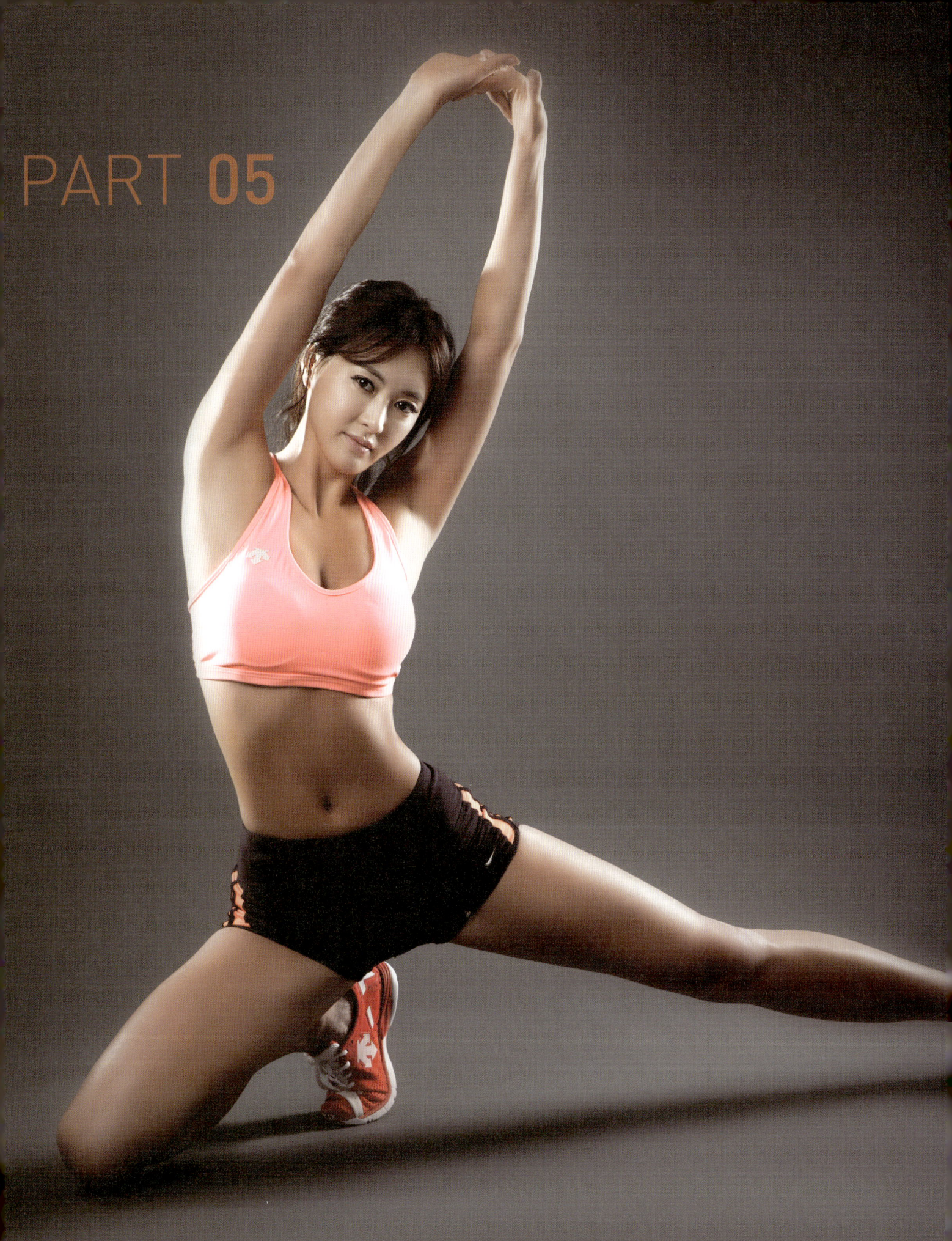
PART 05

여성을 위한
타 바 타
프로그램 8

TABATA training

뱃살 쏙 빼주는 타바타 **초급**
뱃살 쏙 빼주는 타바타 **초·중급**
슬림하고 섹시한 쌀 라인 만드는 상체 타바타 **초급**
슬림하고 섹시한 팔 라인 만드는 상체 타바타 **초·중급**
애플힙과 꿀벅지 가꾸는 하체 타바타 **초·중급**
애플힙과 꿀벅지 가꾸는 하체 타바타 **중급**
체지방 태워주는 전신 타바타 **초·중급**
체지방 태워주는 전신 타바타 **고급**

여성을 위한 타바타 프로그램 8

뱃살 쏙 빼주는 타바타 초급

1 손뼉 치며 다리 옆으로 올리기 (32p)
  +
2 다리 들어 손뼉 치기 (34p)
  +
3 다리 들어 상체 접기 (36p)

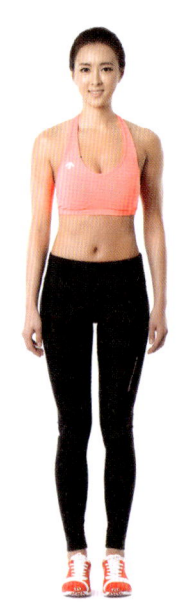

start >> 20초간 전력을 다해 실시

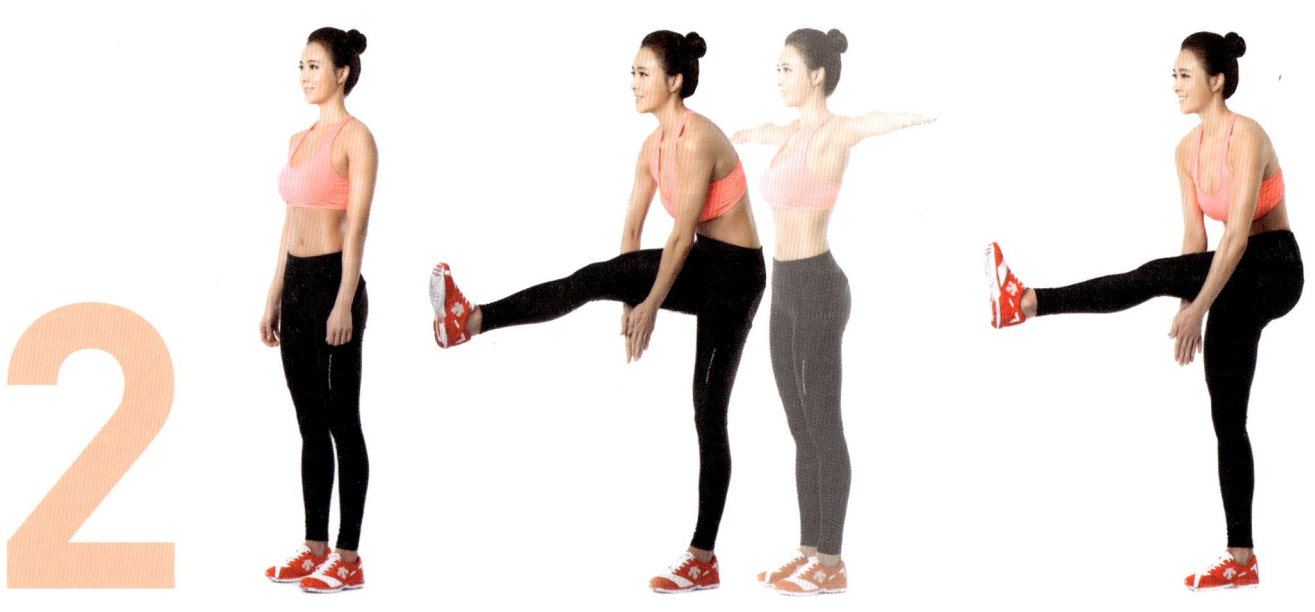

>>> 20초간 전력을 다해 실시   10초 휴식

동작 반복 순서   1 → 2 → 3 → 1 → 2 → 3 → 1 → 2   (8세트 4분)

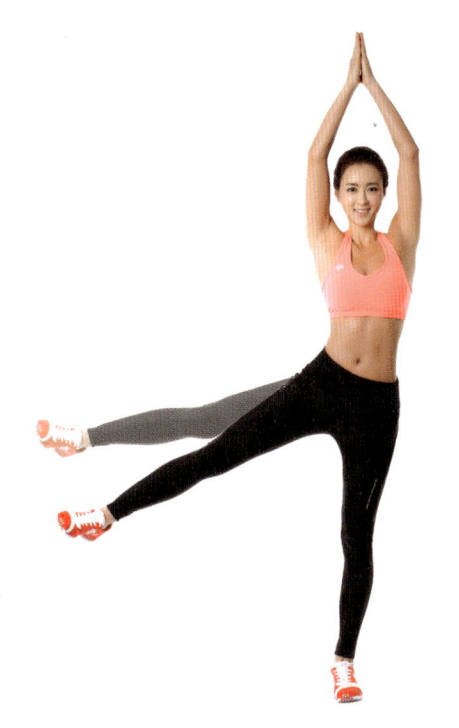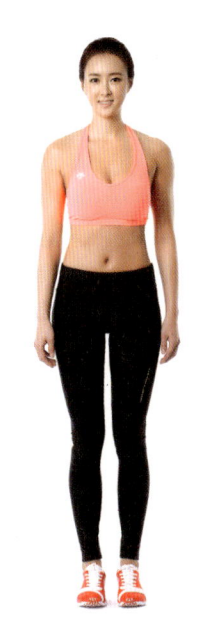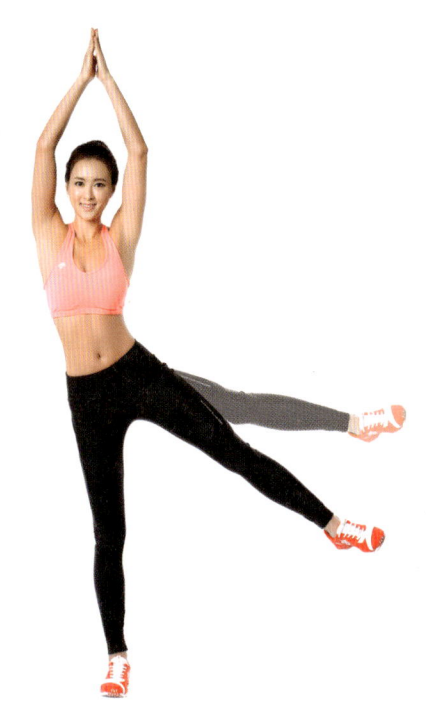

>>> 　　　　　　　　　　　　　　　　　　　　　　　　　　　　　　　　　　10초 휴식 >>>

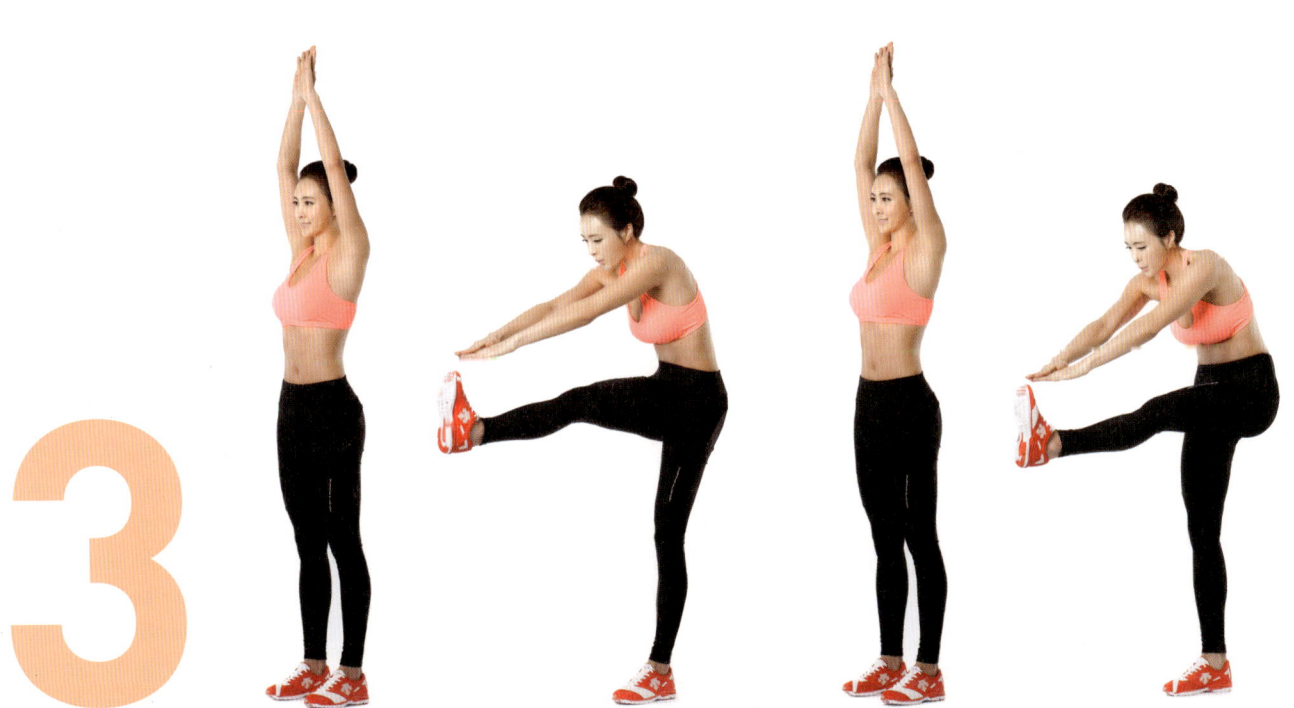

3

>>> 20초간 전력을 다해 실시　　　　　　　　　　　　　　　　　　10초 휴식

여성을 위한 타바타 프로그램 8

뱃살 쏙 빼주는 타바타 초·중급

1 누워서 상체 일으켜 팔 뻗기 (60p)
   +
2 상체 일으키며 무릎 잡기 (76p)
   +
3 누워서 다리와 상체 들어 손뼉 치기 (38p)

 4분 Full 영상 보기

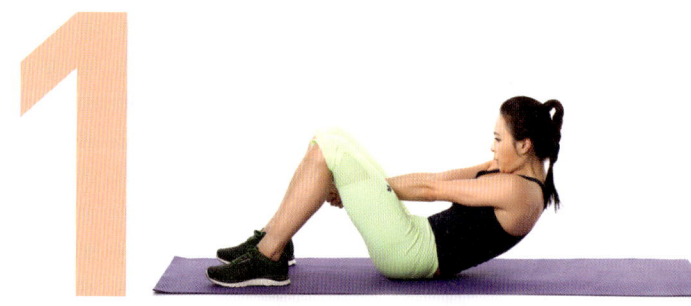

start >> 20초간 전력을 다해 실시

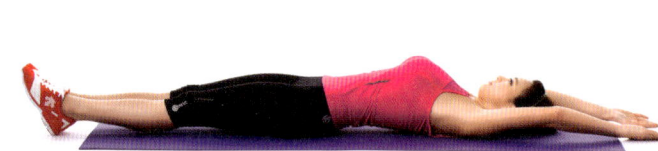 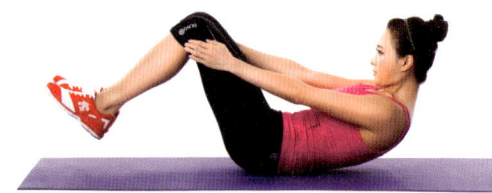

>>> 20초간 전력을 다해 실시

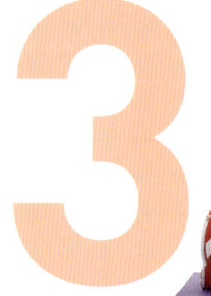 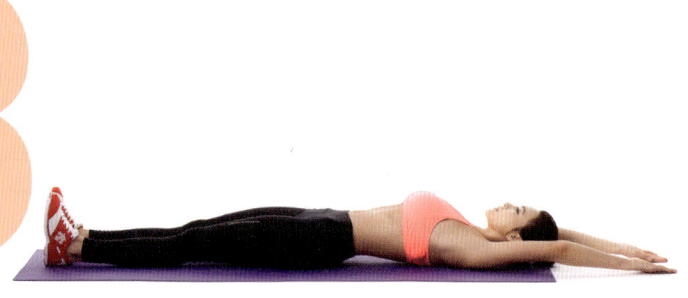 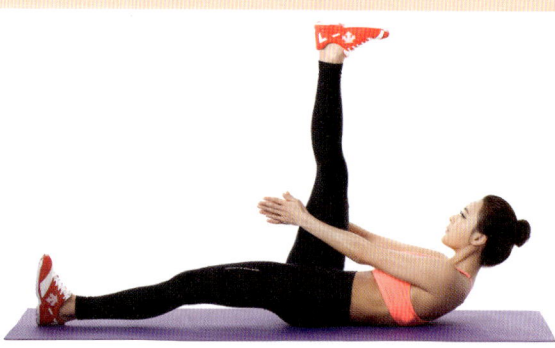

>>> 20초간 전력을 다해 실시

동작 반복 순서   1→2→3→1→2→3→1→2   (8세트 4분)

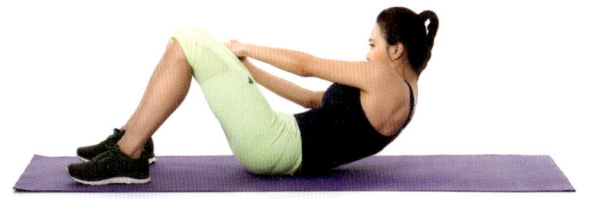 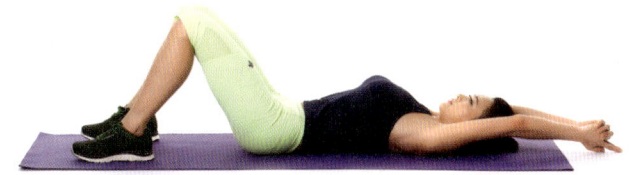

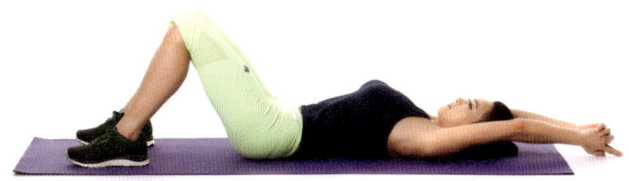 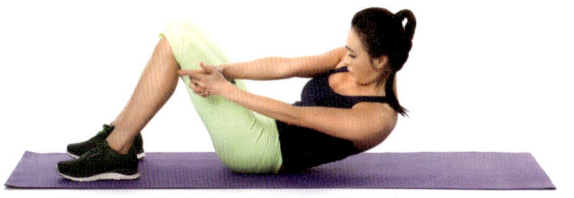

>>> 10초 휴식 >>>

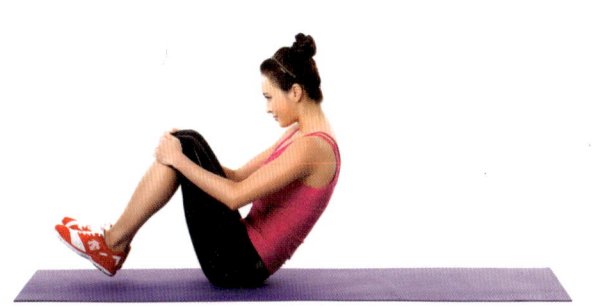 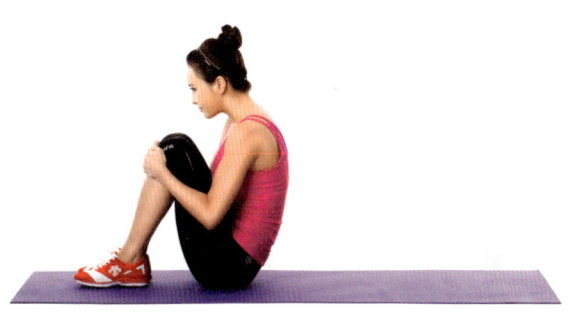

>>> 10초 휴식 >>>

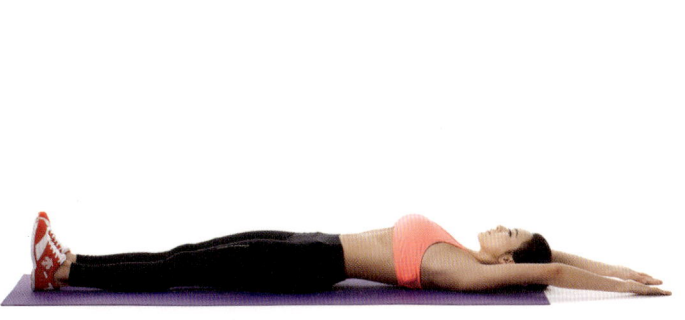 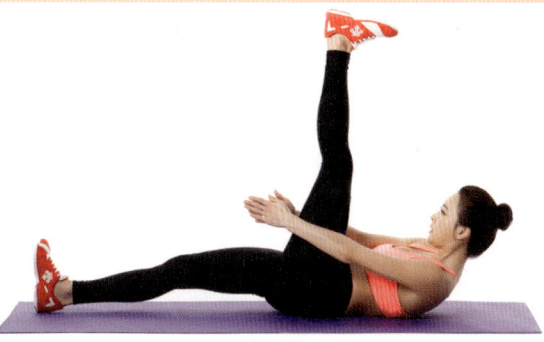

>>> 10초 휴식

여성을 위한 타바타 프로그램 8

슬림하고 섹시한 팔 라인 만드는 상체 타바타 초급

1 손뼉 치며 다리 옆으로 올리기 (32p)
  +
2 다리 들어 손뼉 치기 (34p)
  +
3 엎드려 팔로 걷고 팔굽혀펴기 (82p)

4분 Full 영상 보기

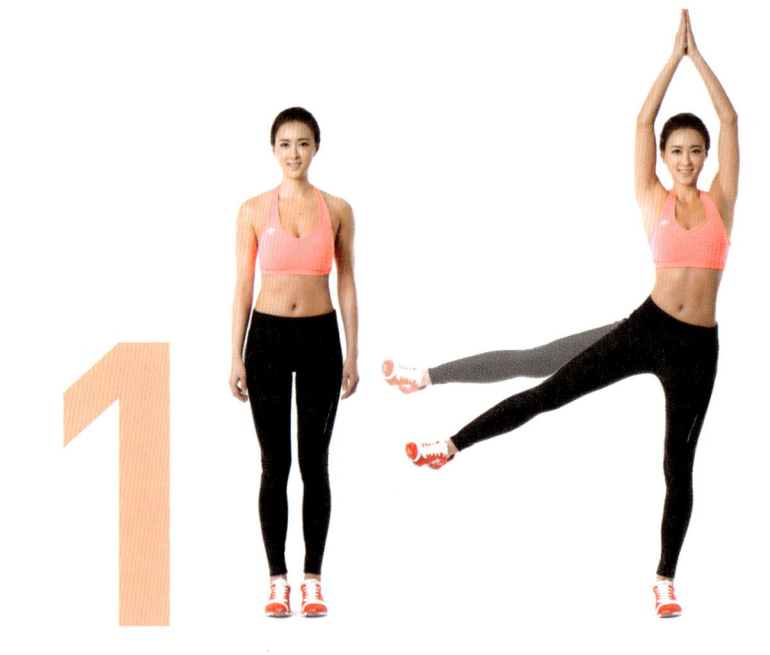

start >> 20초간 전력을 다해 실시

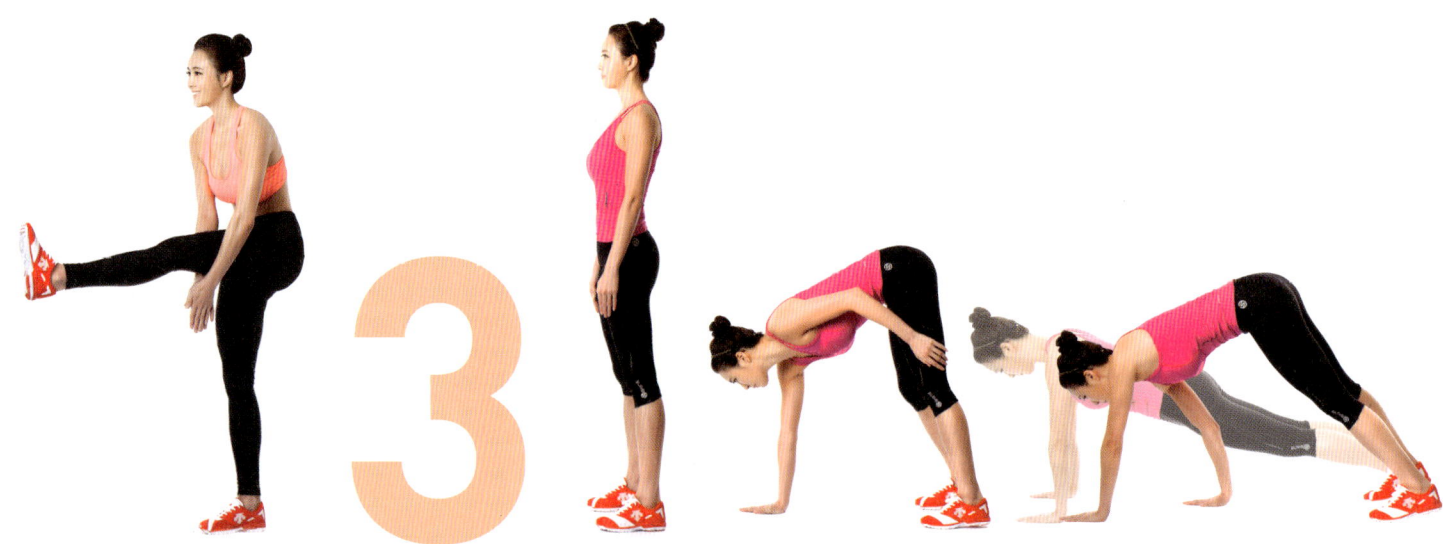

>>> 10초 휴식 >>> 20초간 전력을 다해 실시

동작 반복 순서   1 → 2 → 3 → 1 → 2 → 3 → 1 → 2   (8세트 4분)

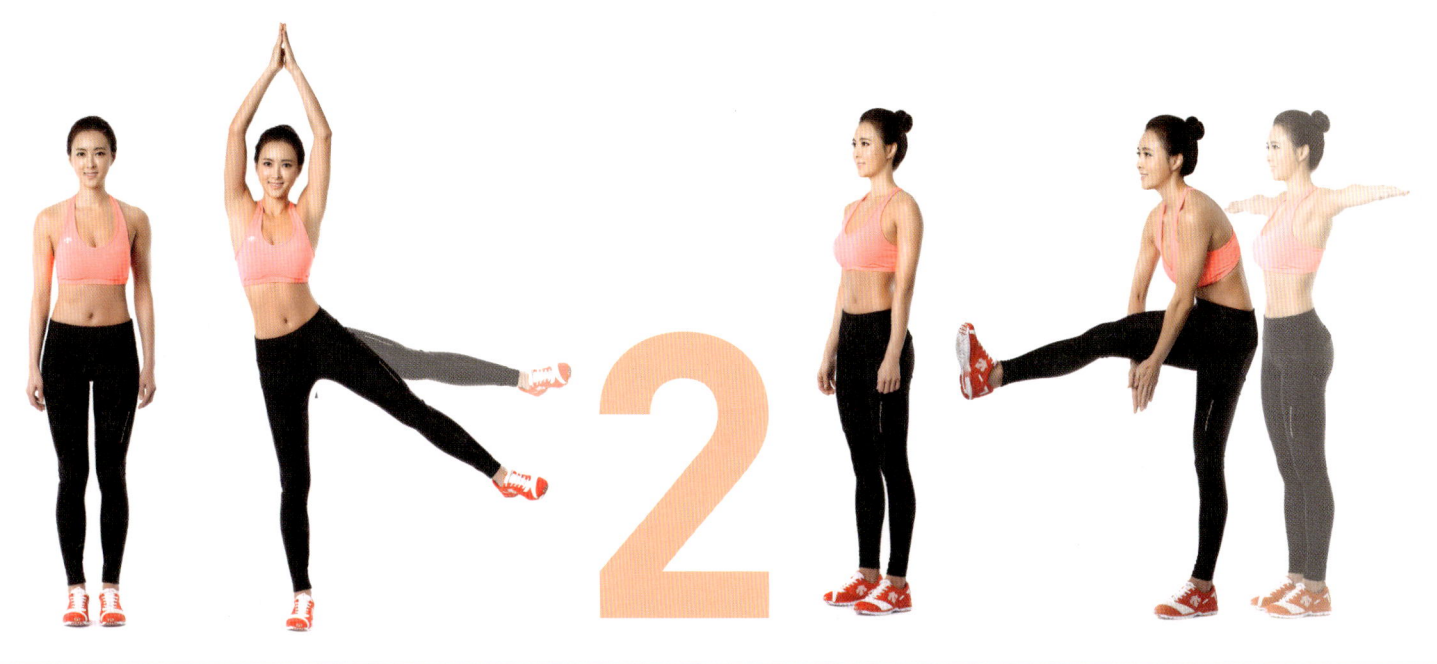

>>> 　　　10초 휴식　>>>　20초간 전력을 다해 실시　　　>>>

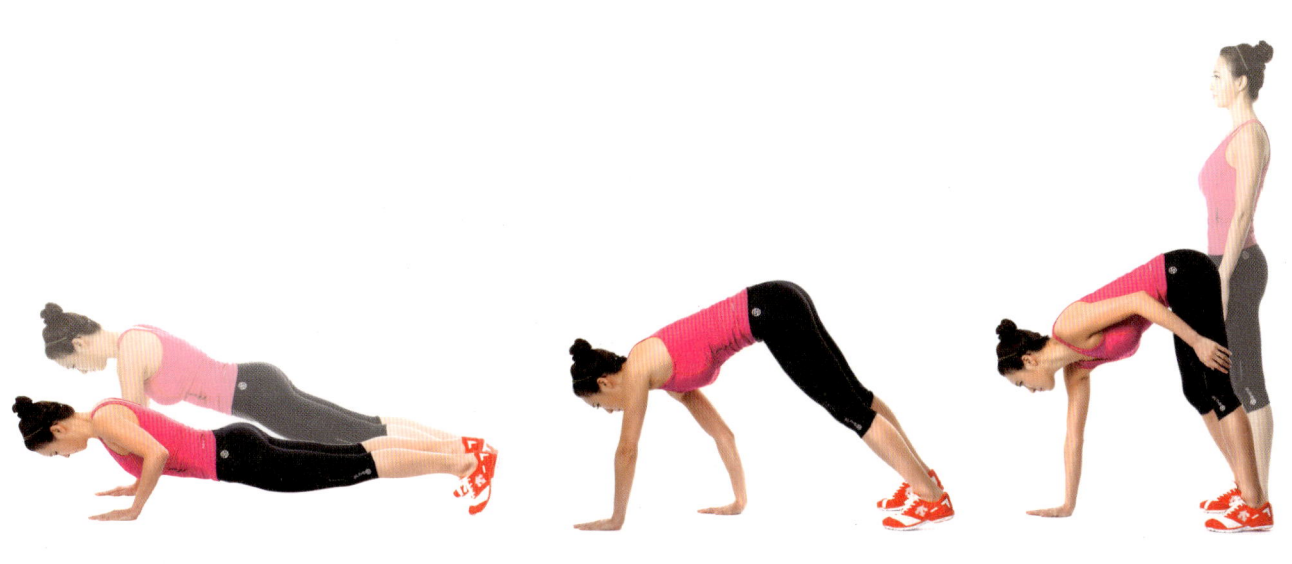

>>>　　　　　　　　　　　　　　　　　　　　　　　10초 휴식

여성을 위한 타바타 프로그램 8

슬림하고 섹시한 팔 라인 만드는 상체 타바타 초·중급

1 엎드려 팔로 걷고 팔굽혀펴기 (82p)
+
2 무릎 대고 팔굽혀펴기 (62p)

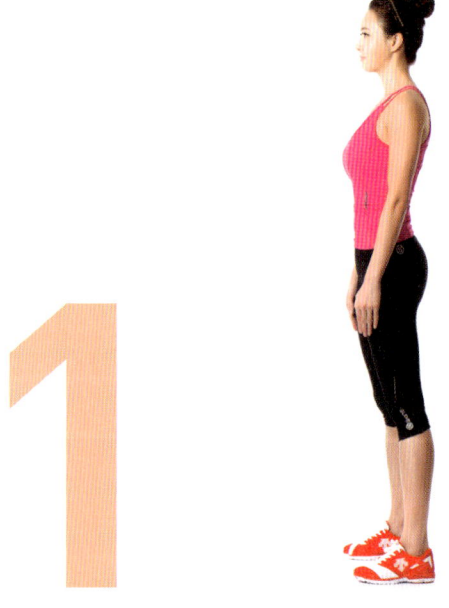

start >> 20초간 전력을 다해 실시

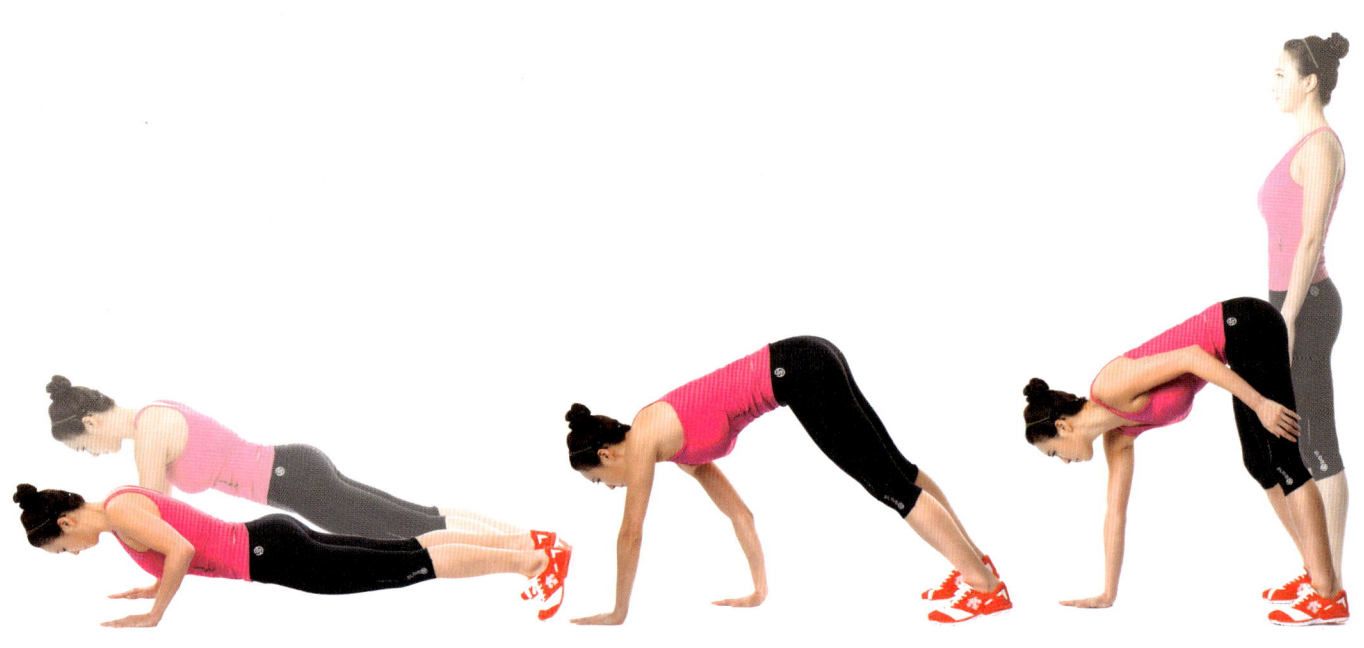

>>> 　　　　　　　　　　　　　　　　　　　　　　　10초 휴식

동작 반복 순서　　1→2→1→2→1→2→1→2　(8세트 4분)

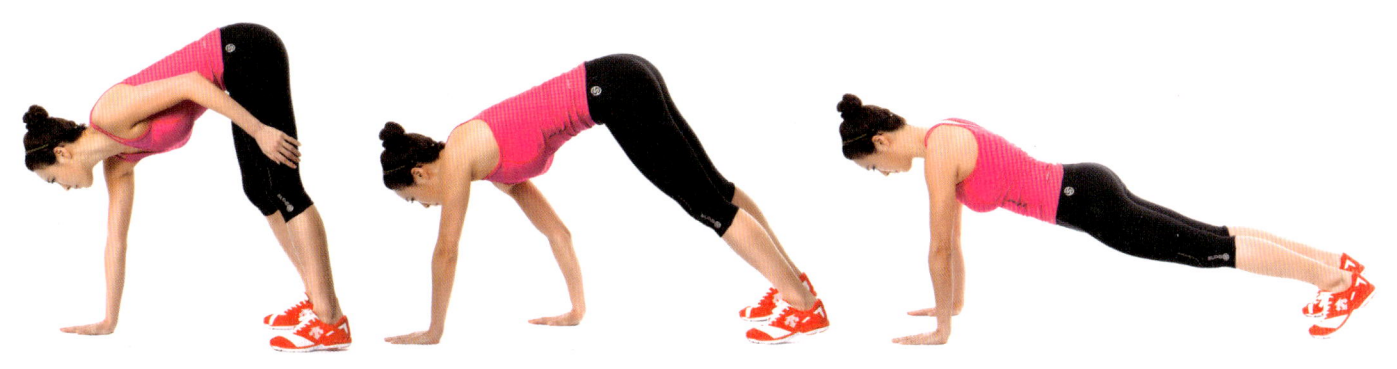

2

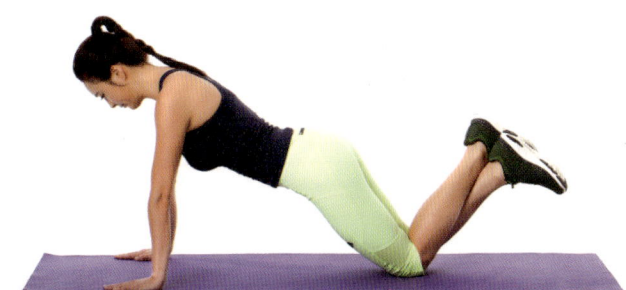 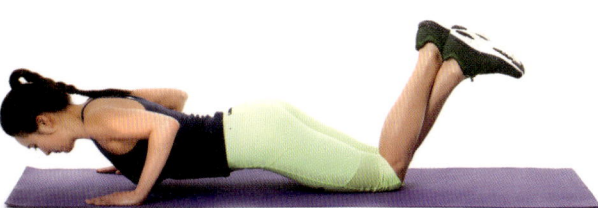

>>> 20초간 전력을 다해 실시   10초 휴식

여성을 위한 타바타 프로그램 8

애플힙과 꿀벅지 가꾸는 하체 타바타 초·중급

1 다리 교차하며 런지하기 (40p)
  +
2 엎드려 한 발씩 바깥쪽으로 내딛기 (84p)
  +
3 크로스 레그 상체 비틀기 (58p)

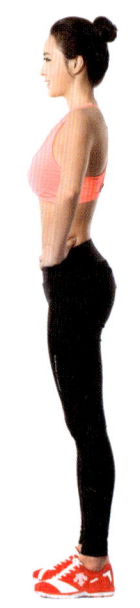

start >> 20초간 전력을 다해 실시

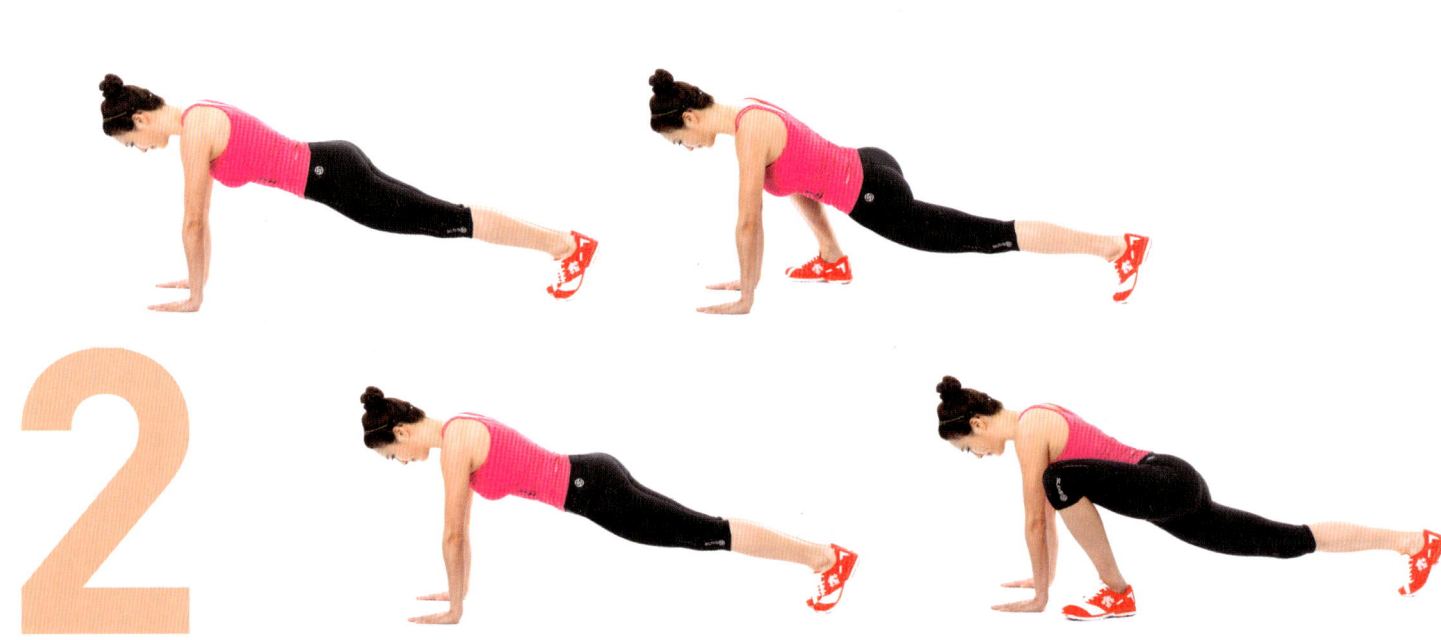

>>> 20초간 전력을 다해 실시   10초 휴식

동작 반복 순서   **1 → 2 → 3 → 1 → 2 → 3 → 1 → 2**   (8세트 4분)

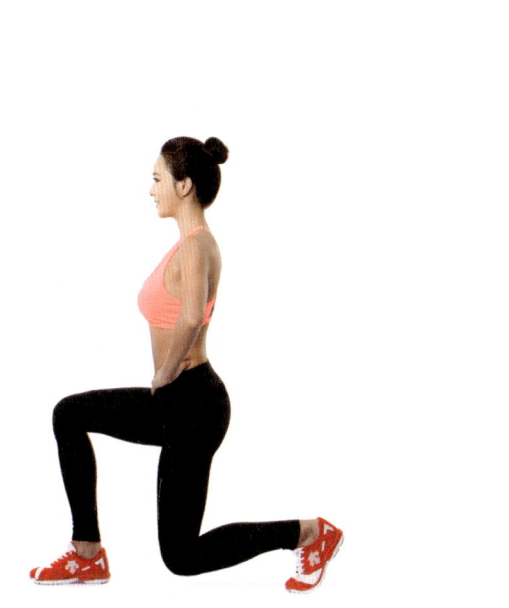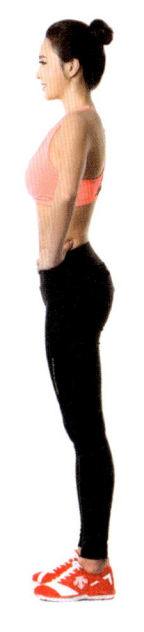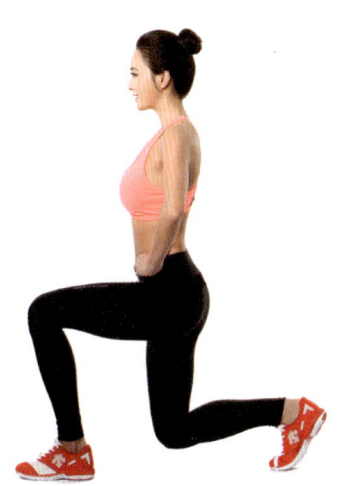

>>> 10초 휴식 >>>

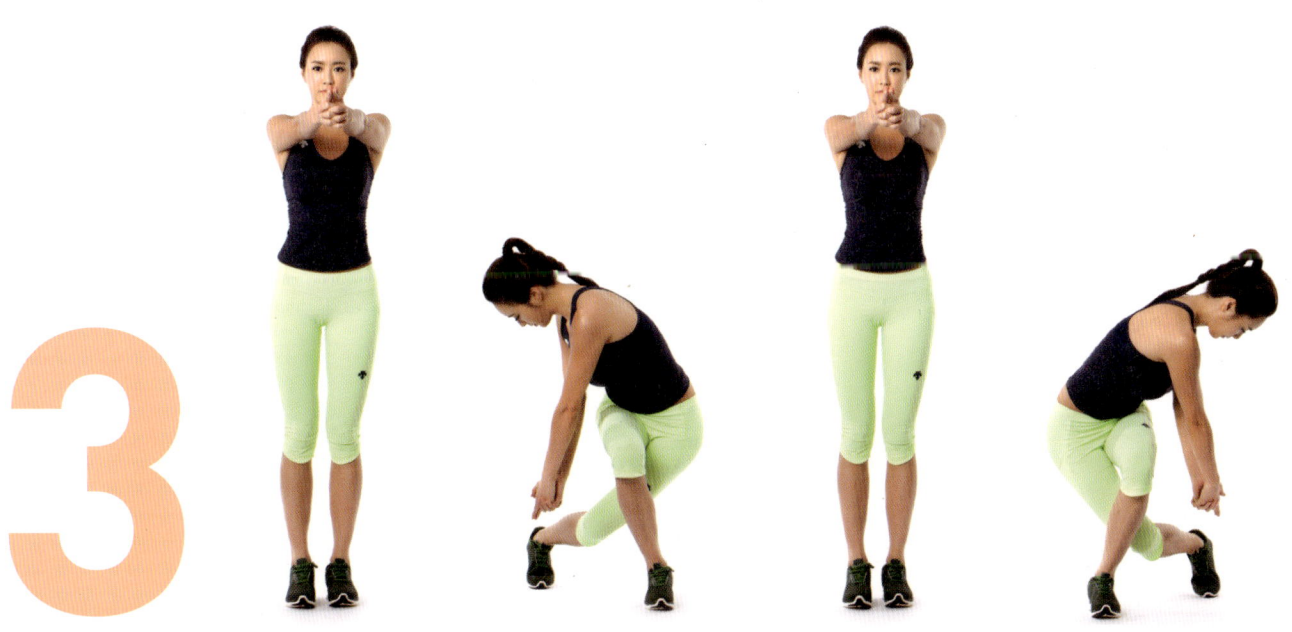

>>> 20초간 전력을 다해 실시　　　　　　　　　　　10초 휴식

여성을 위한 타바타 프로그램 8

애플힙과 꿀벅지 가꾸는 하체 타바타 중급

1 낮게 점프 스쿼트하기 (56p)
  +
2 점프하며 런지하기 (80p)

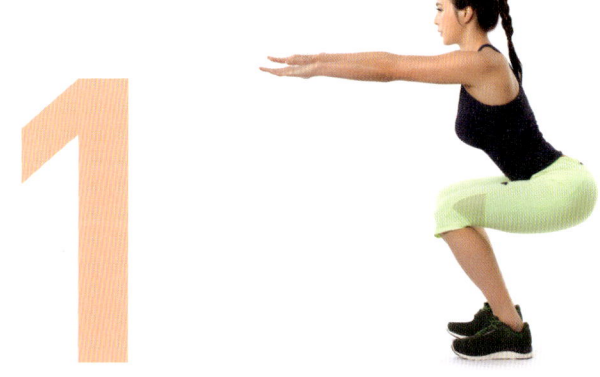

start >> 20초간 전력을 다해 실시

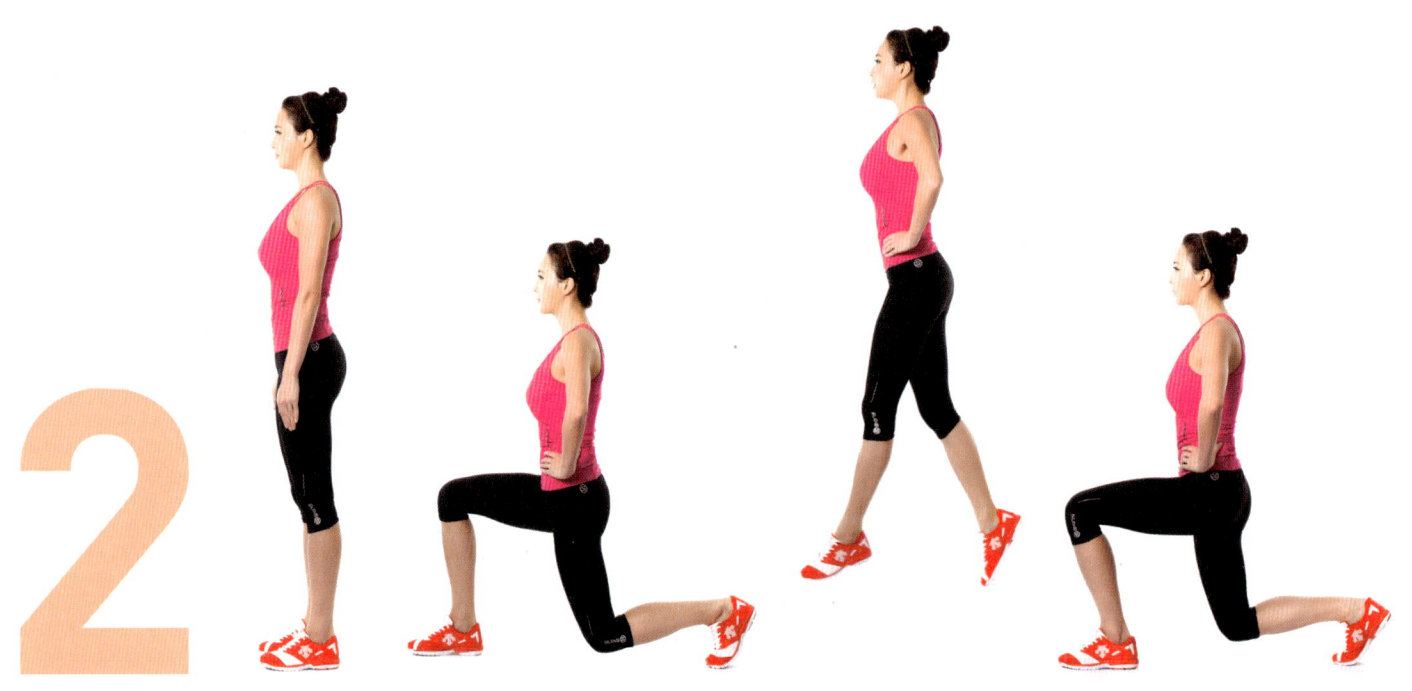

>>> 20초간 전력을 다해 실시   10초 휴식

동작 반복 순서   1 → 2 → 1 → 2 → 1 → 2 → 1 → 2   (8세트 4분)

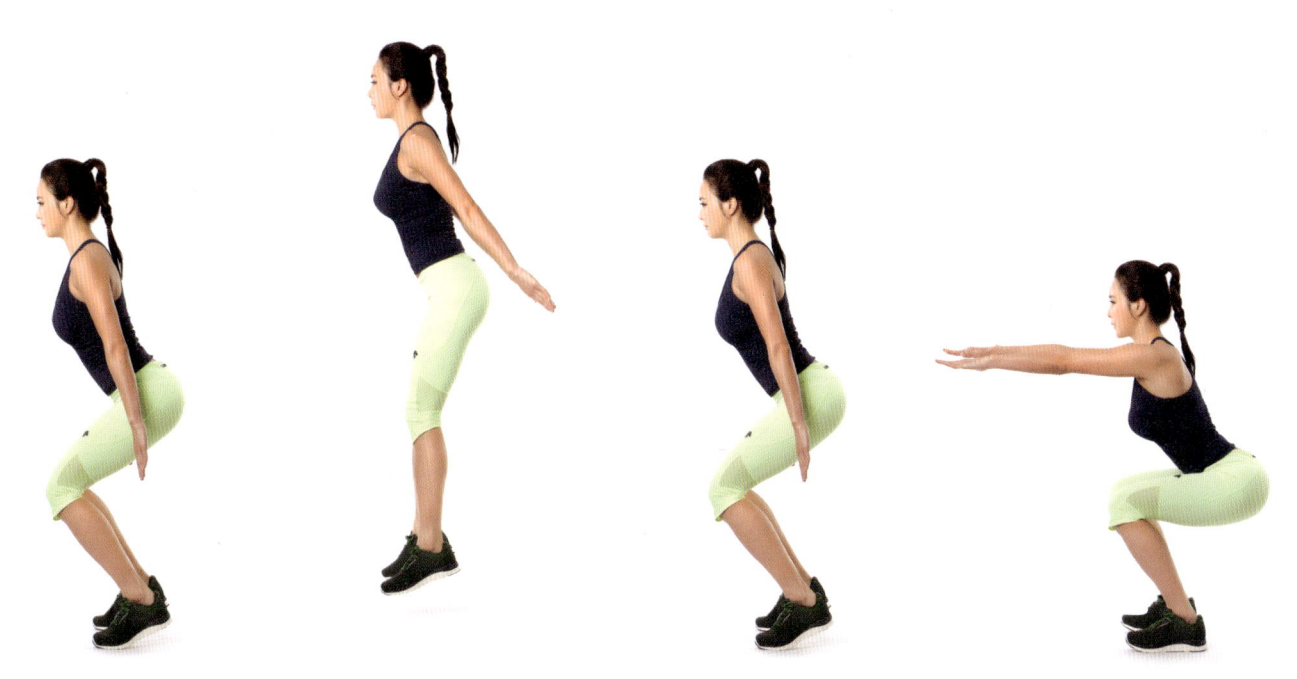

>>> 10초 휴식 >>>

1

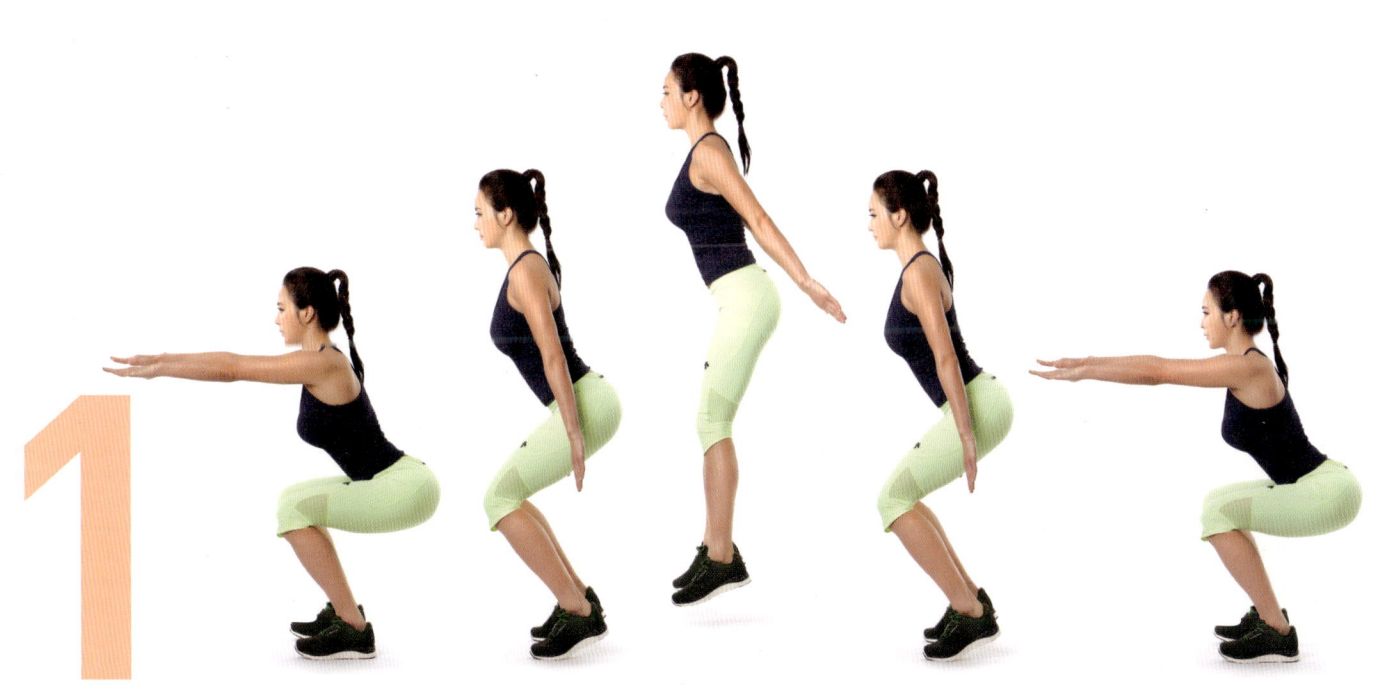

>>> 20초간 전력을 다해 실시　　　　　　　　　　10초 휴식

여성을 위한 타바타 프로그램 8

체지방 태워주는 전신 타바타 중급

1 엎드려 팔로 걷고 팔굽혀펴기 (82p)
  +
2 점프하며 런지하기 (80p)

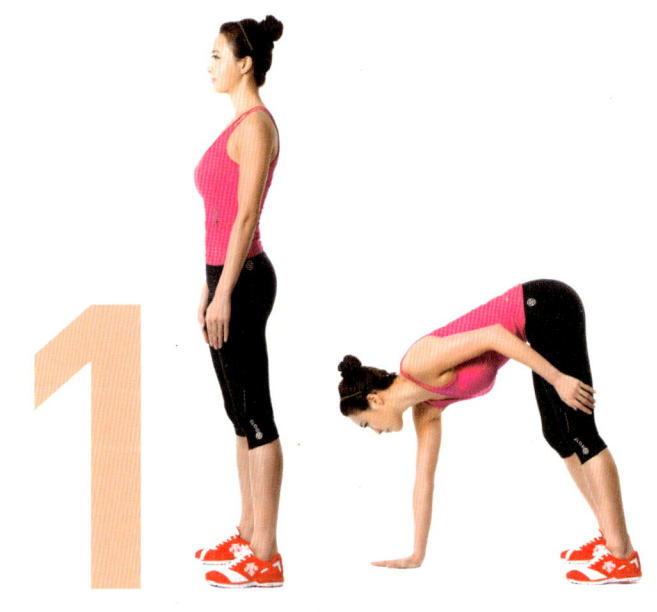

start >> 20초간 전력을 다해 실시

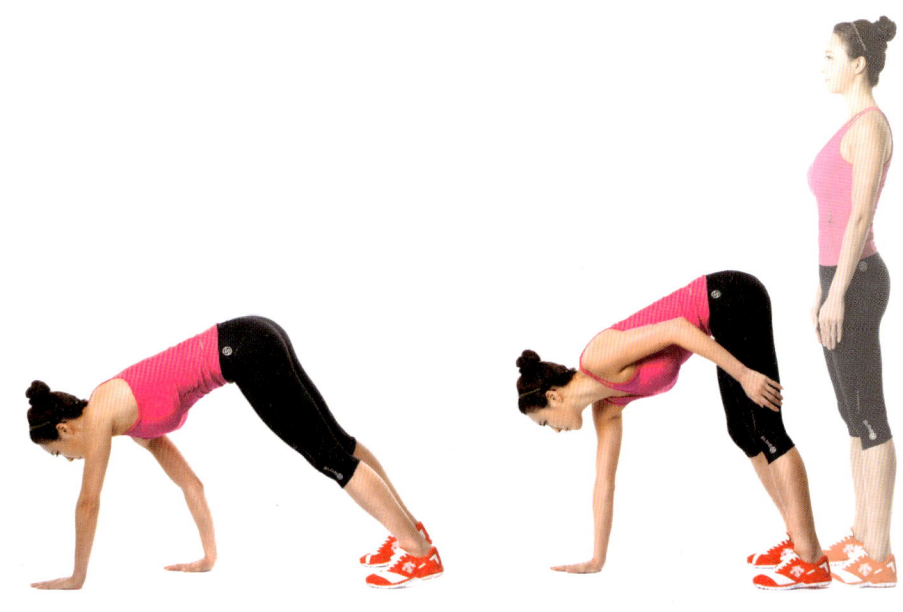

>>> 　　　　　　　　　　　　　　　10초 휴식 >>>

동작 반복 순서   **1 → 2 → 1 → 2 → 1 → 2 → 1 → 2**   (8세트 4분)

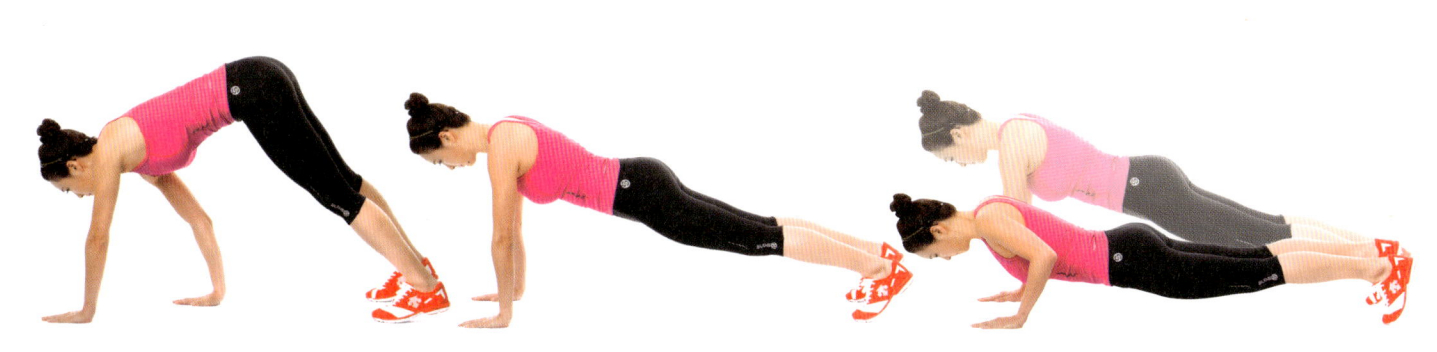

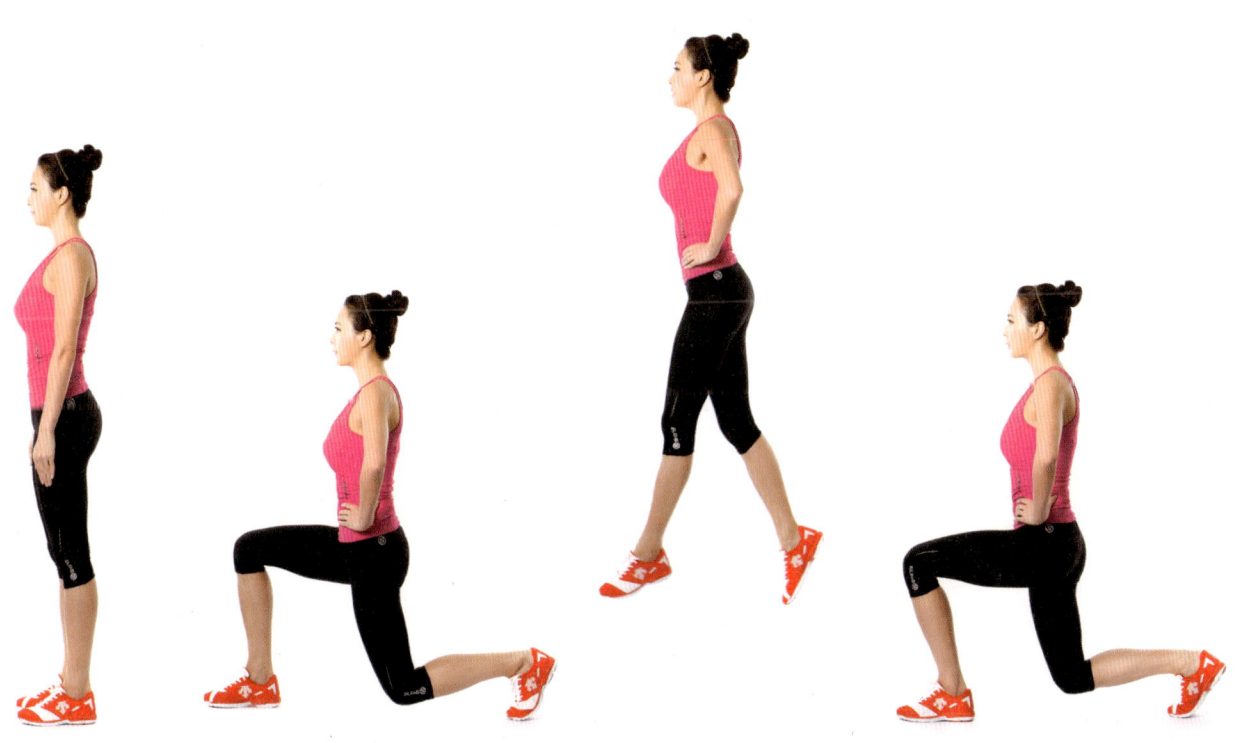

| 20초간 전력을 다해 실시 | >>> | 10초 휴식 |

여성을 위한 타바타 프로그램 8

체지방 태워주는
전신 타바타 고급

1 낮게 점프 스쿼트하기 (56p)
   +
2 버피테스트하기 (78p)
   +
3 스쿼트 후 팔꿈치 무릎 교차하기 (54p)

4분 Full 영상 보기

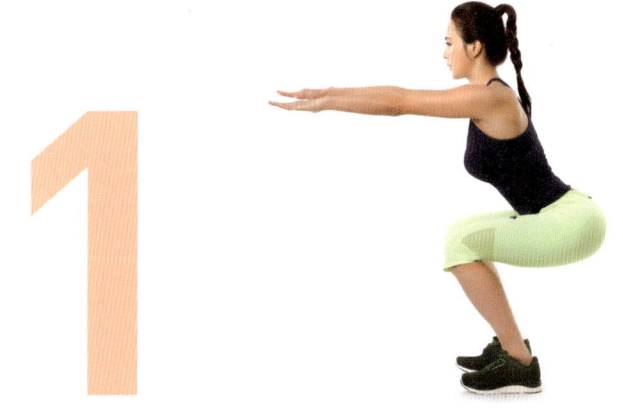

start >> 20초간 전력을 다해 실시

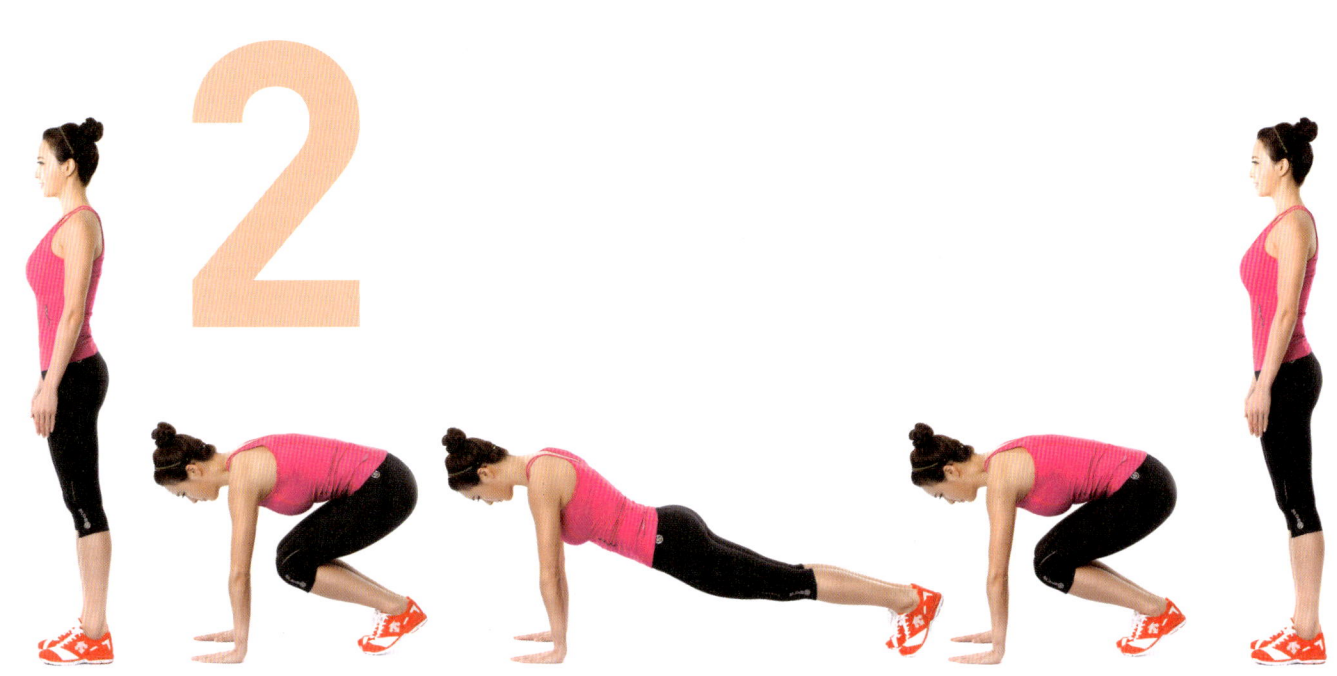

>>> 20초간 전력을 다해 실시   10초 휴식

동작 반복 순서   1 → 2 → 3 → 1 → 2 → 3 → 1 → 2   (8세트 4분)

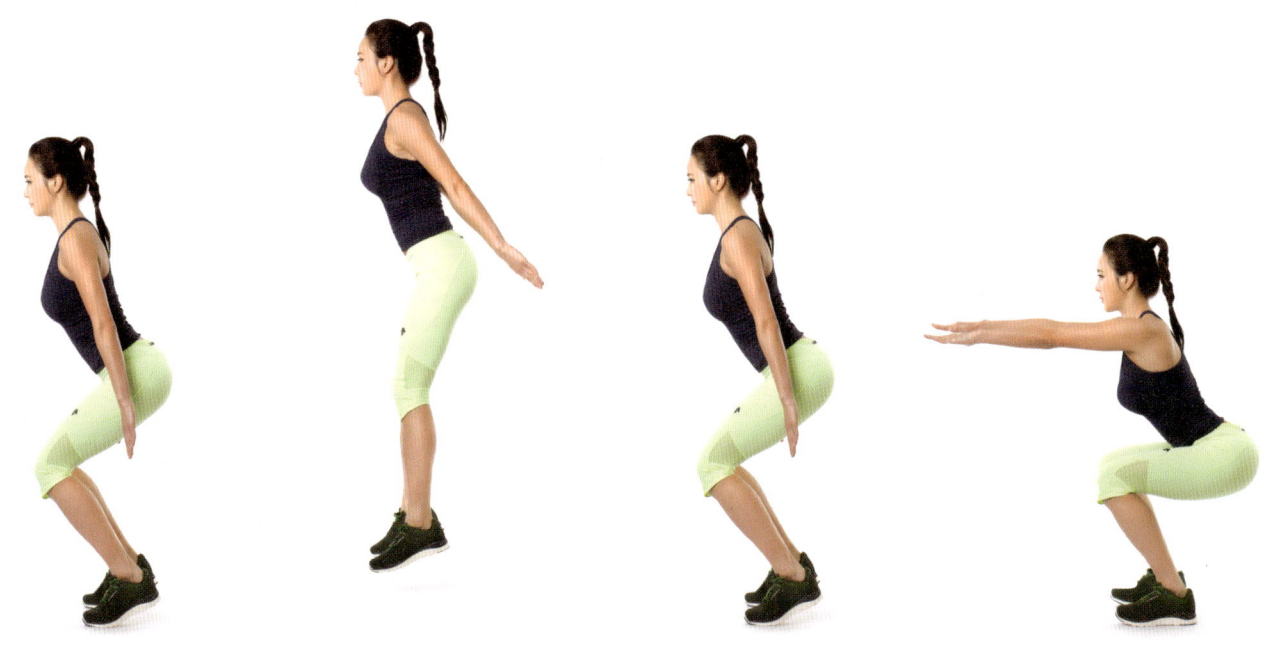

>>>　　　　　　　　　　　　　　　　　　　　　　　　　　　　10초 휴식　>>>

3

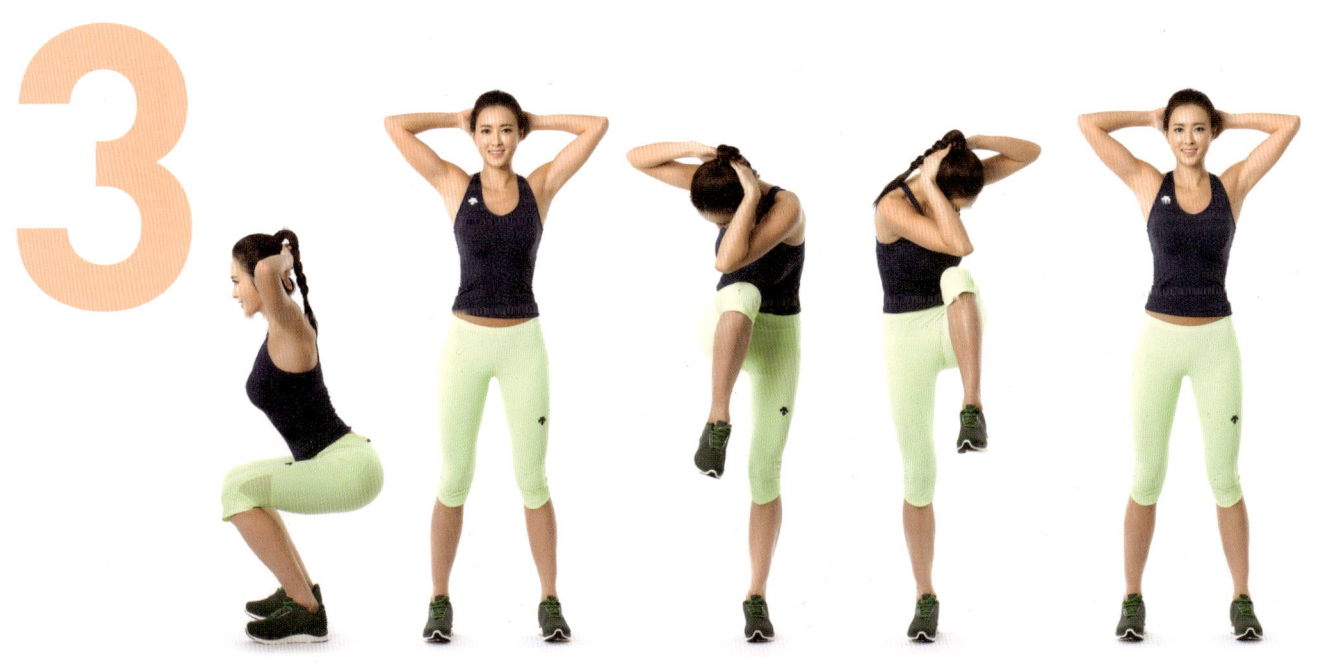

>>>　20초간 전력을 다해 실시　　　　　　　　　　　　　　　　10초 휴식

PART 06

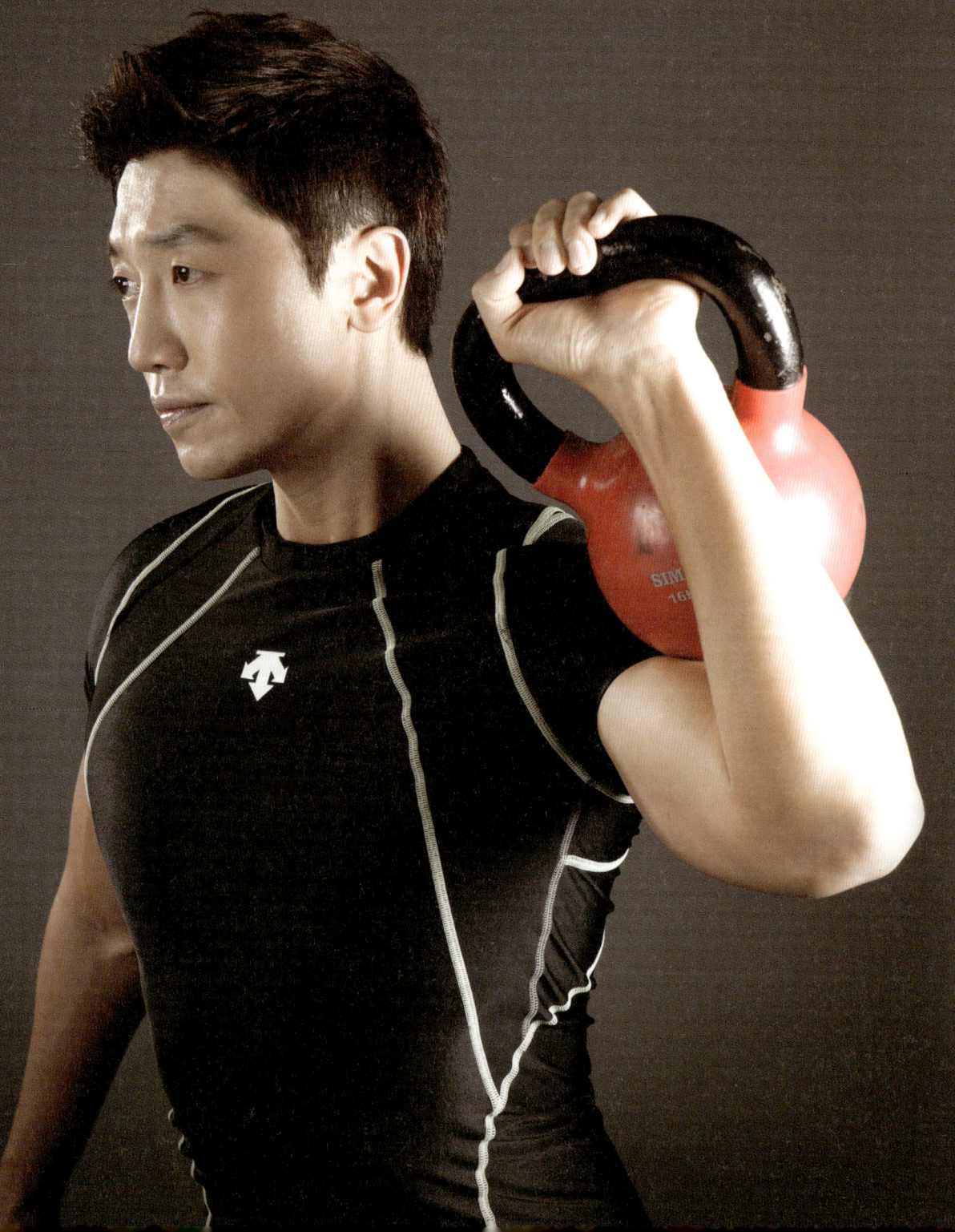

남성을 위한 타바타 프로그램 7

TABATA training

초콜릿 복근을 가꾸는 타바타 **초·중급**
탄탄한 가슴 근육 만드는 타바타 **중급**
체지방 태워주는 전신 타바타 **초급**
체지방 태워주는 전신 타바타 **중급**
체지방 태워주는 전신 타바타 **고급**
하체의 힘을 키워주는 타바타 **중급**
하체의 힘을 키워주는 타바타 **고급**

초콜릿 복근을 가꾸는 타바타 초·중급

1 스쿼트 후 팔꿈치 무릎 옆으로 교차하기 (48p)
  +
2 팔꿈치 무릎 교차하기 (46p)
  +
3 상체 일으켜 비틀며 팔꿈치 무릎 교차하기 (90p)

 중급자 이상을 위한 복근 운동 영상 보기

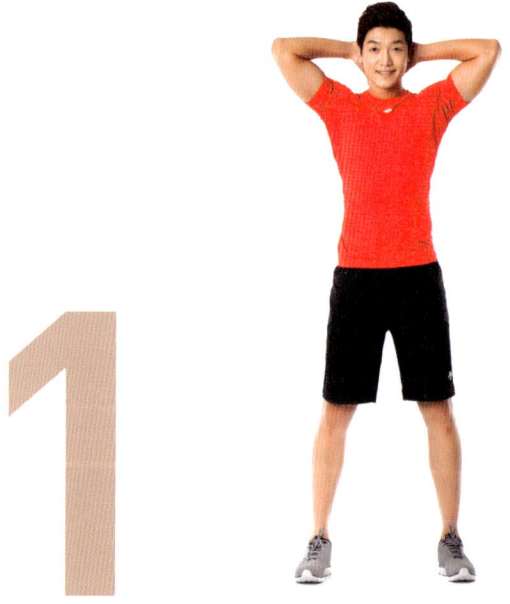

1

start >> 20초간 전력을 다해 실시

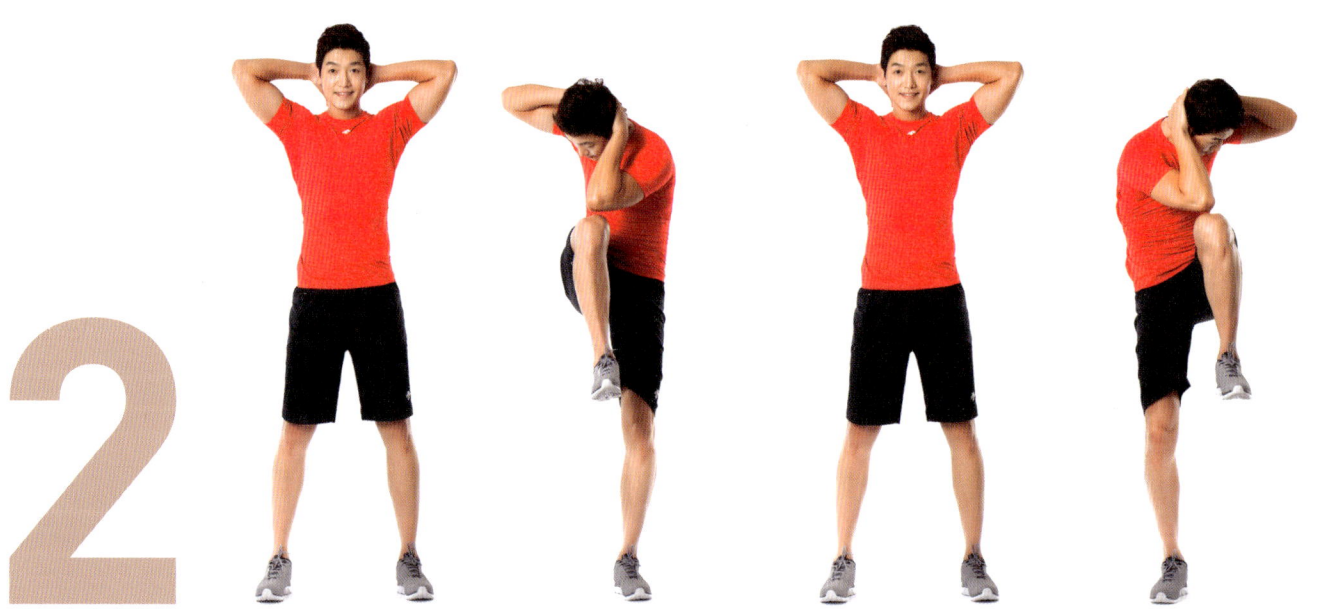

2

>>> 20초간 전력을 다해 실시   10초 휴식

동작 반복 순서   1 → 2 → 3 → 1 → 2 → 3 → 1 → 2   (8세트 4분)

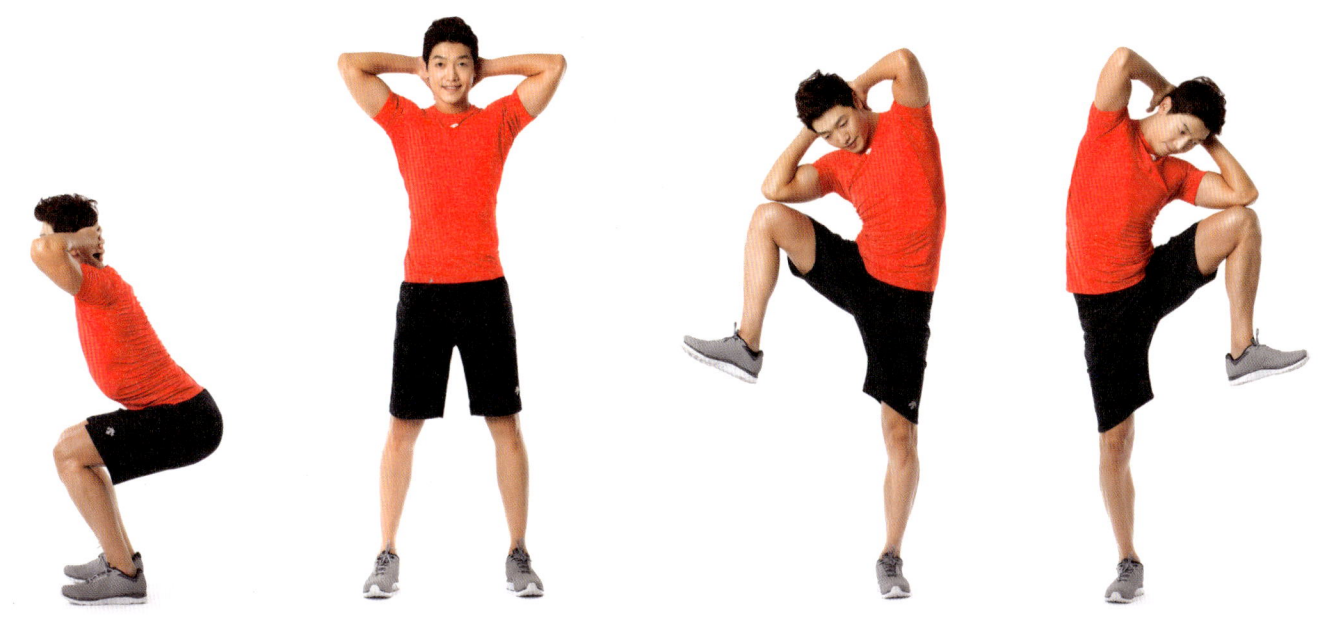

>>> 　　　　　　　　　　　　　　　　　　　　　　　　　　　10초 휴식 >>>

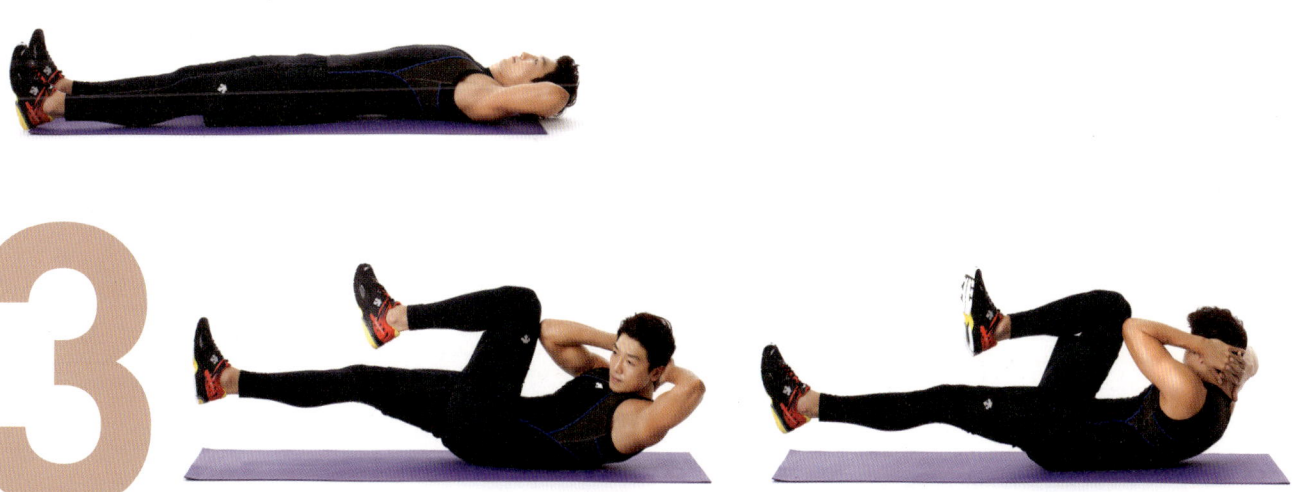

>>> **20초간 전력을 다해 실시**　　　　　　　　　　　　　　　　10초 휴식

남성을 위한 타바타 프로그램 7

탄탄한 가슴 근육 만드는 타바타 중급

1 버피테스트 후 팔굽혀펴기 (86p)
   +
2 팔굽혀펴기 (70p)
   +
3 상체 숙여 팔로 걷기 (62p)

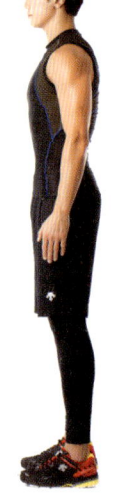
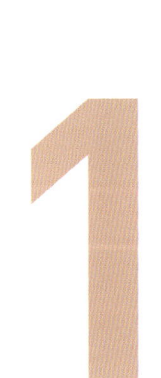

start >> 20초간 전력을 다해 실시

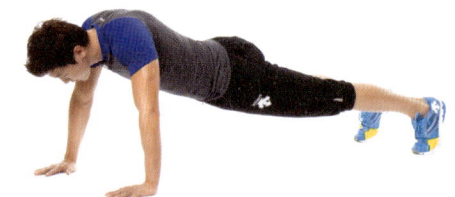
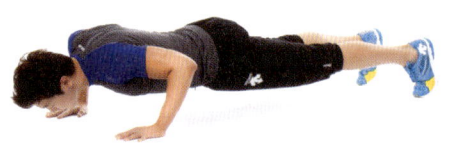
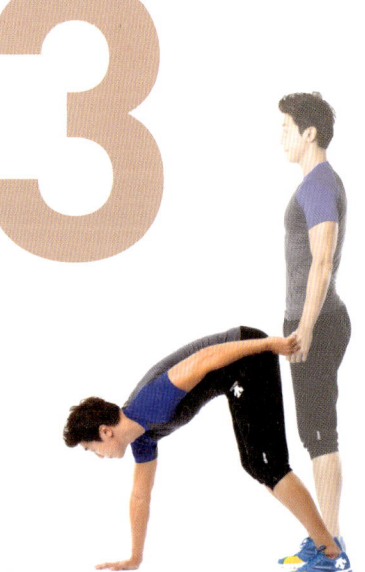

>>> 20초간 전력을 다해 실시　　　　10초 휴식　>>> 20초간 전력을 다해 실시

동작 반복 순서　　1 → 2 → 3 → 1 → 2 → 3 → 1 → 2　　(8세트 4분)

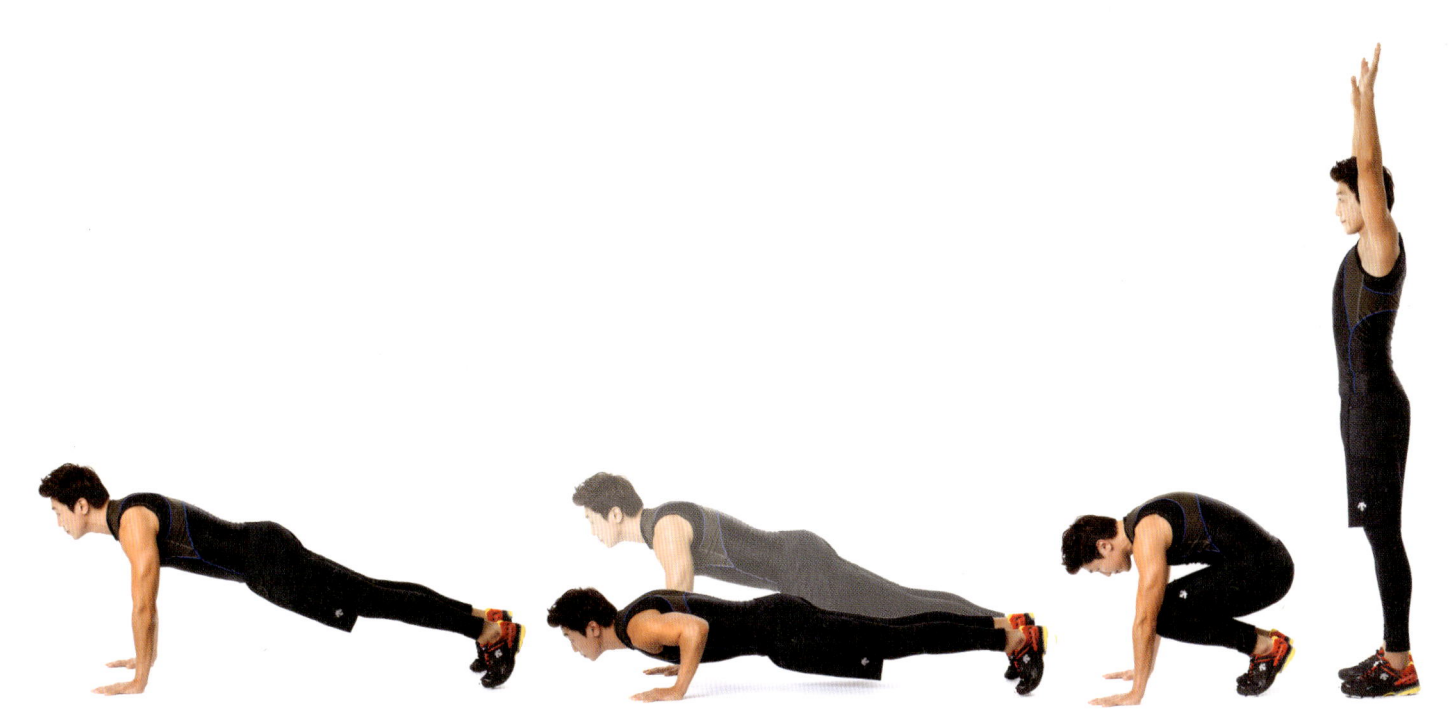

>>> 10초 휴식 >>>

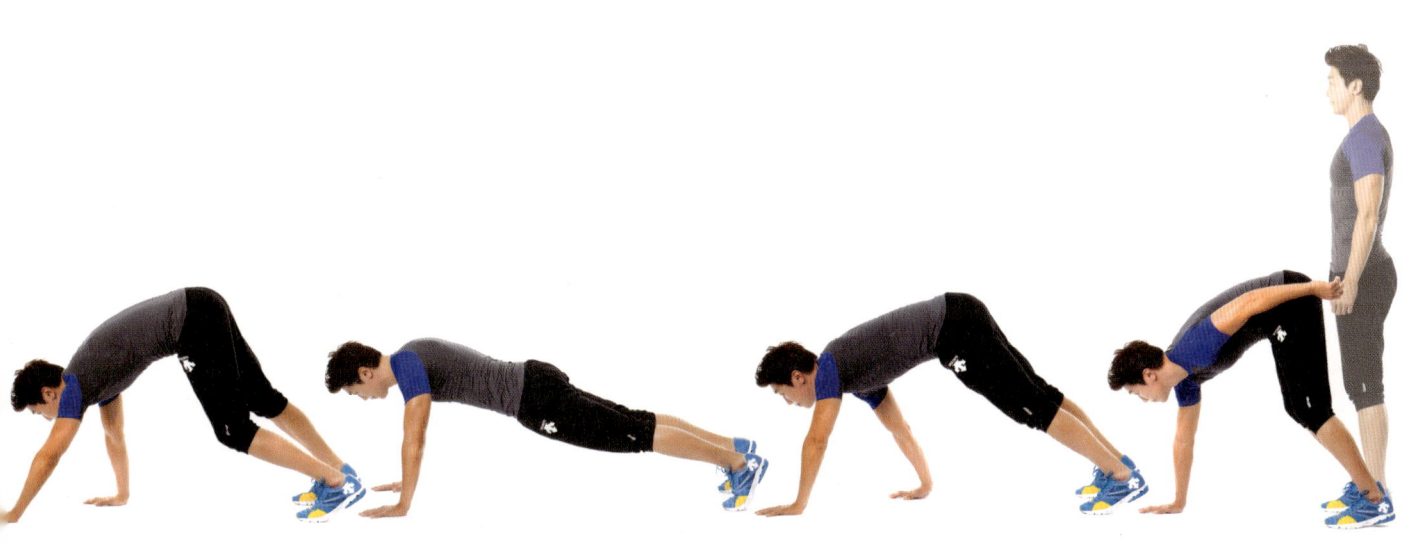

>>> 10초 휴식

123

남성을 위한 타바타 프로그램 7

체지방 태워주는 전신 타바타 초급

1 다리 넓게 벌려 앉고 팔 들어 올리기 (50p)
  +
2 양팔로 원 그리며 스쿼트하기 (44p)
  +
3 제자리 뛰기 (42p)

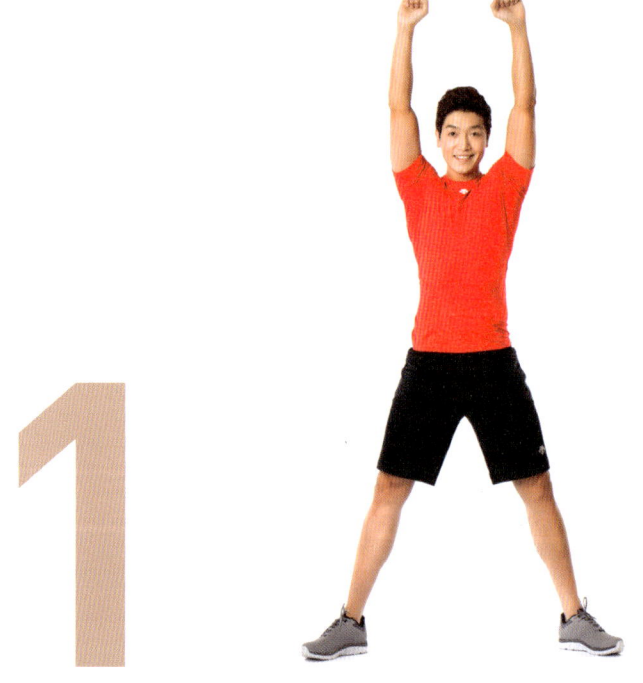

start >> 20초간 전력을 다해 실시

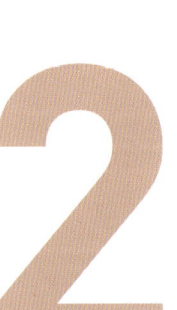

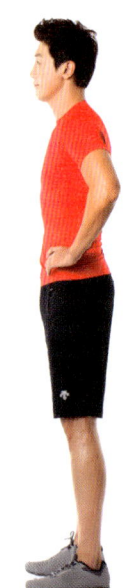

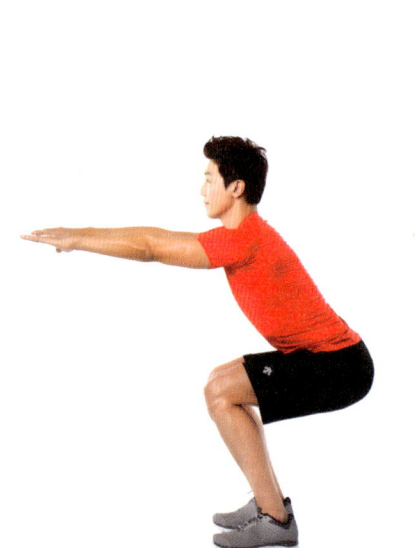

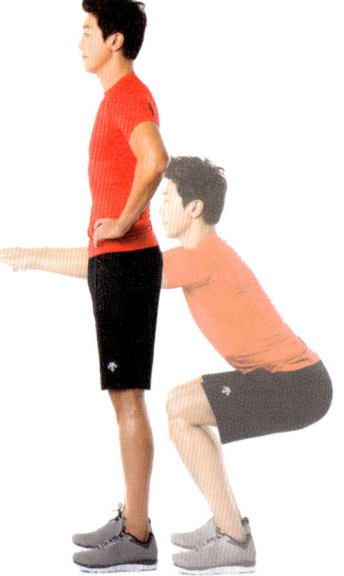

>>> 20초간 전력을 다해 실시   10초 휴식

동작 반복 순서   1 → 2 → 3 → 1 → 2 → 3 → 1 → 2   (8세트 4분)

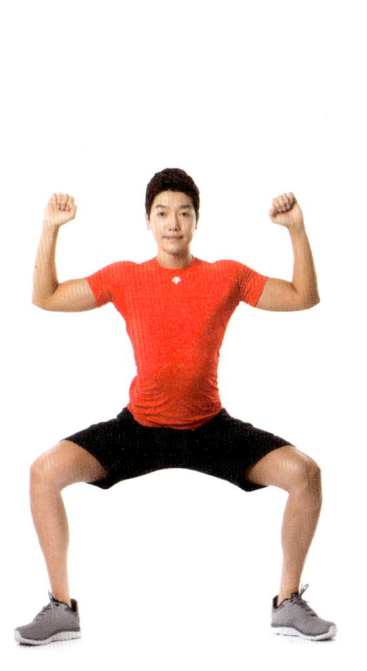 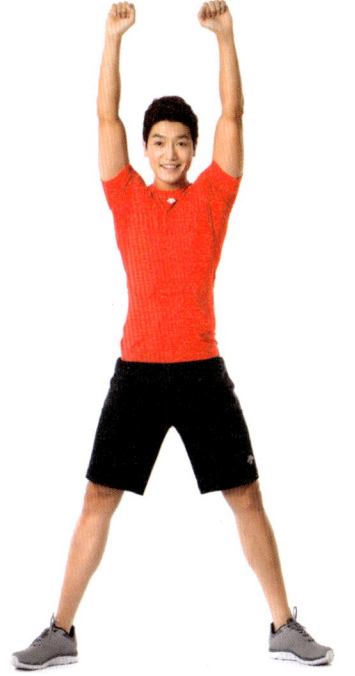 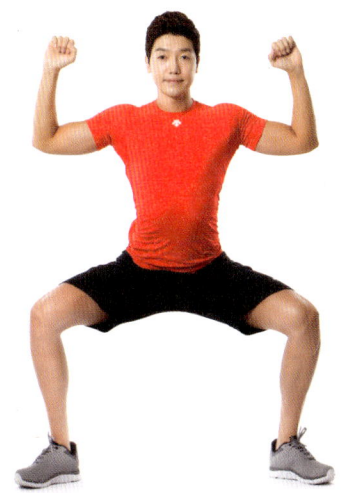

>>>   10초 휴식 >>>

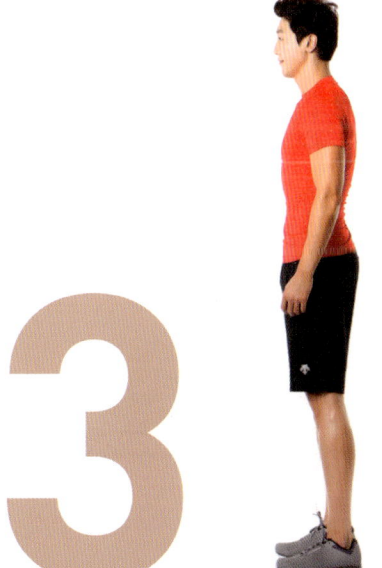 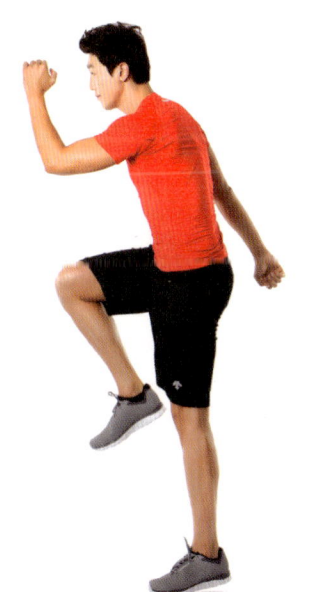 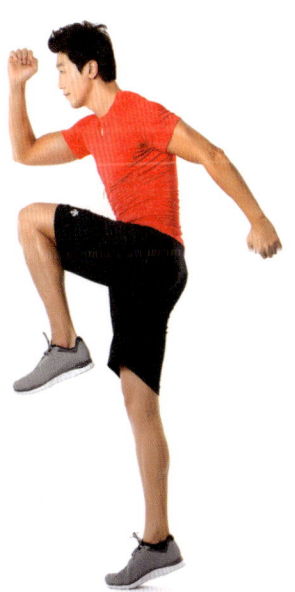

>>> **20초간 전력을 다해 실시**   10초 휴식

남성을 위한 타바타 프로그램 7

체지방 태워주는
전신 타바타 중급

1 엎드려 무릎 가슴으로 당기며 내딛기 (72p)
  +
2 팔굽혀펴기 (70p)
  +
3 옆으로 뛰고 바닥 짚기 (66p)

4분 Full 영상 보기

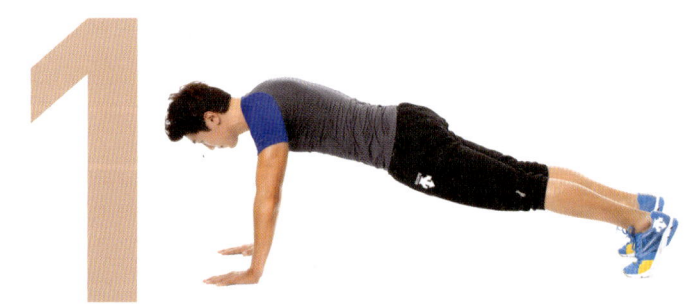
start >> 20초간 전력을 다해 실시

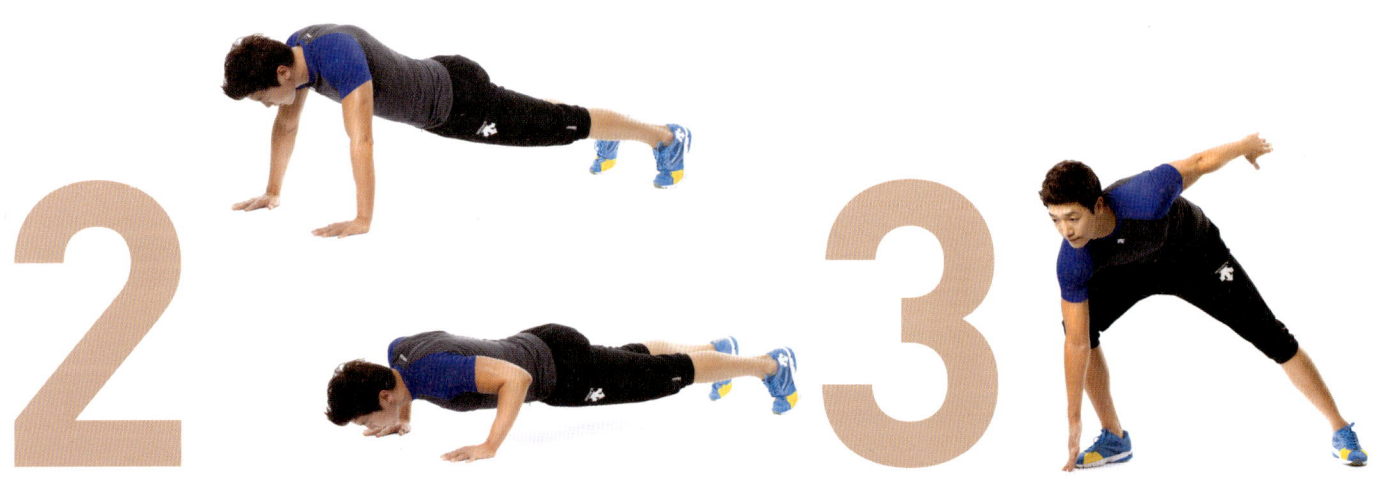

>>> 20초간 전력을 다해 실시   10초 휴식   >>> 20초간 전력을 다해 실시

동작 반복 순서   **1 → 2 → 3 → 1 → 2 → 3 → 1 → 2**   (8세트 4분)

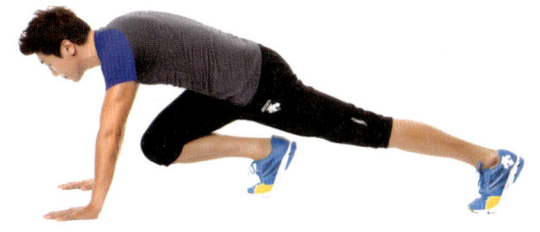 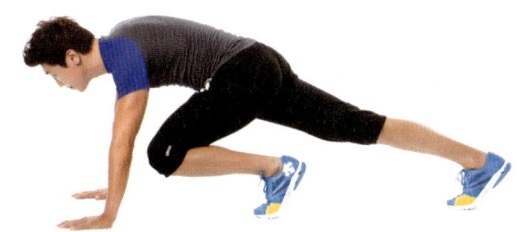

>>> 10초 휴식 >>>

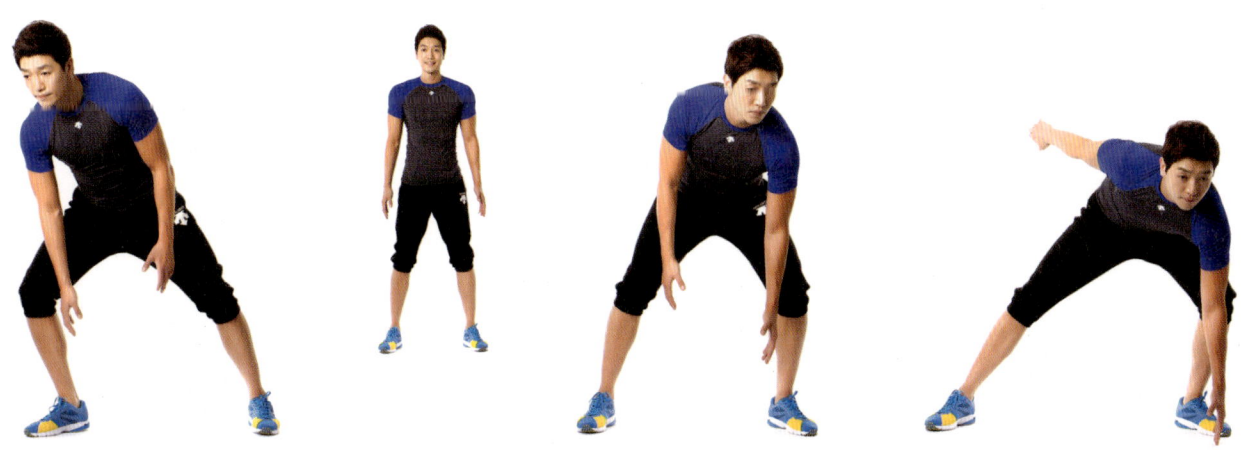

>>> 10초 휴식

남성을 위한 타바타 프로그램 7

체지방 태워주는 전신 타바타 고급

1 버피테스트 후 무릎 가슴으로 당기고 점프하기 (94p)
+
2 높게 점프 스쿼트하기 (92p)
+
3 버피테스트 후 팔굽혀펴기 (86p)

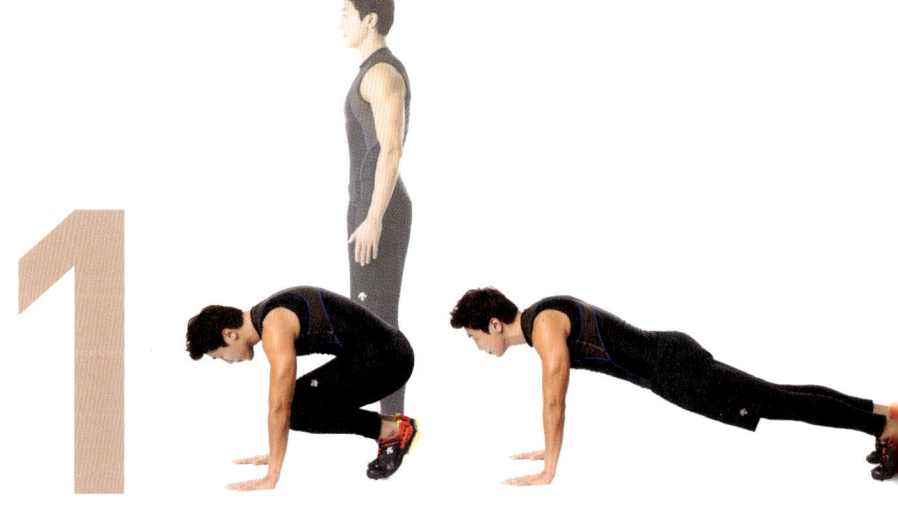

start >> 20초간 전력을 다해 실시

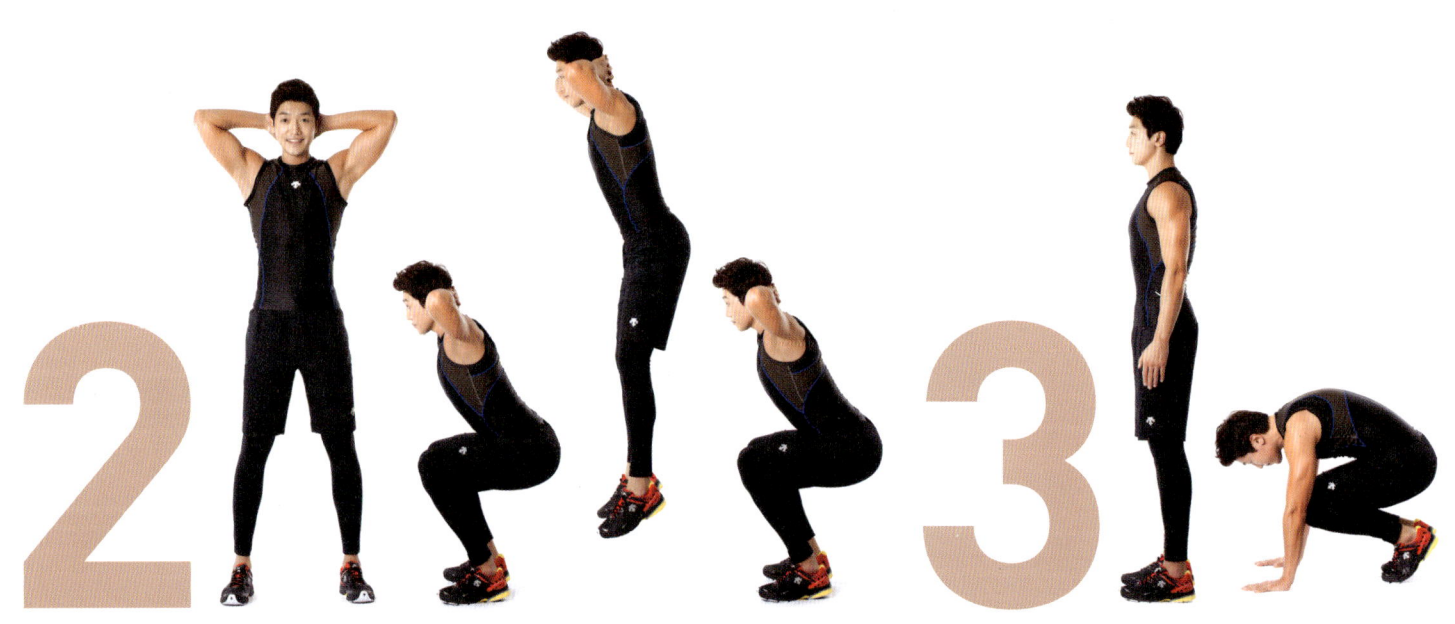

>>> 20초간 전력을 다해 실시   10초 휴식   >>> 20초간 전력을 다해 실시

동작 반복 순서   1 → 2 → 3 → 1 → 2 → 3 → 1 → 2   (8세트 4분)

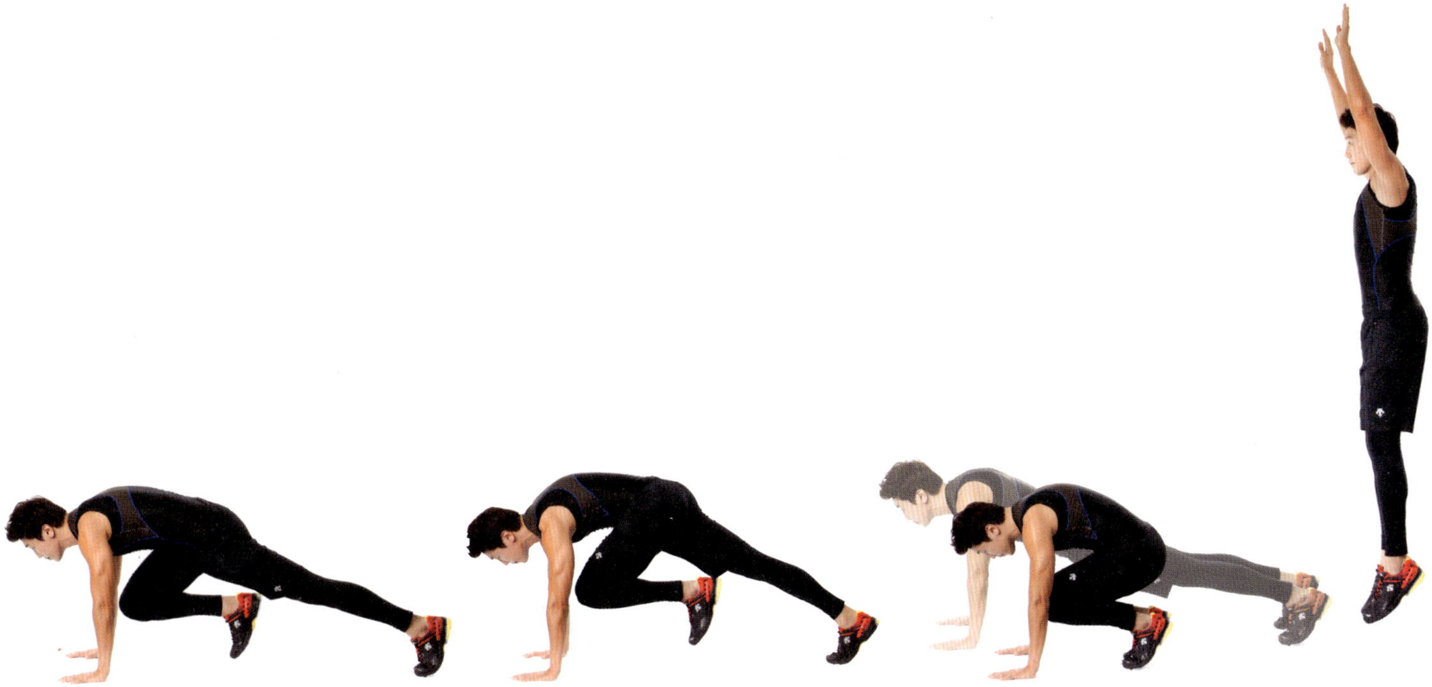

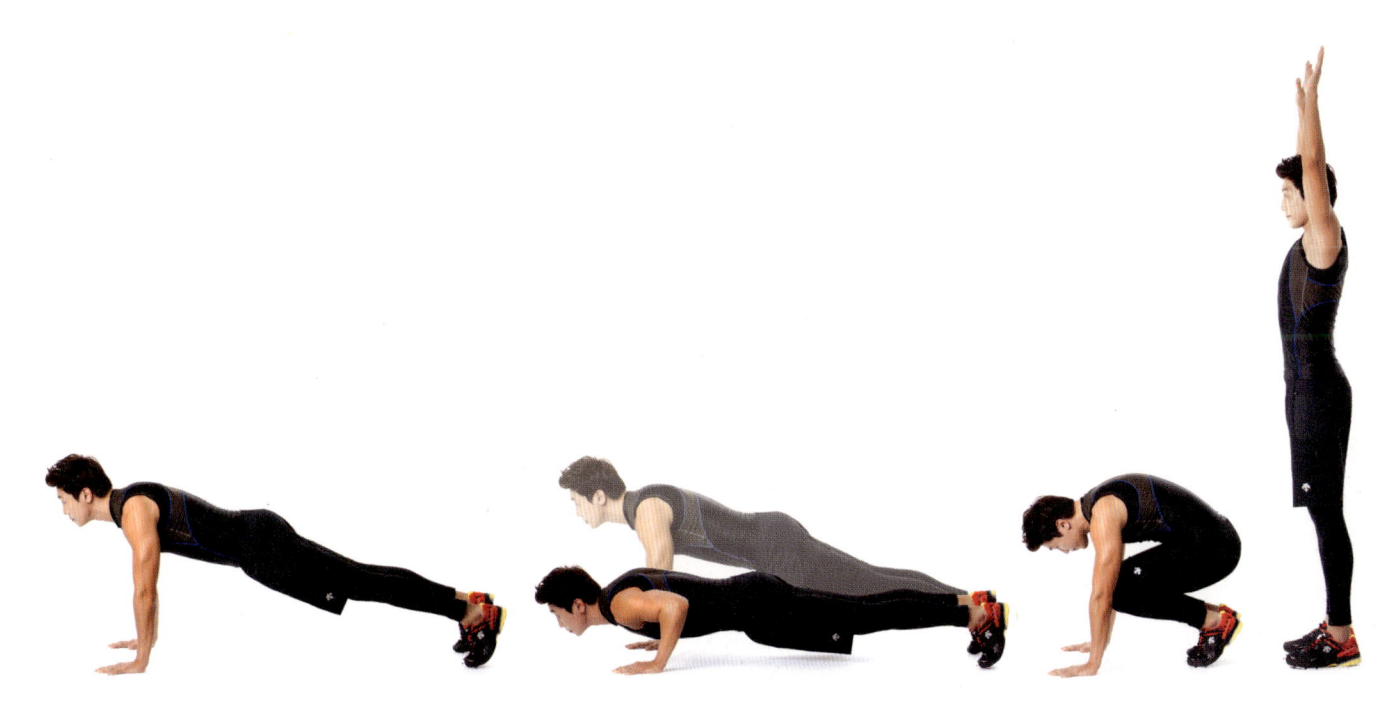

>>> 10초 휴식 >>>

>>> 10초 휴식

남성을 위한 타바타 프로그램 7

하체의 힘을 키워주는 타바타 중급

1 양팔로 원 그리며 스쿼트하기 (44p)
   +
2 옆으로 점프하며 스케이팅하기 (88p)
   +
3 높게 점프 스쿼트하기 (92p)

 4분 Full 영상 보기

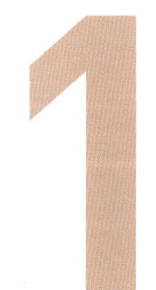
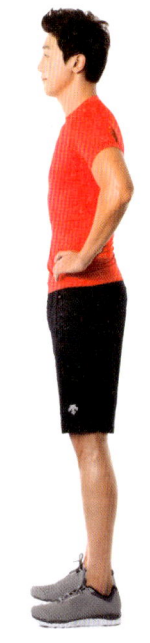

start >> 20초간 전력을 다해 실시

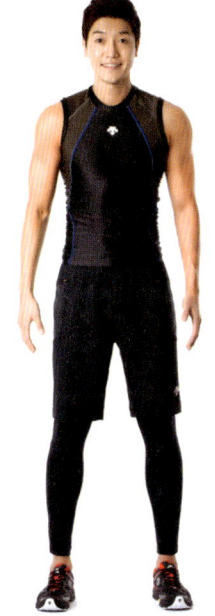
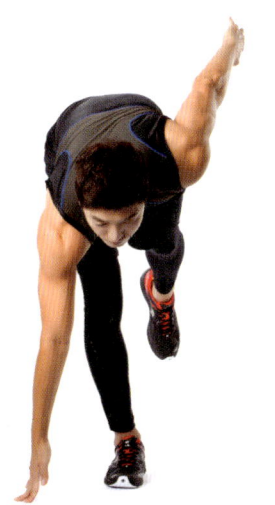
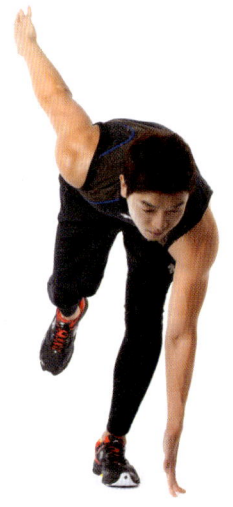

>>> 20초간 전력을 다해 실시   10초 휴식

동작 반복 순서   **1 → 2 → 3 → 1 → 2 → 3 → 1 → 2**   (8세트 4분)

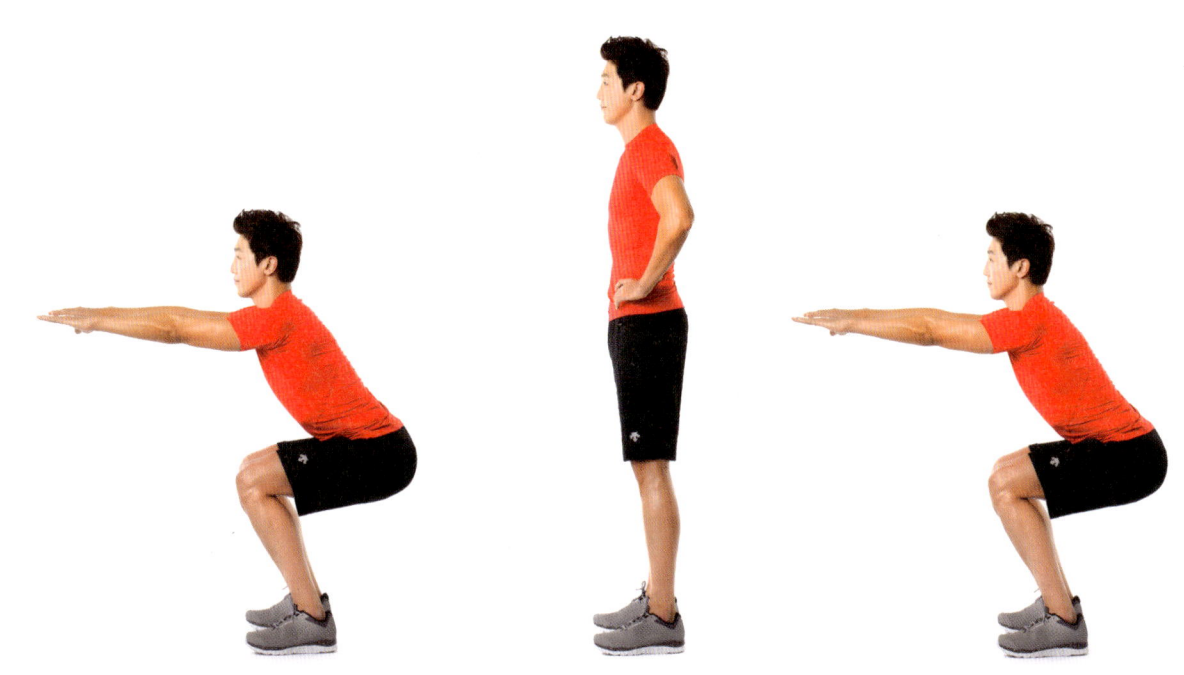

>>> 10초 휴식 >>>

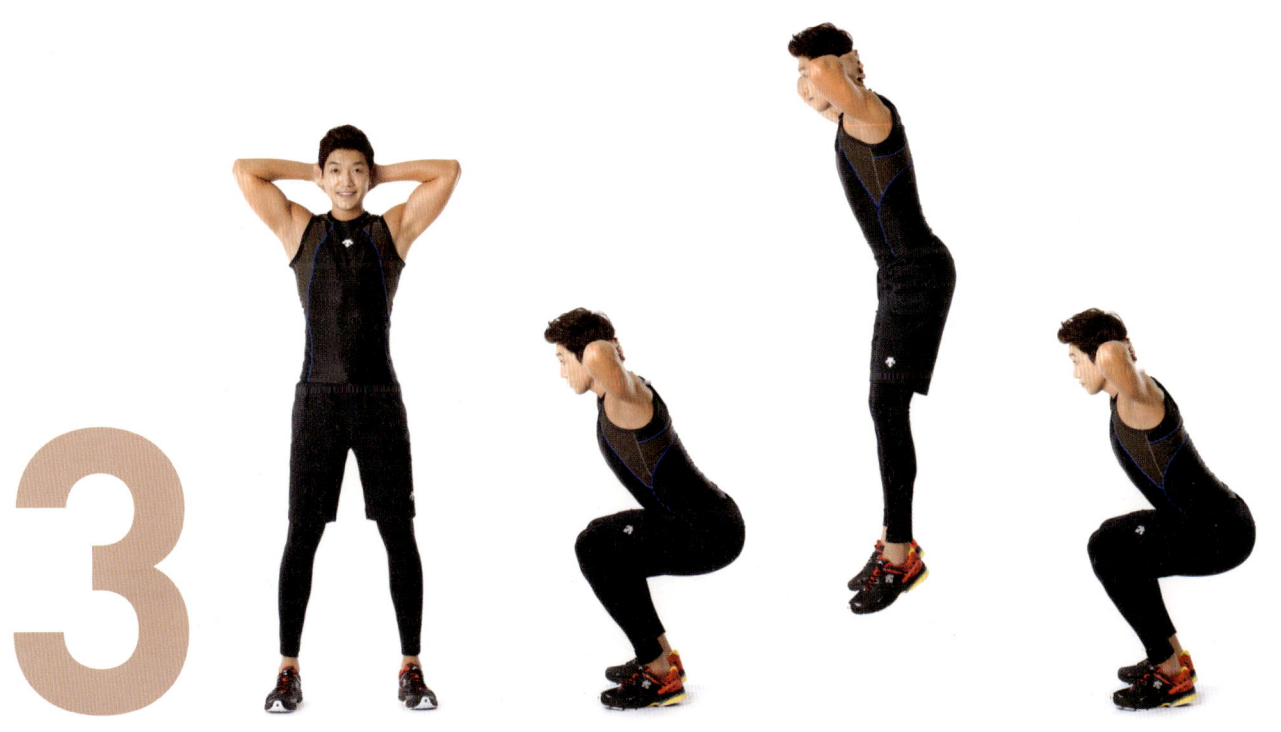

>>> **20초간 전력을 다해 실시** 10초 휴식

남성을 위한 타바타 프로그램 7

하체의 힘을 키워주는 타바타 고급

1 높게 점프 스쿼트하기 (92p)
  +
2 버피테스트 후 무릎 가슴으로 당기고 점프하기 (94p)
  +
3 옆으로 뛰고 바닥 짚기 (66p)
  +
4 양팔로 원 그리며 스쿼트하기 (44p)

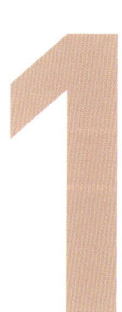
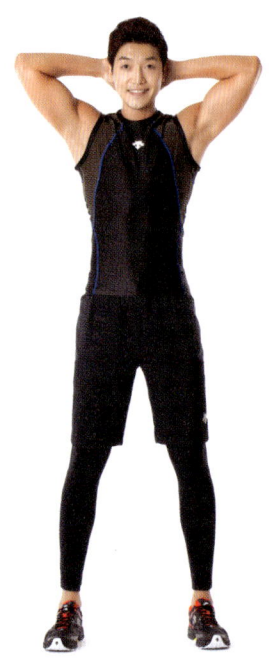

start >> 20초간 전력을 다해 실시

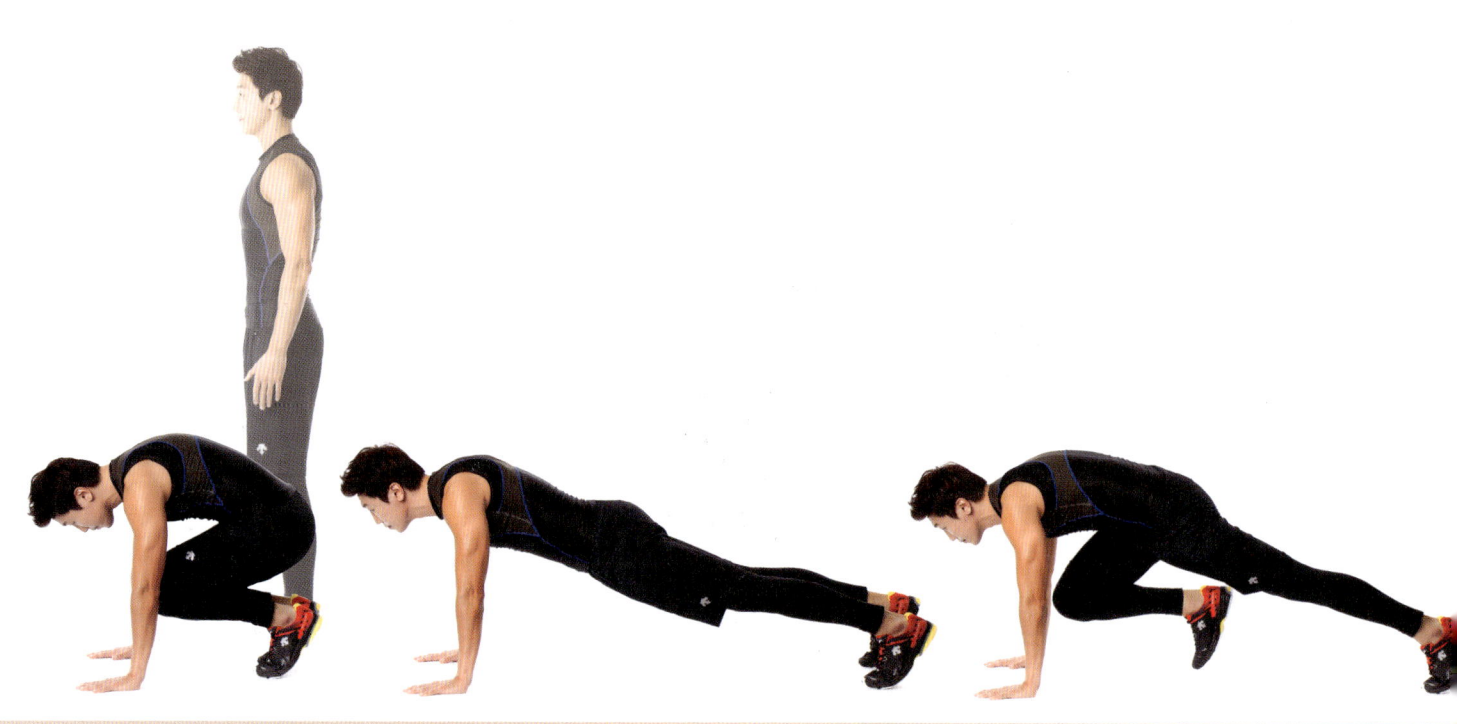

동작 반복 순서   **1 → 2 → 3 → 4 → 1 → 2 → 3 → 4**   (8세트 4분)

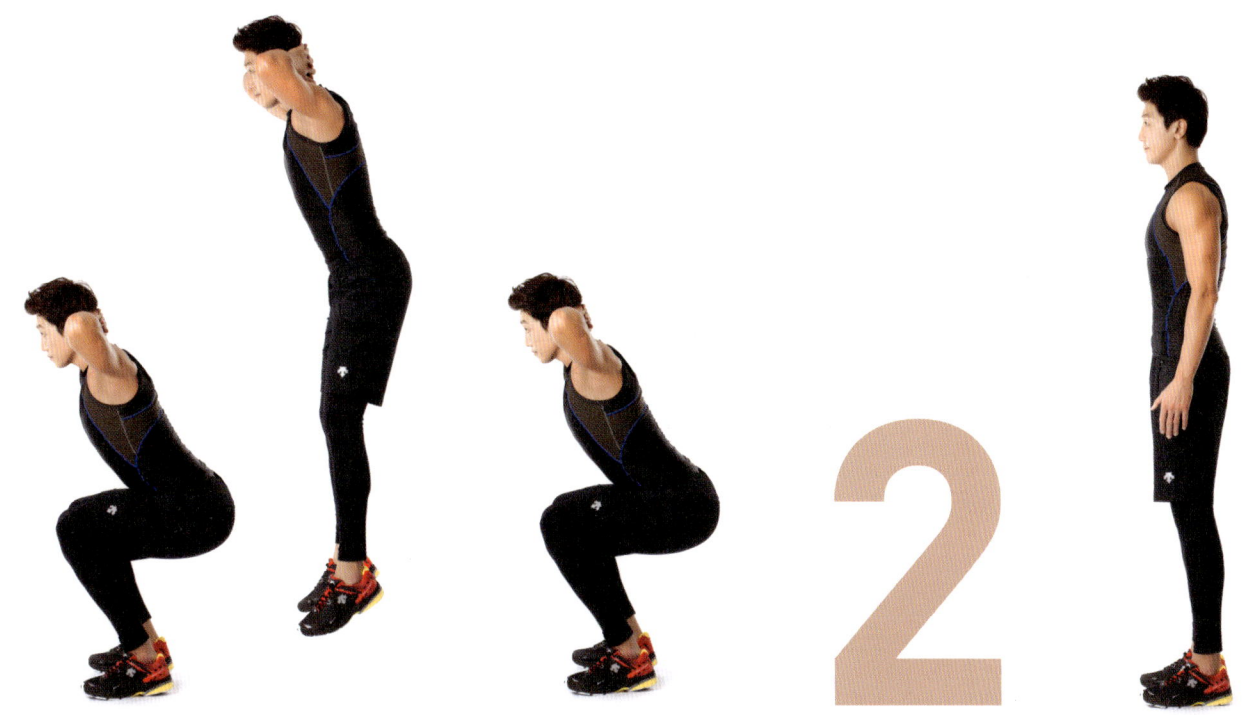

>>> 10초 휴식 >>> 20초간 전력을 다해 실시

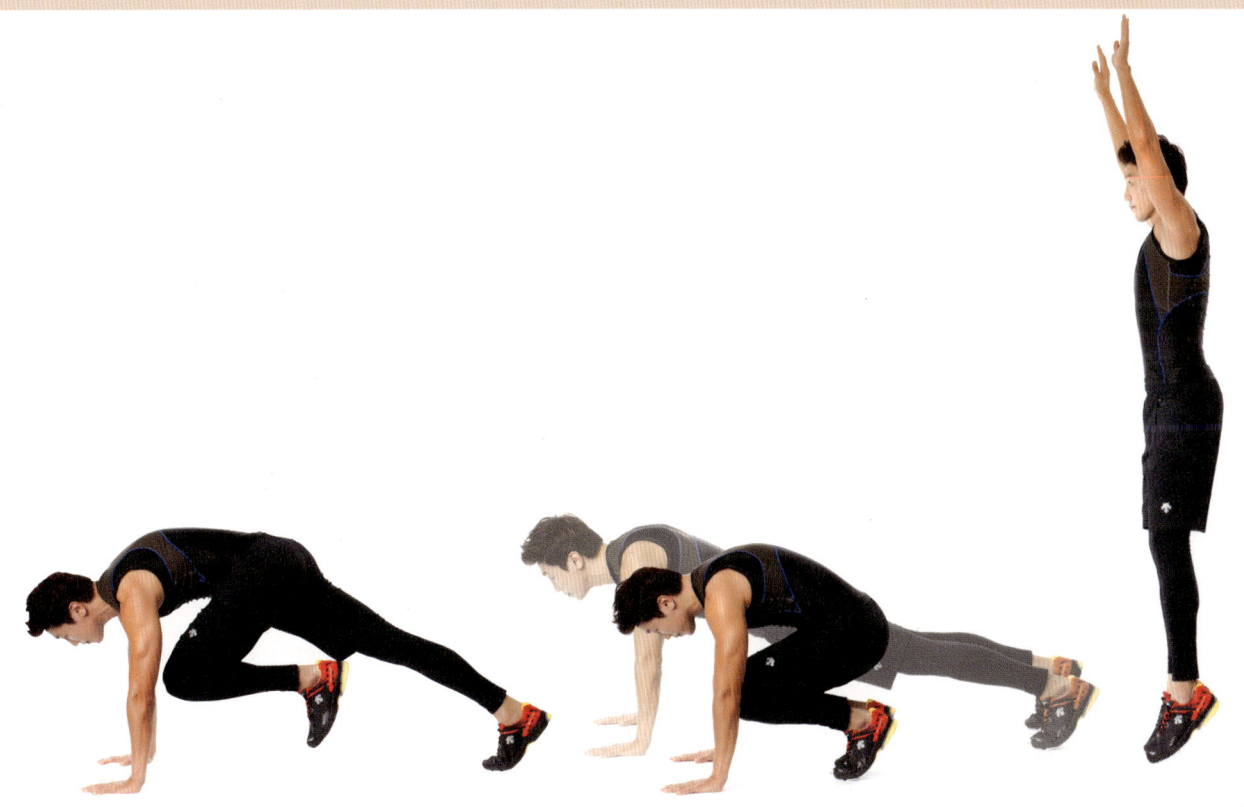

>>> 10초 휴식

남성을 위한 타바타 프로그램 7

3

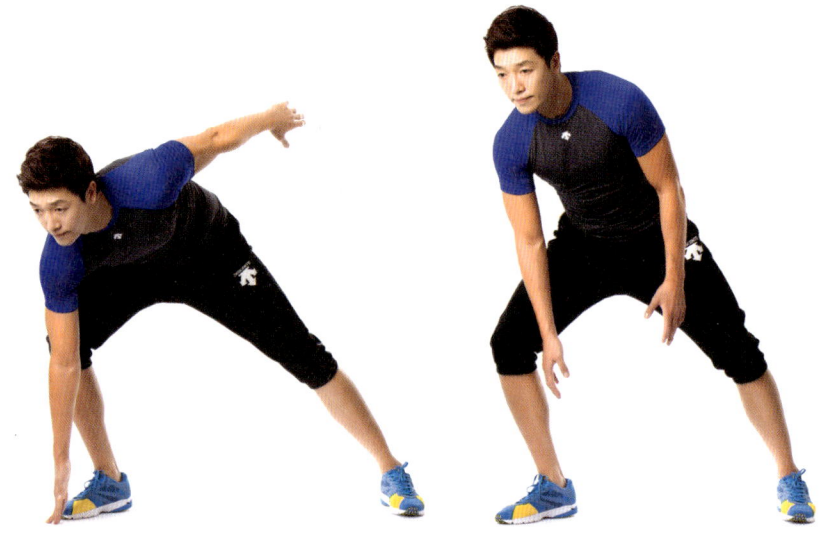

>>> 20초간 전력을 다해 실시 <<<

4

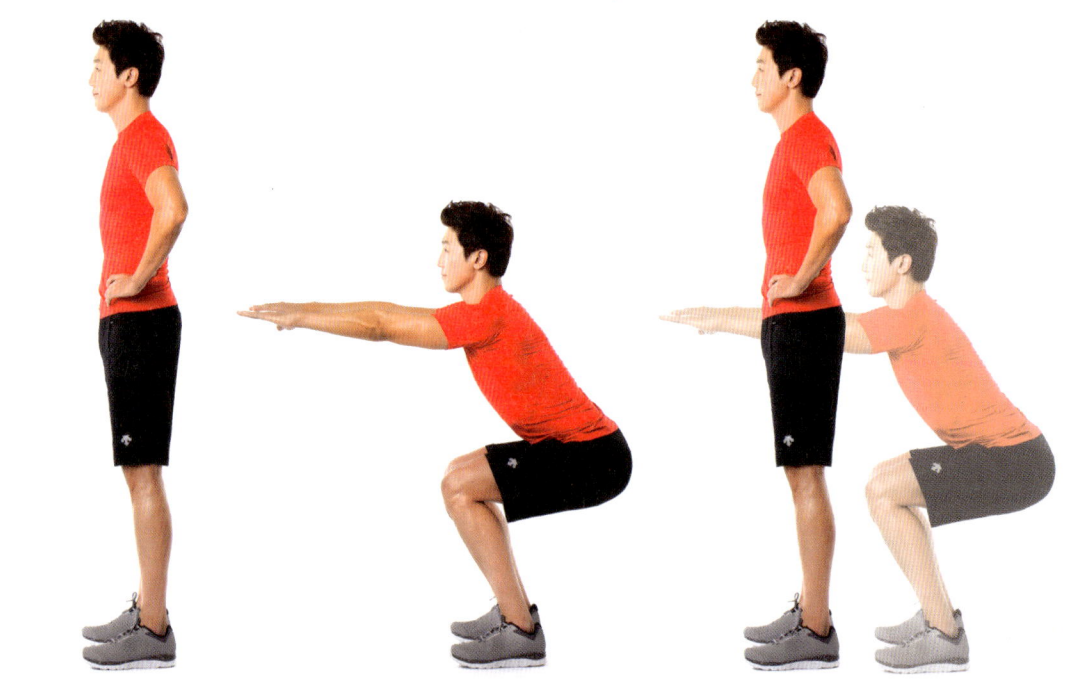

>>> 20초간 전력을 다해 실시　　　　　　　　　　　　　　10초 휴식

동작 반복 순서　　1 → 2 → 3 → 1 → 2 → 3 → 1 → 2　　(8세트 4분)

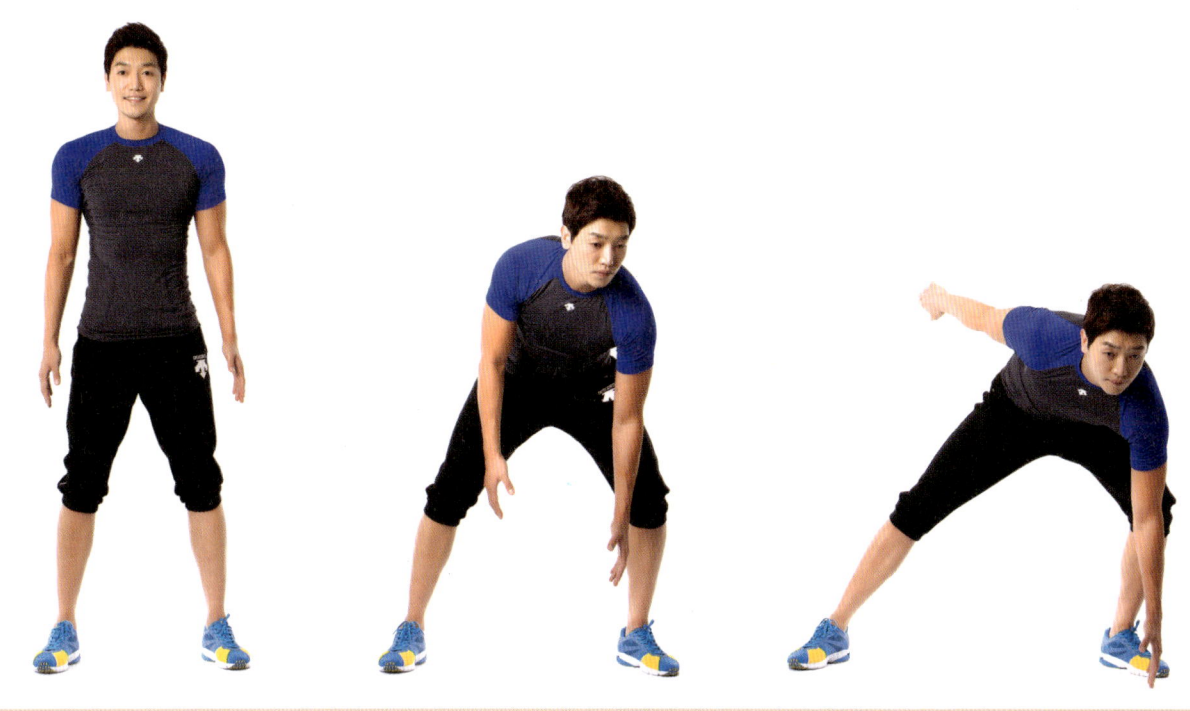

>>> 10초 휴식 >>>

1

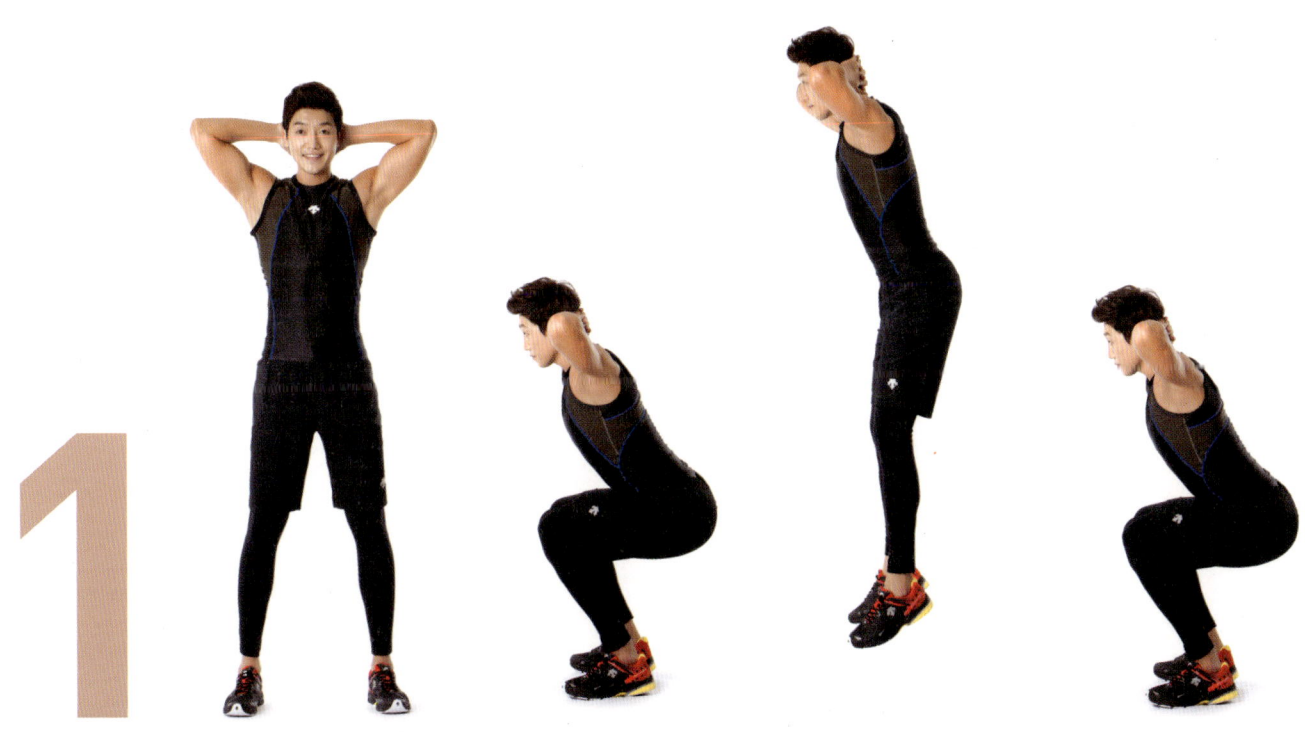

>>> 20초간 전력을 다해 실시 10초 휴식

몸매 고민 시원하게~ 날려주는 타바타 4분 Full 영상 보기

+ 여성을 위한 타바타 트레이닝

슬림하고 섹시한 팔 라인 완성!

뱃살 쏙, 11자 복근 탄생!

체지방 화끈하게 태워주는 4분 다이어트!

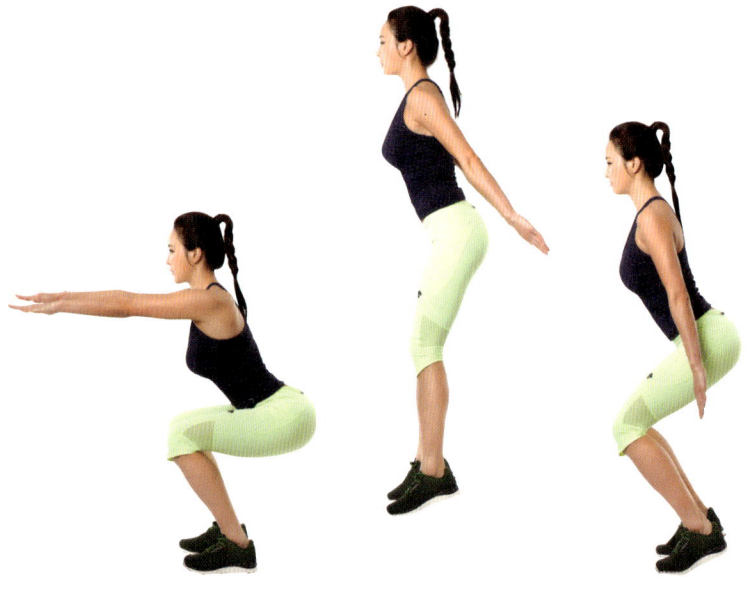

+ 남성을 위한 타바타 트레이닝

남자는 하체! 하체 근력 UP시키는 비법!

보다 강력한 남성 다이어트 프로그램!

남자의 로망, 초콜릿 복근!

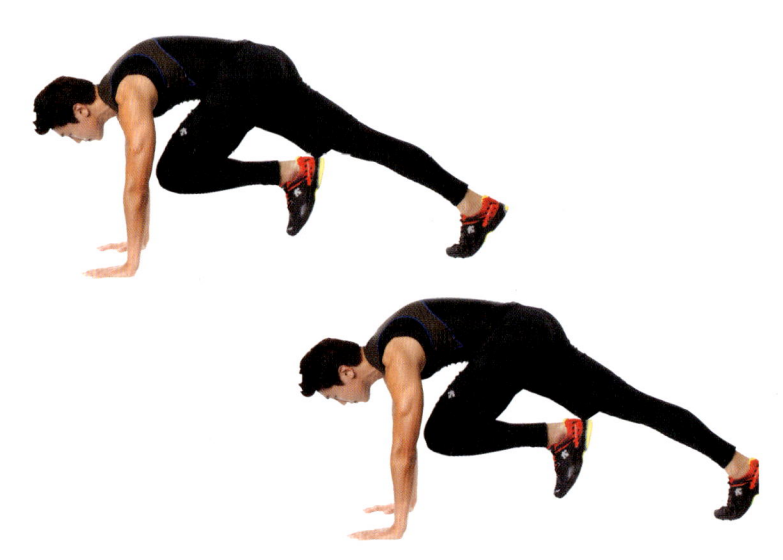